재활 필라테스

PILATES®
FISIOS
THE SILVIA RANERI METHOD

매트와 소도구를 이용한 치료적 접근법

SILVIA M. RANERI

PILATES®
FISIOS
THE SILVIA RANERI METHOD

재활 필라테스

매트와 소도구를 이용한 치료적 접근법

옮긴이 김명준 외

MATWORK AND SMALL EQUIPMENT

Basic, Intermediate, Advanced

Manual for Physiotherapists

English translation
by
Sara Luetchford

영 문 출 판 사

■ 옮긴이

김명준 경동대학교 물리치료학과 교수
김창민 국제코어필라테스협회 회장
김택연 대한생활건강증진협회 회장
김향진 MPI 모던필라테스 대표
김혜진 소메틱필라테스협회장
김효철 원광디지털대학교 한방미용예술학과 교수
성학수 Hoospine Center, CEO/ Somapilates Academy Instructor
엄기매 여주대학교 물리치료과 교수
우지은 MPI 모던필라테스 협회장
임규돈 MPI 모던필라테스 명예회장
이호준 MPI 모던필라테스 부회장
정연옥 동원대학교 보건운동관리과 교수
정형국 안산대학교 물리치료과 교수
한상완 광주보건대학교 물리치료과 교수

PILATES FISIOS - **Matwork e piccoli attrezzi** ; Base, Intermedio, Avanzato
Manuale professionale per Fisioterapisti
by Silvia M. Raneri

PILATES FISIOS – Matwork and small equipment; Basic, Intermediate, Advanced Manual for Physiotherapists

재활 필라테스

매트와 소도구를 이용한 치료적 접근법

2017년 2월 10일 초판인쇄
2017년 2월 17일 초판발행

지은이 : Silvia M. Raneri
옮긴이 : 김 명 준 외
발행인 : 박 병 조
발행처 : 도서출판 영문출판사
등 록 : 1987년 12월 21일 제2-419호
주 소 : 서울시 강남구 삼성동 69-1
전 화 : (02) 514-5590, 776-5590
팩 스 : (02) 756-8943
E-mail : yeongmunsa@empal.com
홈페이지 : www.ymsbook.net
정 가 : 35,000 원
ISBN 978-89-7224-399-1 93510

※ 파본은 교환해 드립니다.

목차 / Contents

서문

Foreword

이 책은 재활에 대한 물리치료사의 능력과 전문성을 강화하고, 예방을 담당하는 물리치료사의 전문 논리, 지식 및 능력을 향상시켜 사람이 완전한 운동기능을 할 수 있도록 돕는다.

Silvia Raneri는 정확하고 정밀한 과학적인 방법을 통해, 어프로치를 어떻게 적용하는지를 보여 주었을 뿐만 아니라, 피트니스, 심리적 웰빙과 신체적 웰빙을 위해 재활 프로그램에서 어떻게 이용되는지를 보여 주었다.

잘 구성된 치료 계획은 조직적이고 논리적으로 이루어진다. 재활은 환자의 관찰과 완전 기능활동을 얻고자하는 운동의 목적과 선택을 바탕으로 한다.

기본 방법의 원리들은 자세가 몸과 마음을 통합시키는데 있어 어떻게 이용되는지를 강조하고 있고, 또 운동이 긴장과 이완 사이의 미세 균형을 어떻게 초래하는지를 강조하고 있다.

Silvia Raneri는 이것을 유용하고 실질적인 것으로 만들기 위해 연구와 경험에 바탕을 둔 운동을 이용하여 이 모든 것을 명확하고 효율적으로 설명하고 있다.

나는 이 서문이 관대한 리뷰가 되는 것을 원하지 않는다. 나는 이탈리아 물리치료사협회의 교육 강사로서 활동한 Fisios 건강증진 연구소 소속인 Silvia의 결정적인 공헌을 거론하면서 이 글을 끝맺고자 한다.

Dott. Ft Luciana Di Matteo
Responsabile Formazione
A.I.FI Abruzzo, Italy

주요 원리

The Main Principles

1. 필라테스 운동

/ The Pilates Method

1.a 필라테스 운동의 기원

Joseph Hubertus Pilates는 자신의 이름을 딴 운동법을 개발했다. 그는 1880년 독일 두셀도르프 근처의 작은 마을에서 태어났다.

젊은 시절 때 나쁜 건강을 향상시키고, 질병에 대한 저항력을 얻기 위해, 그는 다양한 ***스포츠 활동***을 시작했다: ***보디빌딩, 스키, 잠수 다이빙, 마샬 아트, 요가*** 등. 열정적으로 스포츠 활동에 참여했다.

그는 1912년 영국으로 이주했고, 지역 경찰 학교에서 ***호신술 강사***로 일했다: 복싱을 연습했고, ***아크로바틱***을 시도했다. 1차 세계 대전 동안, 그는 Lancaster에서 옥살이를 했고, 그 곳에서 동료 죄수들을 ***훈련시켰다***. 그는 장애를 입었거나, 침상생활을 하거나, 거동을 못하는 전쟁의 ***생존자들***을 수용하는 섬으로 이송되었다. 그는 팔과 다리의 ***가동성을 돕기 위해*** 병원 침대에 스프링을 설치하고 운동을 했다. 이때부터 그는 특별한 장치를 개발하기 시작했다. 독일로 돌아온 후, 그는 미국으로 이주하려는 결심을 했고, ***미국으로 이주***하는 배에서 간호사인 Clara를 만났다. 그녀는 나중에 그의 아내가 되었고, 그와 함께 뉴욕에서 사무실을 열었다. 그들의 사무실은 New York City Ballet 사무실과 같은 빌딩에 있었고, 그곳에서 필라테스와 발레가 처음 만난 것이었다. 많은 발레리나들이 필라테스에 관심을 가졌는데, 그 이유는 필라테스 운동이 손상 이후 운동(발레 행위)으로 복귀할 수 있는 안전한 방법일 뿐만 아니라, 효과적인 방법이었기 때문이다. 손상이 발레리나 활동의 종말을 의미할 수 있기 때문에, 필라테스가 그들에게 매우 중요했다. 필라테스와 댄스 사이의 연결은 Pilates의 업적을 평가하고 지지했던 George Balanchine과 Martha Graham 등과 같은 사람들에게 있어 고마운 일이었다. 1934년 Pilates는 ***"Return to Life Through Contrology and your Health"***라는 책을 저술했다. Pilates는 ***600개 이상의 마루 운동과 도구 운동***을 개발했다.

Pilates는 1967년 자신의 사무실 화재 시 흡인 화상으로 사망했다. 그의 아내 Clara는 그의 사망 후 10년 동안 사무실을 운영했다.

Pilates의 가르침은 그의 제자들에 의해 미국에서 계속되었고, 1980년대 신문기사의 보도로 인해 유행하게 되었다. 1990년대 이후, 필라테스 운동은 유럽으로 전파되었고, 그가 개발한 모든 운동들이 오늘날까지 교육되고 있다.

1.b 필라테스 대도구

필라테스에서 "대도구(large equipment)"란 유니버셜 리포머, 캐딜락(재활 테이블), 체어 및 바렐(래더 바렐과 스텝 바렐) 등을 의미한다.

유니버셜 리포머는 침대 모양의 ***슬라이딩 테이블***로서 다양한 장력의 스프링들이 연결되어 있다.

- 슬라이딩 테이블에 손잡이가 달린 2개의 코드(줄)가 고정되어 있고, 조절 가능한 지지 바(foot bar)가 부착되어 있다.

상자, 점프 보드, 스트랩, 핸들 등의 부속 구조물이 ***유니버셜 리포머***에 연결되어 있다. 리포머는 누운 자세, 엎드린 자세, 무릎 꿇은 자세, 앉은 자세, 선 자세 등의 운동을 수행할 수 있을 뿐만 아니라, 장비의 다양한 위치를 이용할 수 있다. ***캐딜락***은 캐딜락의 현수 장치와 비슷한 부드러운 스프링 때문에, 필라테스에서는 이 장비를 캐딜락으로 불리고 있다. 캐딜락은 테이블 위에 금속 구조물이 부착된 모양이다.

- 가동 바(mobile bar)에 스트랩이나 핸들이 달린 다양한 장력의 스프링이 있다.
- 슬라이딩 바(sliding bar)에는 "trapeze"가 달려 있다.
- 슬라이딩 경첩(slidng hinge)에 360° 회전할 수 있는 "U" 자 모양의 바를 가진 "타워"가 있고, 안정벨트가 부착되어 있다.

캐딜락은 누운 자세, 선 자세, 앉은 자세, 엎드린 자세, 무릎 꿇은 자세의 운동 수행을 허용할 뿐만 아니라, 장비의 다양한 위치를 이용할 수 있다.

래더 바렐은 반원통 구조물과 그 앞쪽에 위치한 사다리 형태의 구조물로 되어 있다. 반원통 구조물이 슬라이딩 하기 때문에, 반원통과 사다리 사이의 간격이 조절가능하다. 래더 바렐과 마찬가지로, 반원통 모양의 구조물로 된 ***스텝 바렐***이 있는데, 이것은 반원통 구조물과 경사진 넓은 발판으로 구성되어 있다.

바렐도 모든 자세에서 운동이 가능하고, 특히 척추의 굽힘, 폄 및 돌림의 가동을 촉진시키는데 유용하다.

가정용 도구로 개발된 ***체어***(chair)는 2개의 페달이 달린 "의자" 형태이고, 페달에 다양한 저항의 스프링이 설치되어 있다. 측면에는 조절가능한 핸들이 있어 높이를 조절할 수 있다.

이 도구들은 사람의 요구와 목적에 맞게 재활시설에서도 이용될 수 있다.

1.c 매트 운동과 소도구

마루운동 프로그램(매트 운동)은 중력을 이용해 난이도를 변화시키는 시도를 할 수 있다(예: 공간에서의 신체 자세 변화와 지렛팔 길이의 변화).

매트 운동은 소도구(***매직서클, 폼 롤러, 돌림 원반, 엘라스틱 및 다양한 크기의 공***)의 도움을 통해 진전될 수도 있다.

필라테스 운동은 매트 운동뿐만 아니라, 대도구의 이용으로도 수행될 수 있고, ***수행되는 운동의 형태에 관계없이 항상 같은 운동 원리가 적용됨을 명심해야 한다.***

2. 필라테스: 피트니스인가? 치료인가?

/ Pilates: Fitness or Therapy?

오늘날 "필라테스"는 스포츠 영역뿐만 아니라, 기타 건강 분야로 전파되고 있다. 점점 더 많은 센터들이 척추 치료를 위한, 체중 감소를 위한, 그리고 이완 등을 위한 폭넓은 목적을 가진 과정들을 제공하고 있다. 운동이 유행해질 때 종종 발생하는 것처럼, 그 운동의 이름은 과학적 지지가 부족하고 자세를 교정할 가능성이 없는 낮은 질의 다른 활동에도 적용된다. 내 의견으로는 필라테스의 문제점(또는 장점)은 그의 적응성이다. 필라테스는 특정 접근법 안으로 통합되고, 연구되고, 분석될 수 있는데, 이런 이유 때문에 필라테스를 가르치는 사람들의 전문성과 과학적 질이 꼭 필요하다고 확신한다. 나는 각각의 수정들이 필라테스를 피트니스, 건강, 재활 등과 같은 다른 분야에 ***통합하는*** 것을 목표로 한다고 믿는다.

재활 분야에서의 첫 번째 "시도"는 1990년 호주 물리치료사들이 그들의 프로토콜(특히, 정형외과, 신경학, 노인병학과 만성 통증)에 필라테스 운동과 그의 장비를 적용했다. 그래서 그들은 원래 기법의 ***과도기적 과정***을 시작했고, 현재에도 여전히 발전하고 있다. 오늘날 점점 더 많은 물리치료사들과 의사들이 필라테스를 선택하고 있다. 몇몇 연구들은 필라테스가 더 많은 ***변화를 보이고***, ***수정되고***, 다른 ***관점을*** 제공하는 시도에서 어떻게 효율적인 결과를 나왔는지를 보여주었다. 이 기법들은 이미 미국과 다른 여러 나라의 병원과 클리닉에서 사용되고 있다.

2.a 필라테스를 재활분야에 적용했다: "Silvia 박사의 필라테스"

"Silvia 박사의 필라테스"는 전통 필라테스로부터 발전된 방법이다. 이 방법은 "피트니스-웰빙"과 "재활-재교육" 사이의 차이점을 확인할 목적으로 시작되었다. 이탈리아에서 보건 서비스를 제공하고 있는 피지오스(Fisios) 회사 소속인 실비아(Silvia Raneri) 박사가 고안한 접근법은 공인된 과학 연구와 함께 필라테스의 기본 원리를 바탕으로 하고 있고, 또 신경학 분야와 정형외과 분야에서의 임상 경험과 치료적 경험을 바탕으로 이루어졌다. 이 방법의 목적은 환자를 최상의 기능으로 회복시키는 것이고, 신체적으로 그리고 심리적으로 일상생활의 제한으로부터 환자를 독립시키는 것이다.

2.b 필라테스 "피트니스"와 "Silvia 박사의 필라테스" 사이의 차이점

그들의 목적에 있어서 "피트니스 접근법"과 "Silvia 박사의 필라테스" 사이에 많은 차이점이 있다: 피트니스 접근법의 목적은 "신체 훈련과 웰빙"이고, Silvia 박사의 필라테스의 목적은 "기능적 재활"이다.

필라테스 "피트니스"(특히 집단 운동을 이용할 때)의 주요 목적은 전반적인 심리신체적 웰빙을 돕고 자세를 향상시키는 것인데, 이것의 목적은 클라이언트의 자세와 운동 패턴의 적절한 평가보다는 비교적 통제가 잘 되는 낮은 강도의 신체 활동으로부터 이루어진다.

이 때문에, 필라테스 평가(정적 자세/동적 자세)는 재활 평가보다 제한적이고 포괄적인 편이다. 필라테스 운동들은 근육들의 기능적 역할과 활성화되는 방법을 고려하지 않고, 신체의 모든 근육을 훈련시키고 있다. 필라테스 운동의 진행 방향은 먼저 깊은 코어 근육의 안정화시킨 후, 전체 운동을 수행해야 한다는 관점을 고려하지 않고, 또 클라이언트의 실제 능력을 고려하지 않고, 오히려 클라이언트들의 입맛에 맞게 운동들을 제안하고, 레슨을 바꾸거나 또는 클라이언트의 신체를 혹독하게 자극하는 운동을 실시한다. 척추의 굽힘보다 폄이 더 위험하고 손상을 더 많이 일으킬 수 있다는 의견 때문에, 초기에 굽힘을 강조하는 운동을 많이 하고 있다. 필라테스는 댄싱에 영감을 받아, 끝범위까지 운동을 하고, 강한 저항과 적은 반복으로 운동을 수행하고 있다. 특정 병리에 운동을 맞추는 제안은 표면적이고, 획일적이고 강직된 프로토콜이며, 인간적 접촉이나 객관적 근거 없이 이루어진다. 필라테스 강좌 때 이론도 설명하지만, 가장 일반적인 강의 방법은 어떻게 운동을 수행하는지를 강사가 학생들에게 먼저 보여 준 후, 학생들이 그 운동을 따라하는 방법으로 이루어지고 있다. 재활 프로그램에서처럼 거울을 이용하여, 자신의 자세와 운동을 자각시키고, 고유수용성 감각(실제 운동학습 과정을 설정하는데 꼭 필요한)이 아닌 시각을 통해 스스로 운동을 교정할 수 있도록 교육시키고 있다.

"Silvia 박사의 필라테스"는 필라테스 운동을 통해 환자를 평가하고, 잘못된 운동을 확인하고, 재활치료의 방법을 제시하고 있다: 즉, 기능을 재교육하고, 운동 수행력을 향상시키기 위해 필라테스를 이용한다. "Silvia 박사의 필라테스"는 다음과 같은 논리적인 진전을 제시하고 있다: 먼저 ***정적 안정화 시스템***을 설정하고, 그 다음 ***동적 안정화 시스템***, 국소 안정화 시스템(local stabilization system), 그리고 ***전체*** 안정화 시스템(global stabilization system)으로 이루어진다. 그리고 필라테스 피트니스와는 달리, 끝범위에서 최대 유연성을 얻기 보다는 ***중립 영역***(neutral zone)의 회복에 1차 초점을 맞춘다.

"Silvia 박사의 필라테스"의 주요 우선 사항은 ***재활의 목적***을 두고, 기본 원리에 대한 ***과학적 분석***을 엄격히 이루는 것이다. 그리고, 입증된 과학 범주 안에서 전반적인 치료가 이루어지도록 하는 것이다. 그런 다음, 환자 수행의 ***질***과 ***병리***에 맞게 운동을 변화시킨다. 이러한 필라테스를 수행하는 동안, 치료사는 운동을 설명하기 위해 언어적 접근법을 사용하고, 또 환자에 대한 도수중재나 지각, 확인 및 운동의 정확한 수행을 촉진시키기 위해 다른 지지 기법과 함께 ***촉각-고유수용성*** 접근법을 널리 이용한다.
감각과 지각의 메모리를 자극시키기 위해, 운동 수행력을 향상시키는 자극제인 "보편적 언어"를 멘탈 비전(mental vision)으로 이용한다.

결론적으로 말해, 필라테스 피트니스의 질은 강사의 전문적 경험에 크게 좌우되고, 필라테스 피트니스 목적은 사람의 피트니스를 촉진하고 유지하는 것일 뿐, 적절한 재활 프로그램을 설명하고 제안하는 것이 아님을 알아야 한다. 반면, "Silvia 박사의 필라테스"의 주요 목적은 적절한 재활 프로그램을 제안하는 것이다. 다행스럽게도, 오늘날 사람들은 재활의 중요성을 많이 알고 있고 또 정보를 많이 가지고 있다. "Silvia 박사의 필라테스"는 사람들로 하여금 그들의 요구에 맞는 올바른 접근법을 확인할 수 있도록 한다.

3. Silvia 박사의 필라테스의 주요 원리

/ Main Principles

Silvia 박사의 필라테스의 6가지 주요 원리:

- 코어 안정성과 운동 기능
- 호흡 자각
- 정확성과 정렬
- 심리적 접근을 통한 운동 조절
- 집중
- 유연한 운동과 협응

3.a 코어 안정성과 운동 기능

"코어(core)"는 허리골반 영역을 의미한다. 오늘날의 과학적 개념은 코어 안정화가 좋은 기립 자세를 유지하는데 꼭 필요한 기초라는 것에 동의하고 있다. 관절 구조물에 과도한 하중이 가해지지 않도록 하고, 또 통증을 일으키지 않도록 하려면, 효율적인 움직임 패턴을 기능적으로 얻는 것이 꼭 필요하다.

3.a.1 과학 연구와 기능 모델

각 재활 방법은 환자에게 모델에 한정된 중재를 제시하고, 그의 타당성은 처음부터 끝까지 과학 연구로 지지되어야 한다. "Silvia 박사의 필라테스"는 기능적 모델을 토대로 한 과학적 연구로부터 입증되었다.

"척추 안정화 시스템" — M. Panjabi

척추 안정화에 대한 Panjabi 연구에서, 그는 "몇몇 경우, 깊은 척추 근육은 중립 영역을 정상 생리적 한계까지 되돌림으로서 척추 안정화를 회복시킬 수 있다"는 가설을 제시했다.

기능의 통합모델 — Lee/Vleeming

안정화 개념은 하중을 효율적으로 전이하는 능력과 움직임에 대한 안정화를 다룬 Lee와 Vleeming 모델에서 "전체 몸통(whole body)"으로 전개되었다. 내적 안정화 기전(코어)을 보장하고 이를 중심으로 신체를 움직이는 전체 시스템에 효율적인 국소 시스템의 조절이 없다면, 좋은 정적 안정화와 동적 ***안정화***가 이루어질 수 없다.

이 가정들을 이용한 "Silvia 박사의 필라테스"는 골반 코어 안정성을 담당하는 근육(국소 안정근), 전체 안정근을 담당하는 근육(전체 안정근)과 움직임을 담당하는 근육(전체 가동근)들의 기능적 특성을 고려하여 이루어진 것이다. 그런 다음, 그들의 효율성을 평가하고, 필요하다면 그들의 활성화를 재교육시킨다.

국소 안정화와 전체 안정화를 담당하는 근육들

근육들은 그들의 기능에 따라 분류되고, 크게 2개 근육군으로 세분화된다:

- 국소 분절과 골반내 안정화를 담당하는 근육 ***(국소 시스템)***
- 운동을 하는 동안 몸통/골반이나 골반/다리 사이의 전체 안정성을 담당하는 근육***(전체 시스템)***.

 이 근육군은 다시 2개 그룹을 나눠진다:
 전체 안정근(global stabilizer)과
 전체 가동근(global mobilizer).

신체 코어(엉덩관절-허리-골반 영역)에 대해, 국소 안정근과 전체 안정근을 담당하는 근육은 다음과 같다:

- ***국소 안정근(국소 시스템)***: 배가로근, 뭇갈래근의 깊은 섬유, 허리근의 깊은 섬유, 배속빗근의 깊은 뒤쪽 섬유, 허리네모근의 안쪽 섬유, 큰볼기근의 깊은 섬유, 가로사이근, 가시사이근, 골반바닥근 및 가로막 등.
- ***전체 안정근(전체 시스템)***: 뭇갈래근의 얕은 섬유, 척추 근육(굽힘 제한), 배빗근(몸통 돌림 조절), 중간볼기근, 허리네모근의 가쪽 섬유 등.
- ***전체 가동근(전체 시스템)***: 엉덩갈비근, 넓은등근(굽힘을 정리하는 폄근), 뒤넙다리근, 큰볼기근의 얕은 섬유, 엉덩관절 모음근, 엉덩근, 배곧은근(몸통의 항중력 굽힘)

국소 안정근의 주요 기능적 특성

이 근육들은 깊은 근육이다. 이 근육들은 짧은 지렛팔을 갖고 있기 때문에 일반적으로 모멘트를 일으킬 수 없고, 관절의 굳음을 의미하는 생리적 관절의 "뻣뻣함"을 일으킨다. 그것들은 과도한 생리적 움직임과 관절 내의 병진을 회피한다: 최소 하중으로 자세와 기능적 운동을 조절한다(주로 중립위에서). 또한 그것들은 관절 위치와 움직임에 대한 고유수용성 입력을 제공하고, 다른 운동단위에서 동원이 올바르게 일어나도록 조정해 주는 기초가 된다.

그것들은 작은 근력(***낮은 강도, 최대 수축의 25–30%***)을 발휘하지만, 지속적으로 수축할 수 있다***(높은 저항)***. 그것들의 활동은 수의적 움직임으로 ***예상되고***, 운동 방향과 관계없이 전체 운동을 하는 동안에 ***지속으로*** 작용한다.

전체 안정근의 주요 기능적 특성

이 근육들은 국소 안정근의 표층에 위치하는 근육이다. 이 근육들은 긴 지렛팔을 갖고 있고, 뼈 분절의 모멘트를 일으킬 수 있다. 그것들은 전체 움직임을 하는 동안 원심성 조절을 수행할 뿐만 아니라, 낮은 하중으로 특히 몸통의 돌림 성분을 감소시킬 수 있다. 그것들은 생리적 관절 가동범위 내에서 ***구심성 수축***을 할 수 있고, 끝범위 위치에서 ***등척성 수축***을 유지할 수 있고, 중력이나 외적 힘에 대항해 ***원심성 수축***을 조절할 수 있다. 그것들의 활동은 움직임 방향에 따라 활성되기도 하고 비활성되기도 한다.

전체 가동근의 주요 기능적 특성

이 근육들은 뼈 분절의 모멘트를 일으키는 지렛팔을 갖고 있고, 다관절 근육이다. 그것들은 움직임(특히 굽힘/폄)을 가속하거나 일으키지만, 생리적 운동이나 병진운동에서 돌림에 영향을 주지 않는다. 이 근육들은 들기, 트러스트 또는 지렛대가 역학적 이점을 가지지 않을 때 ***충격 흡수와 무거운 하중 아래에서*** 안정성을 허용한다. 이 근육들은 ***구심성 수축***을 한다. 그것들은 길고 얕은 층에 있기 때문에, 나머지 로코모터 시스템에 대한 보상성 스트레스를 일으키지 않고, 관절의 완전한 생리적 움직임을 허용할 수 있는 적절한 길이를 갖고 있다. 전체 안정근과 마찬가지로, 그것들의 활동은 움직임의 방향에 의존한다.

국소 근육계(국소 시스템)의 안정화 기전

국소 근육계는 외적 하중이 적용될 때 척추와 다리이음뼈를 안정화시킨다. 이런 안정화는 아래와 같은 3가지 기전에 의해 주로 일어난다:

1. ***등허리근막(FTL)의 증가된 긴장***
2. ***복부 내압의 증가***
3. ***관절내 강직도(뻣뻣함) 증가***

1. ***등허리근막(TLF)***은 앞쪽으로 배가로근과 배속빗근과 연결되어 있어, 허리에 탄력 밴드를 형성한다. 섬유의 특정 배열 때문에 배가로근의 수축은 등허리근막에 긴장을 일으켜, 척추사이관절에 약간의 축성 압박을 가한다. 이런 축성 압박은 이웃한 척추분절 사이의 활주 힘을 제한하고, 돌림에 대한 분절 조절을 일으킨다. 즉, 모든 운동면에 안정성을 제공한다. 배가로근의 수축을 통한 등허리근막의 긴장 증가는 척추 폄근의 근막과 뭇갈래근(간접적으로 연결된)을 타이트하게 만든다. 척추 폄근의 수축은 풍선에 공기를 넣을 것처럼, 폄근을 둘러싸는 근막에 "펌프-업" 효과를 일으킨다. 결과적으로 척추에 대한 굽힘력에 저항을 증가시킨다(***수압식 증폭 기전***).
2. ***복부 내압(IAP)의 증가는 전체 허리 부위에 지지***를 제공한다. 배가로근의 수축은 골반바닥근과 허리 근육의 수축과 함께, 복부 내압을 증가시킨다. 이것은 압박력을 감소시키는 천연 코르셋을 형성하고, 척추에 작용하는 다른 힘들을 감소시킨다.
3. ***등과 허리 부위의 심부 근육들***은 허리뼈의 폄과 비틀림력에 저항하는 정적 수축을 한다. 심부의 짧은 근육(가시사이근과 가로사이근)은 인대와 비슷한 작용을 하며, 척추뼈에 대한 안정화 효과를 보증한다.
특히, 뭇갈래근은 허리를 완전한 가동범위로 움직이는 내내 계속 작용하는 근육이다.

배가로근 (transversus abdominis)

배가로근은 배속빗근 밑에 위치하는 얇은 천처럼 생긴 근육으로서 수평 섬유로 이루어져 있다.

배가로근의 시작점은 아래 쪽 6개 갈비연골(가로막의 부착점과 섞여 있음)의 안쪽면과 등허리근막, 그리고 엉덩뼈능선의 앞쪽 2/3와 샅인대의 가쪽 2/3 등이다. 배가로근의 종착점은 칼돌기, 백색선 및 두덩뼈결합 등이다.

Hodges와 Richardson은 건강한 사람과 허리통증을 가진 사람을 대상으로 배가로근의 역할에 대한 연구를 수행했다(1996). 그들은 건강한 사람의 배가로근은 허리뼈의 안정근으로 작용한다고 했다. 배가로근은 팔과 다리 운동을 하기 전에 동원되지만(***예상 운동***), 과거에 허리 통증을 가진 사람의 경우에는 이런 예상 운동이 결핍되거나 나타나지 않아 국소 시스템의 약화가 발생할 수 있다.

Hodges 등(2003)은 복부 내압의 다른 역할과, 가로막의 척추뼈 부착점, 배가로근과 등허리근막의 이음부에 대한 연구를 했다. 그들은 L3 레벨의 안정성을 연구한 결과, ***가로막의 단독 수축***으로 인해 복부 내압의 증가와 굽힘에 대한 저항이 10% 상승되었음을 알아냈다. 양측 배가로근의 수축은 복부 내압을 증가시키고 굽힘에 대한 저항을 상승시켰지만, ***편측 배가로근의 수축***은 그런 영향을 주지 않았다. 배가로근의 수축 없이 ***가로막의 단독 수축***은 굽힘에 대한 저항을 17%까지 감소시킨다. ***배가로근과 가로막의 수축(절단된 부착점을 가진) 뿐만 아니라, 배가로근과 등허리근막의 수축(절단된 부착점을 가진)은 폄에 대한 저항을 감소시킨다.***

뭇갈래근 (multifidus)

뭇갈래근은 엉치뼈에서 C2까지 걸쳐 있는 작은 근육 밴드들로 구성되었다. 근육 밴드는 가장긴근의 얕은 층 근막, 엉치뼈 등쪽면, 허리뼈의 젖꼭지돌기, 등뼈의 가시돌기 및 목뼈(C4-C7)의 관절돌기에서 시작한다. 각 근육 밴드는 2-4개로 갈라져서 2-4개 위쪽 척추뼈의 가시돌기에 부착한다. 허리뼈의 뭇갈래근이 가장 튼튼하고, 골반의 안쪽면에서 등허리근막과 연결되어 있고, 뒤엉치엉덩인대와 엉치결절인대 밑에 위치한다.

깊은 층 섬유는 허리뼈를 안정화시키는 역할을 하고, 모든 운동(예상 운동)을 하기 전에 먼저 동원된다. 얕은 층 섬유와 가쪽 섬유의 작용은 섬유의 방향에 따라 달라지고, 배가로근(등허리근막의 긴장을 통해)과 협력하여 엉치엉덩관절의 안정성을 증가시킨다. 즉, 양쪽 엉덩뼈 사이에 엉치뼈를 압박한다(Richardson 등, 2002).

허리 통증을 가진 사람의 경우에, 뭇갈래근의 억제와 크기의 감소가 나타났다. 뭇갈래근의 크기와 활성화가 변화될 때, "펌프-업(pump up)"의 효과가 사라진다. 증상이 회복되어도, 뭇갈래근은 자발적으로 회복되지 않았고, 뭇갈래근의 기능부전이 다른 문제를 야기할 수 있다(Hides 등, 1996).

골반바닥근 (pelvic floor)

골반가로막 또는 ***골반바닥근***은 항문올림근과 ***꼬리근***으로 구성된다. 항문올림근은 두덩뼈에서 궁둥뼈까지 이어진 하나의 직선에서 시작하고, 다른 항문올림근 섬유와 연결하여 항문의 앞쪽과 뒤쪽으로 주행한 후, 아래 쪽에 위치한 꼬리뼈와 엉치뼈의 가장자리에 부착한다. 꼬리근은 궁둥뼈가시에서 시작하여 엉치뼈에 부착한다. ***비뇨생식 가로막***은 골반바닥근의 앞쪽을 형성한다. 이것은 거의 대부분의 ***깊은 샅가로근***에 의해 형성된다. 샅가로근은 궁둥뼈가지와 아래두덩뼈가지에서 시작하여 비뇨생식 구멍에 부착한다. 비뇨생식 구멍들은 뒤쪽에 위치한 ***얕은 샅가로근***에 의해 보강된다.

얕은 샅가로근은 궁둥뼈결절에서 시작하여 샅주머니(perineal pouch)에 부착한다. 골반바닥근과 배근육 사이에 공동작용이 존재한다(Sapsford 등, 2001). 따라서 배근육을 수축할 때 골반바닥근이 함께 수축하고, 반대로 골반바닥근을 수축할 때, 배근육이 수축한다. 이것은 골반바닥근의 수축이 배근육 수축을 촉진하고, 반대로 배근육의 수축이 골반바닥근 수축을 촉진한다는 것을 의미한다.

가로막 (diaphragm)

가로막에는 3개의 다른 부위가 있다: 허리뼈 가로막, 갈비뼈 가로막 및 복장뼈 가로막.

허리뼈 가로막은 좌우 안쪽활인대(L1-L4에서 시작되는)와 가쪽활인대(안쪽에 위치하는 허리갈비근막과 허리근막과 가쪽에 위치하고 허리네모근)에 의해 형성된다. 갈비뼈 가로막은 갈비뼈(7번-12번)의 안쪽면에서 시작하고, 배가로근과 연결된다. ***복장뼈 가로막***은 칼돌기의 뒷면에서 시작한다. 이들 모든 섬유의 갈래는 위쪽으로 주행하여 ***중심힘줄***에 수렴한다. Hodges 등과 Gandevia(2009)는 어깨를 굽힘할 때 몸통 안정성에 대한 가로막의 역할을 연구했다. 그들은 배가로근이 다른 운동 패턴에 작용할 때처럼, 가로막이 어깨세모근의 예상 운동과 함께 국소 안정근처럼 작용한다는 사실을 알아냈다. 가로막의 활성은 들이쉴 때 더 크게 작용했고, 내쉴 때에는 배가로근이 더 크게 활성화되었다. 가로막은 3 종류의 작용을 수행할 수 있다: 가슴우리를 지지하는 긴장성 자세 수축(큰 하중에 반응하여), 호흡에 필요한 복부 내압을 조절하는 수축의 변화, 그리고 운동 동안의 수축. 가로막의 운동은 호흡의 유형(가쪽 갈비뼈 호흡, 가로막 호흡 및 위쪽 가슴 호흡)에 따라 달라질 수 있다. 조용한 호흡은 가쪽 갈비뼈 팽창의 60%와 위쪽 복부 운동의 40%에 해당하는 것 같다.

전체 근육계 (전체 시스템)

전체 근육계는 4개의 세부 근육군으로 구성된다: 뒤쪽 사선 근육계, 앞쪽 사선 근육계, 깊은 세로 근육계, 가쪽 근육계 등.

- ***뒤쪽 사선 근육계***(넓은등근, 큰볼기근, 등허리근막)는 반대 쪽 큰볼기근과 넓은등근이 수축할 때 엉치엉덩관절에 압박을 일으키고, 엉치결절인대와 함께 힘선을 따라 관절을 안정화시킨다. 이 시스템은 회전 활동과 보행 동안 발생하는 다리이음뼈로부터 오는 하중을 전달한다.
- ***앞쪽 사선 근육계***(배바깥빗근, 앞쪽 배근막, 배속빗근 및 반대 쪽 모음근)는 특히 선 자세나 보행을 할 때 앞쪽 용기 역할(anterior containing role)을 가진다. 이것은 두덩결합과 엉치엉덩관절의 힘 폐쇄에 간접적으로 영향을 준다.
- ***깊은 세로 근육계***(앞정강근, 긴종아리근, 넙다리두갈래근의 긴갈래, 엉치결절인대, 뭇갈래근, 가슴등쪽근막, 척주세움근)는 힘의 종축선을 따라 작용하고, 엉치엉덩관절을 통해 압박을 촉진할 수 있다. 이로 인해, 등허리근막의 긴장을 증가시킨다.

  이것은 골반에서 오는 운동에너지를 위쪽으로 전달하여 골반과 다리 사이의 링크를 유지한다.
- ***가쪽 근육계***(중간볼기근과 작은볼기근, 넙다리근막긴장근; 배속빗근, 허리네모근과 반대 쪽 모음근)는 뒤쪽 사선 근육계의 가장 깊은 근육 시스템이다. 이 시스템은 선 자세와 보행 동안 이마면에 대해 다리이음뼈를 안정화시킨다.

운동 능력과 학습 (motor ability and learning)

기능적 운동은 타고난 것이 아니라, 학습에 의해 달성될 수 있고, 이것은 여러 근육군의 미세 조정을 필요로 한다.

CNS는 ***지각***과 ***정보의 습득***을 통해 학습되고, 그것들을 "기능 시스템"이나 "운동 패턴"으로 ***통합***한다. CNS는 몇 가지의 구조적 방법을 통해 외부 자극과 지속적으로 비교되어 움직임을 수정하고 "조작" 할 수 있다.

이 운동 패턴들은 외상이나 병리로 인해 부분적으로 파괴되거나 수정될 수도 있는데, 이런 경우에는 잃어버린 운동 능력을 다시 얻거나 잔존한 능력을 향상시키기 위해 운동 패턴을 다시 만들 필요가 있다.

"Silvia 박사의 필라테스"는 다음을 수행한다:

- 환자에게 효율적인 운동 반응을 제공하는 복잡한 운동 패턴을 ***재구축*** 한다.
- 이 패턴들을 불확정의 실제 일상생활 상황에 ***적용***한다.

이런 과정이 효율적인 과정이 되려면, 점진적으로 일어나야 하고, 환자가 이들 변화를 가져올 수 있도록 자극해야 한다. 환자는 초기에 자신의 운동 패턴에 대한 감각 정보를 ***깨달을 수 있도록*** 자극을 받아야 한다. 환자는 움직임을 위해 기능적 방법이나 비-병리적 방법을 적용함으로써, 보다 자연스런 움직임에 관한 모든 감각 정보를 인지할 수 있을 것이다. "Silvia 박사의 필라테스"의 초급 단계에서는 기능부전 패턴으로 움직일 때와 효율적인 기능 패턴으로 움직일 때 자신의 신체에서 일어나는 것을 환자 스스로 깨닫게 하는 것이다. 이런 이유 때문에, 치료사는 환자에게 특정 움직임이 어떻게 수행되는지를 언어적으로 설명을 해주어야 한다. 왜냐하면 이것이 비효율적이고 비생산적인 결과를 초래할 수 있기 때문이다. 환자는 움직임을 시도해야 하고, 또 복잡한 운동반응을 재구축하기 위해 고유수용성 감각을 확인하는 것을 배우고 사용할 수 있어야 한다.

치료사는 이런 인지를 어려워하는 환자에게 집중해야 할 곳과 느껴야 할 것을 제안할 수 있지만, 환자가 스스로 시도해야 할 때까지 제안을 하지 않아야 한다. 끝으로, 치료사는 환자가 자신의 움직임 패턴을 ***다시 만들 수 있도록*** 가이드해야 하고, 또 그들의 움직임 패턴을 일상생활 속에 ***통합***시키는 것을 도와주어야 한다.

상황이 일상생활과 관련될 때 환자가 더 쉽게 배울 수 있기 때문에, 사용되는 운동을 일상활동에 통합시키고, 매일 발생하는 어려움을 환자들이 이겨내도록 돕는다.

환자는 수행되는 방법에 집중하고, 창조적인 정신 표현을 통해 운동 패턴을 개선할 것이다.

이것은 침범된 신체 부위로부터 고유수용성 정보의 의식을 지지한다. 이런 이유 때문에, 러시아 심리학자인 Raiport는 "운동선수는 다양한 행위를 수행하고, 대체할 수 없는 신경근 훈련을 학습할 때 자신을 묘사할 수 있다"고 설명했다. 그는 "Institue of National Research on Physcial Culture of Moscow"의 운동선수들을 훈련시켰다. 모든 운동 성분을 학습할 때, 행위의 자동화가 달성된다. 행위의 자동화는 의식이 내적 조직화에 개입하지 못한 새로운 운동 패턴이고, 그것은 대뇌겉질 조절 아래에 있을 때만 이해될 수 있다(Le Boulch).

3.a.2 "Silvia 박사의 필라테스"로 코어 안정성과 운동 기능을 교육한다.

"Silvia 박사의 필라테스"에서 코어 안정성 재교육과 전체 운동(global motor) 기능은 여러 단계로 구성되어 있다:

1. 국소 안정근의 ***자각을 얻는다.***
2. ***안정화를 달성하기 위한 적절한 근육 동원***
   (팔다리의 수의적 운동이나 ***예상*** 운동의 간섭 없이)의 자각. 관절 위치, 범위 및 속도에 관한 ***고유수용성 입력***에 특별히 집중하고,
   전체 운동(저항을 발달시키는)을 수행하는 동안 활성화를 유지한다. 이들 운동은 골반과 허리뼈의 ***중립위***에서 특별히 수행한다.
   이런 자세(중립위)에서는, 수동 구조물 (뼈-인대)의 역할이 최소이기 때문에, 안정근 수축이 매우 중요하고 필수적이다.
3. 국소 안정화 활동(국소 시스템)과 전체 근육계 (전체 시스템)의 ***통합***.
   초기에 이것은 낮은 하중으로 시작하고,
   그 다음 점차 난이도를 높여 나간다.
   전체 안정근의 협응을 향상시키기 위해
   원심성 수축과 함께 운동조절을 훈련한다.
   단축된 전체 가동근의 능동 신장이나 억제 기법을 사용하고, 전체 안정근의 기능부전을 교정하고,
   붕괴된 부위와 뻣뻣한 부위를 확인한다.
4. 복합한 기능적 운동 패턴의 ***교정***이나 ***회복.***

3.b 호흡 자각

호흡은 매우 중요한 역할을 가지고 있고, 코어 안정성을 돕고 척추 움직임과 관절 가동범위를 촉진할 목적으로 주로 이용된다. "Silvia 박사의 필라테스"는 ***배가로근과 회음바닥근의 활성화와 함께 가로막 호흡을 이용한다.*** 이런 복식 호흡은 배가로근과 회음바닥근의 활성화 때문에, 갈비우리가 가쪽으로 팽창하고, 또 어깨 올림과 과도한 배내밈 없이 복부를 팽창시킨다.

들이쉬기는 코어를 안정화시키는 가장 유용한 호흡기전인데, 그 이유는 골반바닥근과 등허리근막의 활성화(배가로근의 수축을 통한)와 함께, 들이쉬기 동안에 발생된 가로막의 긴장 때문이고, 허리뼈의 뻣뻣함에 영향을 주는 복부 내압을 증가시킨다.

들이쉬기는 몸쪽으로 움직이는 팔과 다리 운동을 할 때 ***척추 안정성***을 증가시킨다. 들이쉬기는 팔의 굽힘과 다리의 폄 동안 척추의 폄 가동범위를 촉진시키고, 또 어깨뼈 올림과 어깨 안쪽돌림을 촉진시킨다.

올바른 들이쉬기는 올림된 위치로 가슴우리를 유지하는데 도움을 주고, 좋은 자세 정렬에 필수적인 지속적인 몸통 자세를 자극한다.

내쉬기는 몸통에서 멀어지는 팔과 다리 운동을 할 때 척추 안정성을 증가시킨다. 내쉬기는 팔과 다리를 몸쪽으로 움직일 때 척추의 굽힘 가동범위를 촉진시키고, 또 어깨뼈 내림과 어깨 가쪽돌림을 촉진시킨다. 내쉬기가 자세를 교정하는데 작용하지 않는다면, 내쉴 때 힘의 작용이 없을 것이다. 왜냐하면, 내쉬기가 배빗근의 작용을 증가시키고 가슴우리를 굽힘시키기 때문이다. 편측 호흡은 몸통 가쪽 기울어짐을 촉진시킨다. 율동적이고 지속적인 호흡 패턴은 몸과 마음에 ***좋은 효과***를 제공한다. ***결코*** 호흡은 ***우연히 제안되는 것이 아니라,*** 이미 결정된 목적을 바탕으로 이루어지는 것이다. 환자가 적절한 호흡 자각을 습득하도록 먼저 도움을 주고, 그 다음 호흡을 운동과 ***협응하고 통합할 수 있도록*** 환자를 자극한다.

마지막 결과는 움직임을 동반하고 공기 흐름을 돕는 ***정상 호흡***(심호흡이 아닌)이다.

3.c 정확성과 정렬

각 제안된 운동은 정확한 운동 수행을 제공한다. 그리고 운동을 수행할 때 최상의 자세 정렬을 항상 유지하는 것이 중요하다. 올바른 자세 정렬을 위해 더 많은 주의가 필요한 신체 부위들이 있는데, 그것들은 다음과 같다:

- ***뒤통수뼈***(뒷당김, 내밈, 옆굽힘, 병진, 돌림 시 목에 대한 머리 위치)
- ***어깨뼈***(경사에 대한 중립위; 들기, 내림, 내밈, 뒷당김)
- ***골반과 허리뼈***(골반의 앞쪽경사, 뒤쪽경사, 옆굽힘, 병진 및 돌림에 대한 중립위)
- ***엉덩관절과 무릎관절***(안쪽돌림과 가쪽돌림, 모음과 벌림에 대한 올바른 정렬 자세)
- ***발목관절과 지면에 대한 발바닥 지지***(엎침과 뒤침에 대한 바른 자세)

Myers는 인체를 압박 부위(뼈)와 견인 부위(근막)에 의해 형성되는 장력 균형(또는 팽팽한 구조물과 같은 물체)으로 상상할 수 있다는 가설을 내렸다. 견인 부위의 긴장(장력)은 구조물의 균형과 형태를 결정한다. 긴장된 구조물은 모든 요소를 따라 힘을 분산하고, 국소 장력에 반응하여 모든 요소를 재정렬시킨다. 힘이 적용되는 지점으로부터 좀 떨어진 "약한 부위"에서 장력이 끊어질 수 있다. 그의 연구 덕분에, Myers는 경선(meridian)이라고 불리는 라인(연결선)을 발견했고, 또 몇 가지 라인이 신체 좌우를 따라 주행하고 있음을 확인했다. 이러한 각각의 경선은 결정된 기능적 움직임과 자세를 조정할 수 있다.

긴장의 관점에서, 최상의 ***동적 자세 정렬***을 찾고, 근막 긴장의 재균형을 허용하고, 다양한 신체 부위 사이의 연결과 좋은 통합을 발달시킨다. 그리고 근막조직의 가동술과 보상의 억제를 통해 자세 불균형을 교정한다. 운동 동안의 나쁜 자세 정렬은 관련된 구조물의 기능을 방해할 수 있는 불균형을 영속시킬 수 있다. 자세 정렬과 함께, 척추의 축성 폄을 끊임없이 유발시키고, 정상 생리적 만곡과 수직축의 연장선을 만든다. 통합의 목적은 동적 자세 정렬을 달성하는 것이기 때문에, 치료사는 운동 동안 정적 불균형과 기능적 불균형을 교정한다. 그것은 운동 수행의 정확성을 향상시키고, 기능적 재균형과 자세성 재균형을 일으키는 최상의 정렬을 만든다.

정렬과 움직임을 촉진하는 교정은 다음과 같다:

- 촉각과 운동 촉진
- 구두 지시
- 이미지 트레이닝(멘탈 이미지)
- 시각
- 쐐기와 쿠션의 이용
- 특별한 운동 수정

3.d 운동 조절

운동조절은 보상작용, 경련, 열상, 근육 떨림, 긴장 및 통증 없이 기능적 운동을 수행하는 능력이다. 운동조절은 점진적으로 발달되는 기능이다. 초기에는 중간범위에서 움직임을 유지한 채, 올바른 자세 정렬과 좋은 안정성을 해칠 수 있는 운동과 수행을 제한하는 것이 필요하다.
보상은 얕은 층 근육에서 더 클 것이고, 중간범위를 벗어난 초기의 움직임에서 더 크게 일어나고, 또 외상의 위험이 높고 통증이 증가할 수 있도록 보상이 더 커질 것이다. 중간범위의 운동조절이 이루어지면, 운동범위를 증가시키고, 또 높은 수준에서 운동조절을 훈련한다. 환자는 자신의 신체를 ***느껴야 하고***, 과도한 피로, 긴장 및 통증 등과 같은 "조절되지 않은"의 전형적인 징후를 ***인식해야*** 한다.

3.d.1 운동조절을 위한 "Silvia 박사의 필라테스"의 심리적 접근법

이 접근법은 심리학 분야와 교육학 분야에 이용되고, 인지 과정을 다루는 특별한 방법을 의미한다. 이런 심리적 접근법은 자기 관찰, 정신 상태와 지식의 반영 및 학습과정 등으로 구성된다. 운동 분야에서는 어떻게 움직이고 있는지에 대한 환자의 ***자각***과 환자가 수행하고 그것을 보다 잘 하기 위한 전략의 자각을 발달시키기 위해 이런 형태의 접근법을 피해야 한다. 그래서 환자는 자신이 발달시킨 보상을 확인하고, 줄이고 제거할 수 있고, 또 보상을 기능적 활동으로 대체시킬 수도 있다. 이 접근법의 목적은 의식적인 운동학습 전략을 "가르치고", 자신의 운동을 관리하는 환자의 능력을 발달시키는 것이다.

초기에 치료사는 복잡한 기능(학습 기전, 특정 제한, 수행을 변화시키는 방법)을 어떻게 배우는지에 대한 일반적인 ***정보***를 환자에게 제공해야 한다.

인지 문제를 가진 환자의 경우에는, 이 접근법이 어려울 수 있다. 이 접근법은 포괄적인 정보와 특히 일상생활에 유용한 정보를 제공하는 것이 필요하다. 치료사는 환자로 하여금 자신의 현재 운동 능력과 운동 전략을 깨닫도록 해야 한다. 치료에 대한 동기와 자신의 이미지에 부정적인 영향을 줄 수 있는 약점이나 난제를 환자가 가지지 않도록 해야 한다. 자기 관찰이 점진적으로 이루어져야 하고 많은 집중이 환자에게 적용된다는 점에서 치료사의 의사소통 기술은 매우 중요하다. 환자의 전략 양상이 확인되면, 치료사는 환자와 함께 전략의 효율성을 검사해야 하고, 필요하다면 수정했을 때 효율성이 어떻게 높아지는지를 확인한다. 전략은 선택적 집중의 향상, 정신운동 이미지의 창조, 운동순서의 심리적 조직 구성, 학습된 운동의 반복 등으로 구성되어야 한다.

치료사와 환자 사이의 효율적인 ***"도움 관계"***의 설정은 치료를 촉진하는데 있어 기본적이고 필수적이다. 환자를 돕는 가장 좋은 방법은 환자에게 무엇을 해야 되는지를 말하는 것이 아니라, 문제를 어떻게 관리하고 잘 이해할 수 있도록 돕고, 또 최종 결정에 대한 환자의 책임을 감수하도록 하는 것이다.

3.e 집중

고유수용성 감각에 집중한다.

여러 신체 부위에 집중하고 움직임 조절을 하는 운동의 수행은 ***고유수용성 감각***의 자각을 향상시킨다. 고유수용성 감각은 공간에서의 위치감각과 움직임을 수행하는 힘과 속도에 대한 감각이다. 움직임을 개선할 수 있도록 환자에게 고유수용성 감각의 정보를 사용할 수 있도록 권장한다.
심지어, 눈을 감고 수행하거나 불안정 지면 위에서 실시해본다.

고유수용성이 매우 좋으면, 신체의 민첩성과 반사를 향상시킴으로써 더 나은 움직임을 CNS가 조절할 수 있다.

반대로, 외상으로 인해 고유수용성 감각에 문제가 있으면, 손상된 부위(구심성 피드백과 피드포워드의 능력을 떨어뜨리고, 관절위치 감각을 변화시키는)를 ***느끼는*** 능력이 감소한다. 해부학과 신체 감각, 외관, 또는 실제 행위나 적절한 행위(신장, 견인 및 삠기)에 관한 멘탈 비전의 지속적인 사용은 운동 동안 고유수용성 입력의 집중에 도움을 준다.

3.f 유연한 운동과 협응

유연한 운동은 운동 동안 쉽고 가벼운 감각을 일으킨다. 이것은 운동의 전체 흡수 때문이고, 모든 원리를 결합하는 결과이다. 미세한 율동적 특징을 인지하고, 율동적 근수축 타이밍을 이룰 때, 운동은 최대의 정확성에 도달한다. 이런 율동적 운동은 움직임을 자연스럽게 만든다. 이것은 적절한 근육톤(안정성과 가동성)과 ***협응***, 복잡한 운동 패턴과의 통합 능력을 필요로 한다.

좋은 협응은 근력 강화 운동으로 달성되지 않는다. 협응은 운동의 수많은 느린 반복으로 학습되고, 운동을 작은 요소들로 분리함으로써 잘 이루어질 수 있다. 또 다양한 관점에 따라 운동을 변화시키고 환자로 하여금 운동에 대한 명확한 특징을 가질 수 있도록 율동적인 비트를 사용하여 좋은 협응을 얻을 수 있다.

노트

4. Silvia 박사의 필라테스의 일반적인 이점

/ General Benefits

- 정적 및 동적 자세의 향상
- 코어와 함께 얕은 층 근육과 깊은 층 근육의 협응
- 호흡 향상
- 근막조직의 탄성 증가
- 말초신경계와 그들의 결합조직의 가동성 향상
- 신체 자각 향상(고유수용성 감각)
- 구조적 통합과 심리적 통합

신체 균형, 올바른 운동과 치료 수행의 학습이 일상생활에 대한 긍정적인 영향을 줄 수 있다. 그들은 신체 지각과 자기 이미지에 대한 긍정적인 변화를 이끌 것이다.

사실, 자세는 공간에서의 신체 위치를 보여줄 뿐만 아니라, 삶의 심리적, 정서적, 관계적 표현을 보여주고 있다.

5. 재활의 적응증

/ Rehabilitation Indications

5.a 자세변화와 옆굽음증의 예방과 치료

- 관절 과부하를 피하거나 제한하기 위해 근막 긴장을 재균형시킨다.
- 다른 신체 부위 사이의 기능적 통합을 향상시킨다.
- 척추 조절과 안정성을 위해 효율적인 운동 패턴을 만들고, 신경근 "코르셋"을 구축한다.
- 호흡운동
- 자기 이미지를 향상시킨다.

젊은 사람의 경우에는 치료가 재미 있어야 하고, 만약 그렇다면 젊은 환자들이 심리적으로 치료를 더 쉽게 받아들일 수 있다.

주의사항

- 자세 변화를 일으키는 움직임(반복과 교정)
- 높은 하중과 조절이 되지 않는 점진적 운동
- 금기시 때의 가동술(좌상을 일으킬 수 있음)

5.b 척추와 주요 관절, 그리고 수술 전후의 기능적 재교육

척추와, 어깨관절, 엉덩관절, 무릎관절, 발목관절 등과 같은 주요 관절(외상 후, 염좌, 아탈구, 골절, 퇴행성 병리, 척추사이원반 탈출증 수술후, 인대 재건술 이후, 의수족 수술 후)의 기능적 재교육. 사분원절제술, 심장 수술 및 호흡 수술 이후의 기능적 재교육.

일반적으로,

- 코어를 안정화시킨다.
- 가동성을 다시 얻는다.
- 근육 톤을 다시 얻는다.
- 하중을 이용하여 안정화를 훈련한다.
- 호흡을 가르친다.
- 자세를 재교육한다.

주의사항

- 통증과 위험이 있는 방향으로 운동할 때
- "giving way"을 허용하는 통제된 운동
- 통제 없이 높은 하중으로 운동을 진전시킬 때

5.c 골다공증

- 뼈질량 소실을 예방한다.
- 통증을 감소한다.
- 낙상 예방을 위해 균형을 향상시킨다.
- 뻣뻣함 감소를 위해 자세를 향상시킨다.
- 근육 톤을 향상시킨다.
- 나쁜 척추 자세를 위해 호흡 운동을 하고, 갈비우리를 가동화시킨다.

주의사항

- 굽힘 운동과 돌림운동(갈비뼈 골절과 척추 골절의 위험)
- 손목에 가해지는 높은 하중(Colles 골절)

5.d 임신기간과 출산 후

- 회음바닥근의 인지, 활성화 및 조절을 향상시킨다.
- 허리뼈를 보호하고, 강화하고 안정화시킨다.
- 근육 톤을 향상시킨다.
- 자세를 재교육한다.
- 임신 후 좋은 건강을 회복한다.

주의사항

- 임신 첫 3개월 동안
- 편안한 자세로 운동을 수행한다.
- 임신 이전에 참여했던 스포츠 활동을 하지 않는다.

노트

5.e 노인

- 운동 부족을 보상한다.
- 균형과 독립성을 향상시킨다.
- 통증과 뻣뻣함을 감소시킨다.
- 모멘트를 모은다.

주의사항

- 환자 운동 가동성에 적합한 운동
- 관련된 다른 질환들

5.f 파킨슨병, 다발성 경화증, 편마비, 머리손상, 하지마비에서의 신경근 재교육

일반적으로,

- 잔존 운동능력을 향상시킨다.
- 협응과 균형을 향상시킨다.
- 인지 능력(주의/ 집중)을 향상시킨다.
- 자율성을 향상시킨다.
- 자세를 재교육한다.
- 통증과 뻣뻣함을 감소시킨다.

주의사항

- 경직의 증가, 환자의 운동능력을 위한 적절한 운동과 병리를 위한 특별한 목적

5.g 운동선수

- 스포츠 활동으로 복귀하기 전에 손상 재활을 통합한다.
- 관절에 과부하를 피하거나 제한하기 위해 자세 긴장을 감소시킨다.
- 유연성과 근육 협응력을 향상시킨다.
- 특정 운동 활동과 스포츠 수행(골프, 테니스, 승마, 사이클링 및 풋볼)을 향상시킨다.
- 손상의 위험을 감소시킨다.

주의사항

- 통제 없이 높은 하중으로 운동을 진전할 때

6. Silvia 박사의 필라테스의 일반적인 목표

/ General Objectives

- 코어의 안정화와 운동 기능
- 엉덩관절의 분리/구분
  (골반의 작용과 관계없이 다리를 움직이는 능력)
- 몸통, 머리와 목 사이의 올바른 조직화
- 팔이음뼈의 안정화
- 완전한 관절 운동으로 복귀
- 하중 증가 시의 동적 안정성
- 구조적 통합

7. 개별 평가와 치료 계획

/ Individual Assessment and Treatment Planning

개별 평가는 다음과 같다:

- 환자의 병력
- 정적 평가(사진으로)
- 일반적인 목적과 관련된 동적 평가

7.a 정적 평가

선 자세에서 이루어지는 앞쪽, 측면, 뒤쪽의 환자 관찰은 정적 평가의 일부이다. 환자가 앞쪽으로 어떻게 굽힘하는지를 관찰하고, 다시 똑바른 자세로 어떻게 되돌아가는지를 관찰한다. 신체의 다른 분절이 중력선과 어떻게 관련되는지를 관찰한다. 각 신체분절이 어떻게 서로 관련되고, 다양한 운동면에서 정적 자세 때 나타나는 긴장을 관찰한다. 굽힘할 때와 다시 굽힘에서 되돌아올 때 환자의 운동 패턴을 관찰하고, 척추와 엉덩관절의 가동성과 다리 위치와의 상관관계를 확인한다.

정적 평가의 목적은 환자의 비효율적인 운동 패턴을 이해하는 것에서부터 시작한다. 치료사는 긴장이 올바른 자세에 어떤 영향을 미치는지와 병리를 유지하거나 악화시키는데 어떻게 관련되는지를 이해하고, 그 다음 동적 평가를 하는 동안 이런 가설을 확인한다.

7.b 동적 평가

누운 자세에서 이루어지는 동적 평가는 아래와 같은 환자의 능력을 관찰하고, 정의한다:

- 골반, 머리와 목의 중립위를 설정하고 유지한다.
- 배가로근의 수행과 PF 수축을 설정한다.
- 배가로근과 PF의 활성화로 갈비뼈 호흡을
  인지하고 수행한다.
- 코어를 안정하고 다리를 분리한다.
- 어깨뼈의 중립위를 확인하고 유지한다.
- 어깨뼈를 안정화하고, 머리, 몸통과 목(HTN)으로
  부터 팔의 운동을 분리한다.

전체 척추, 엉덩관절과 위팔어깨관절의 가동성을 관찰한다.

환자 병력(외상, 수술 등에 의한 긴장)과 개성(심리적 변수)을 이런 모든 정보와 비교하고 통합해야 한다.

7.c 치료 계획

다음 요점은 개별 평가를 토대로 한다:

- 환자 치료의 ***특별한 목적***
- ***운동의 선택***
- ***치료*** 회기의 ***유형***

환자의 특별한 목적뿐만 아니라, 운동 선택과 운동 수정은 아래를 토대로 한다:

- 병리
- 환자의 자세
- 통증의 운동 방향
- 관절 진폭의 제한
- 정적 및 동적 안정화 능력

운동 진전(초급, 중급 및 고급)은 수행하고 있는 환자의 난이도와 운동 능력에 의해 정의된다.

치료의 유형은 일반적으로 치료 단계에 좌우된다:

- 개인별(치료의 1단계)
- 소그룹 최대 10명(치료의 2 단계)
- 가정 운동/유지(1단계에서 치료의 끝까지)

일반적으로, 치료 과정은 "***7단계***(첨부된 양식 참고)"로 이루어진다. 환자는 기능적으로 효율적인 정상 운동을 점진적으로 배우거나 되찾아야 한다.

그것은 다음과 같다:

1. **코어 인지:** 자각을 얻는다.
2. **호흡:** 삶의 호흡
3. **코어의 안정화:** 깊은 근육을 활성화한다.
4. **팔이음뼈:** 자각을 얻고 안정화한다.
5. **초급 매트 활동:** 기능 운동을 시작한다.
6. **중급 매트 활동:** 중력을 이기고 운동한다.
7. **고급 매트 활동:** 신체와 함께 활주한다.

핵심:

HTN: 머리-가슴우리-목
FR: 기능적 재교육
AAII: 다리
AASS: 팔
MAT: 매트
PF: 골반바닥근
CNS: 중추신경계

노트

정적 평가

Static Assessment

앞쪽 관찰 / Anterior Observation

- **머리**

중립위
중립위에 대해 시계방향/반시계방향으로 돌림되어 있는지
중립위에 대해 안쪽/가쪽으로 치우침되어 있는지
중립위에 대해 가쪽으로 경사져 있는지

- **목**

중립위
중립위에 대해 가쪽으로 경사져 있는지
중립위에 대해 시계방향/반시계방향으로 돌림되어 있는지
중립위에 대해 안쪽/가쪽으로 치우침되어 있는지

- **어깨**

중립위
올림/내림
안쪽돌림/가쪽돌림

- **가슴우리**

중립위
들이쉴 때/내쉴 때 차단이 있는지
중립위에 대해 가쪽으로 치우침되어 있는지
중립위에 대해 시계방향/반시계방향으로 돌림되어 있는지

- **골반**

중립위
중립위에 대해 가쪽으로 경사져 있는지
중립위에 대해 시계방향/반시계방향으로 돌림되어 있는지
중립위에 대해 가쪽으로 치우침되어 있는지

- **넙다리뼈/엉덩관절**

중립위
안쪽 돌림/가쪽 돌림
모음/벌림

- **무릎/무릎뼈**

중립위
밖굽이/안굽이

- **발**

뒤침/엎침

뒤쪽 관찰 / Posterior Observation

- **머리**

중립위
중립위에 대해 시계방향/반시계방향으로 돌림되어 있는지
중립위에 대해 안쪽/가쪽으로 치우침되어 있는지
중립위에 대해 가쪽으로 경사져 있는지

- **목**

중립위
중립위에 대해 가쪽으로 경사져 있는지
중립위에 대해 시계방향/반시계방향으로 돌림되어 있는지
중립위에 대해 안쪽/가쪽으로 치우침되어 있는지

- **어깨**

중립위
올림/내림

- **어깨뼈**

중립위
내밈/뒷당김
올림/내림
위쪽돌림/아래 쪽돌림
날개짓

- **가슴우리**

중립위
중립위에 대해 가쪽으로 치우침되어 있는지
중립위에 대해 시계방향/반시계방향으로 돌림되어 있는지

- **골반**

중립위
중립위에 대해 가쪽으로 경사져 있는지
중립위에 대해 시계방향/반시계방향으로 돌림되어 있는지
중립위에 대해 가쪽으로 치우침되어 있는지

- **넙다리뼈/엉덩관절**

중립위
안쪽 돌림/가쪽 돌림
모음/벌림

- **무릎/무릎뼈**

중립위
밖굽이/안굽이

- **발**

뒤침/엎침

가쪽 관찰 / Lateral Observation

- **머리**
  중립위
  내밈/뒷당김
- **목뼈**
  중립위
  목뼈 앞굽음의 감소/증가
- **어깨**
  중립위
  올림/내림
  안쪽돌림/가쪽돌림
- **어깨뼈**
  중립위
  내밈/뒷당김
- **등뼈**
  중립위
  등뼈 뒤굽음의 감소/증가
- **갈비우리**
  중립위
  들이쉴 때/내쉴 때 차단이 있는지
- **허리뼈**
  중립위
  허리뼈 앞굽음의 감소/증가
- **골반**
  중립위
  앞쪽 경사/뒤쪽 경사
- **엉덩관절**
  중립위
  굽힘/폄
- **무릎**
  중립위
  무릎 굽힘/젖힌 무릎
- **발목**
  중립위
  발바닥굽힘
  발등굽힘

연추선 / Plumb Line

- **신체 부위가 연추선의 앞쪽에 위치하는가? (앞쪽 치우침)**
- **신체 부위가 연추선의 뒤쪽에 위치하는가? (뒤쪽 치우침)**
- **신체 부위들이 연추의 앞쪽과 뒤쪽에 위치하는가?**
- **머리, 가슴우리 및 골반이 서로 다른 선상에 있는가?**

긴장선 / Lines of Tension

- **신체가 균형을 이루고 있는가?**
- **어느 긴장선이 다른 긴장선보다 더 뚜렷한가?**

앞쪽 굽힘 운동의 관찰 / Observation of Anterior Flexion Movement

- **척추에서 일어나는 굽힘의 순서는?**
- **차단 시 어느 신체 부위가 굽힘되는가?**
- **뒤넙다리근의 단축**
- **사용된 운동전략**

동적 평가(누운 자세)

Dynamic Assessment

(Supine Lying)

코어의 중립위 (Neutral Pelvic Position)

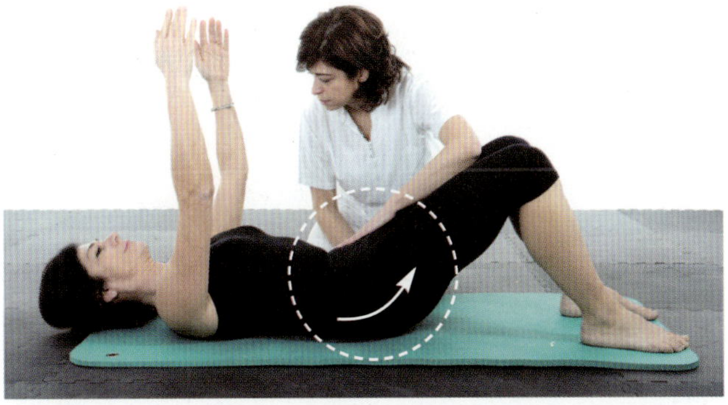

1. 무릎을 세우고 누운 자세에서, 척추 및 골반을 이완한다. 그리고 양팔을 몸통 옆에 편안히 붙인다*(사진에서는 허리와 골반 자세를 잘 보여주기 위해 양팔을 들어 올린 상태이다)*. 골반을 물이 가득 찬 물그릇이라고 상상한다. **내쉬면서**, 머리 쪽으로 물그릇을 기울여 쏟는다고 생각한다(뒤쪽 경사).

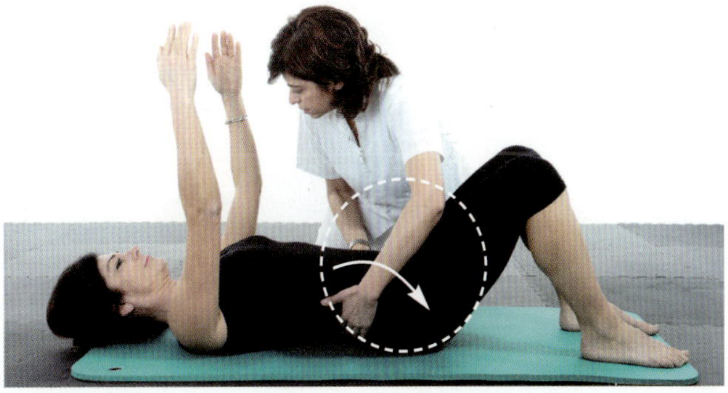

2. **들이쉬면서**, 물그릇을 발쪽으로 기울여 쏟는다 (앞쪽 경사).

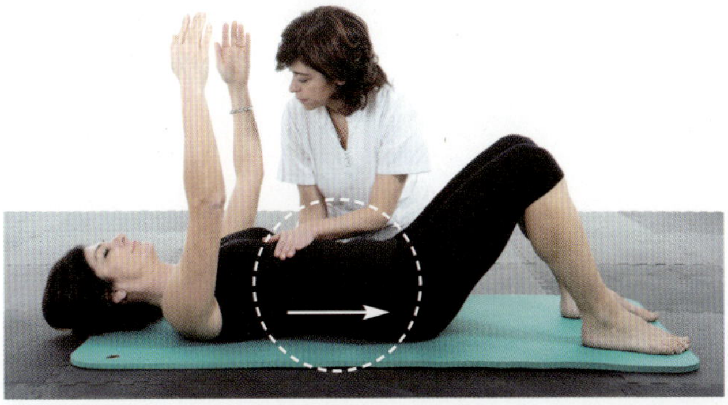

3. 위 두 자세(앞쪽 경사와 뒤쪽 경사)의 중간 위치로 골반을 유지하고, 그 두 자세 사이의 차이점을 느껴 본다; 골반이 바닥에 닿는 부위를 느껴 본다. 그리고 자신의 중립위를 느껴 본다.

4. 배꼽 아래 쪽에 배치된 나침반을 생각해 본다. 골반을 나침반의 각 주요 지점 쪽으로 움직이고, 그 다음 중심 쪽으로 골반을 움직인다. 자신의 중립위를 느껴 본다.

5회 반복

목적

중립위를 결정하고 유지하는 능력을 평가한다.

관찰

- 환자의 평상 시 골반 자세(환자가 "인지하는 중립위")를 확인한다.
- 운동 제한을 확인한다.
- 운동 동안과 중립위나 보상 자세에서 골반과 다른 신체 부위가 올바르게 통합하고 있는지를 관찰하고, 운동 동안과 중립위에서 나타나는 변화나 부가적인 움직임을 관찰한다.
- 운동(통증이 있는 방향 쪽으로)을 하는 동안 통증이 나타나는지를 확인한다.

잘못된 운동 방법

- 골반을 앞쪽 경사할 때 머리를 굽힘하고, 골반을 뒤쪽 경사할 때 머리를 폄한다.
- 골반의 앞쪽 경사가 제한되거나 차단될 때는 골반을 앞쪽 경사하지 않고 등뼈를 폄한다.
- 골반을 움직일 때 위팔뼈를 안쪽돌림하거나, 어깨뼈를 내밈하거나, 또는 어깨를 올림한다.

노트

허리뼈는 생리적 앞굽음을 유지해야 한다. 두덩뼈와 PSIS가 같은 면상에 있을 때 골반의 중립위를 결정한다.

- 어깨와 목의 근육을 이완한다.
- 골반의 움직임을 더 잘 느낄 수 있도록 소프트 볼을 엉치뼈 밑에 배치한다.
- 골반 중립위의 자각을 향상시키는 운동을 한다.

등뼈의 중립위 (Neutral Thoracic Position)

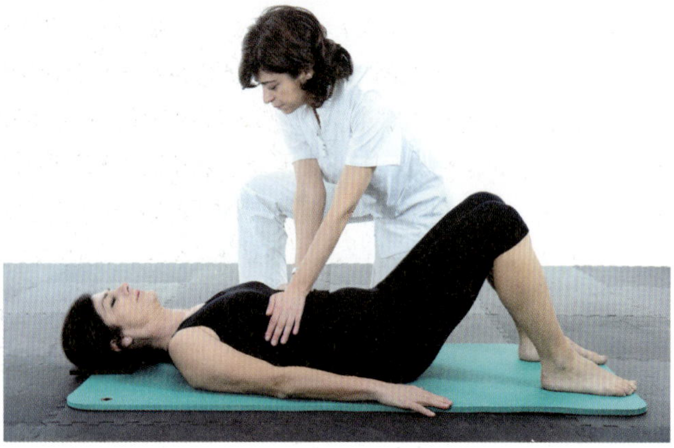

1\. 무릎을 세우고 누운 자세에서, 머리, 척추 및 골반을 이완한다. 그리고 양팔을 몸통 옆에 편안히 붙인다.
들이쉬면서 자세를 유지한다.

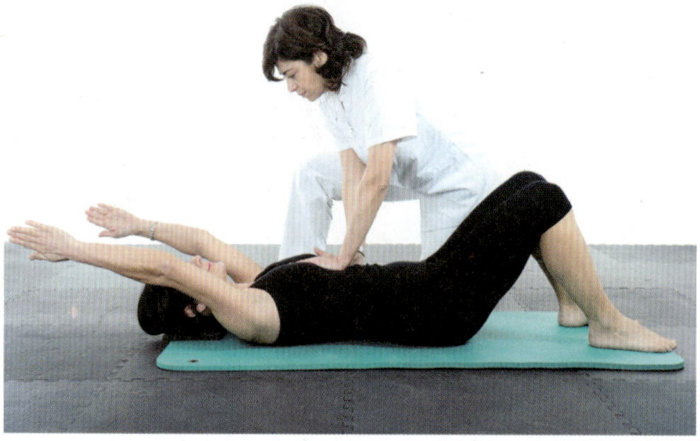

2\. **내쉬면서**, 양팔을 머리 위로 올리고, 바닥으로부터 30 ㎝ 떨어지게 한다. 이때 마지막 갈비뼈가 바닥과 접촉되어 있어야 한다. 클라이언트는 자신의 등뼈 자세를 느껴 보고, 긴장되어 있는지 아니면 이완되어 있는지를 느껴 본다.
들이쉬면서 갈비뼈를 가쪽과 뒤쪽으로 팽창시킨다.
가슴우리가 바닥 쪽으로 향하도록 점차 이완한다.

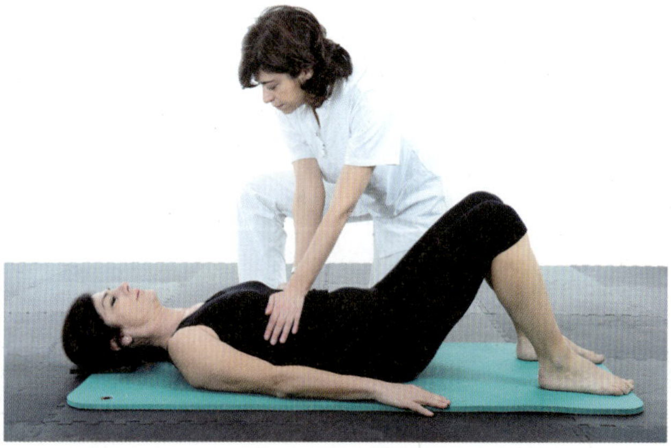

3\. **내쉬면서**, 양팔을 다시 몸통 옆으로 내린다.
자신의 등뼈 자세를 느껴 본다.

5회 반복

목적

중립위를 결정하고 유지하는 능력을 평가한다.

관찰

- 환자의 평상 시 등뼈 자세(환자가 "인지하는 중립위")를 확인한다.
- 운동 제한을 확인한다.
- 팔의 운동 동안과 중립위나 보상 자세에서 등뼈와 다른 신체 부위가 올바르게 통합되어 있는지를 관찰하고, 운동 동안과 중립위에서 발견되는 변화나 부가적인 움직임을 관찰한다.
- 운동(통증이 있는 방향 쪽으로)을 하는 동안 통증이 나타나는 지를 확인한다.

잘못된 운동 방법

- 팔을 올림할 때 등뼈를 편한다.
- 팔을 올림할 때 어깨를 올림한다.

노트

등뼈의 생리적 뒤굽음을 유지하려면, 누운 자세를 취할 때 어깨가 바닥에 부드럽게 닿아야 한다.

- 바닥에 이완된 등뼈를 유지한다.
- 양팔을 머리 위로 올릴 때, 등이 아치를 그려서는 안 된다.
- 목에 긴장을 주어 가슴우리를 고정한다.
- 만약 머리가 앞으로 내밈되거나 등뼈가 과도한 뒤굽음을 가지고 있다면, 머리 밑에 지지물을 배치한다.
- 등뼈의 굽힘이 일어나지 않도록 너무 깊은 호흡을 하지 않는다.
- 등뼈 중립위의 자각을 향상시키는 운동을 한다.

머리와 목의 중립위 (Neutral Position of the Head and Neck)

목 (Neck)

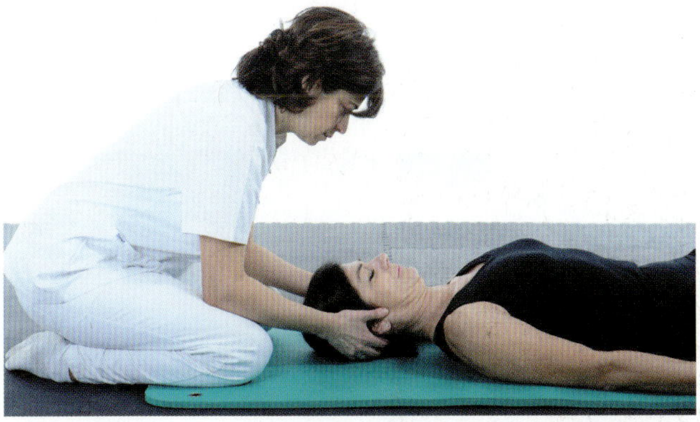

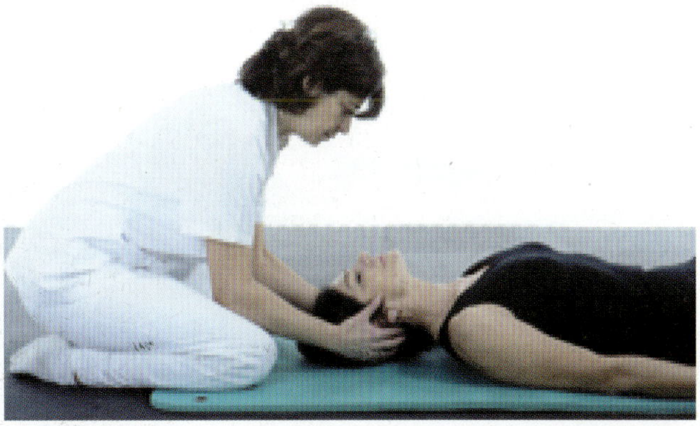

1. 무릎을 세우고 누운 자세에서, 머리, 척추 및 골반을 이완한다. 양팔을 몸통 옆에 편안히 붙인다. 이 자세에서 **들이쉰 후, 내쉬면서** 목을 굽힘하여 턱을 가슴 쪽으로 가져간다.

2. **들이쉬며** 목을 폄하여 턱이 가슴으로부터 멀어지도록 한다. 이때 힘을 쓰지 않고 움직인다.
굽힘과 폄의 중간 지점에 목을 유지하고, 중립위를 느껴 본다.

머리 (Head)

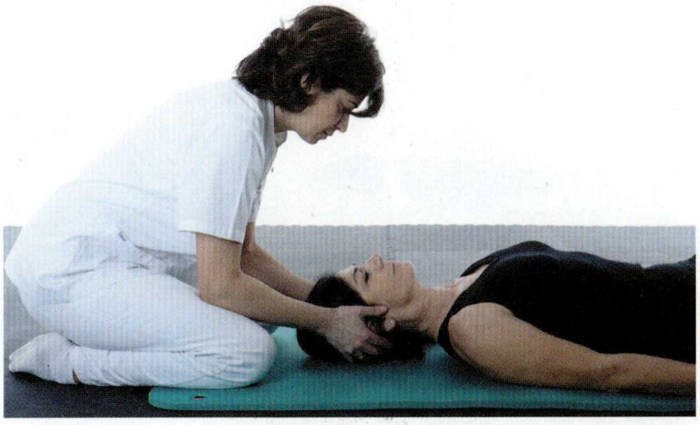

1. 무릎을 세우고 누운 자세에서, 머리, 척추 및 골반을 이완한다. 그리고 양팔을 몸통 옆에 편안히 붙인다. 이 자세에서 **들이쉰다.**

2. **내쉬면서** 머리를 약간 끄덕인다. **들이쉬며** 시작자세로 되돌아온다.
"끄덕임" 자세를 유지하고, 시작 자세와 어떤 차이점이 있는지를 느껴 본다.

5회 반복

목적

중립위를 결정하고 유지하는 능력을 평가한다.

관찰

- 평상 시 환자의 목과 머리의 자세(환자가 "인지하는 중립위")를 확인한다.
- 운동 제한을 확인한다.
- 팔 운동 동안과 중립위나 보상 자세에서 머리와 목과 다른 신체 부위가 올바르게 통합하고 있는지를 관찰하고, 운동 동안과 중립위에서 발견되는 변화나 부가적인 움직임을 관찰한다.
- 운동(통증이 있는 방향 쪽으로)을 하는 동안 통증이 나타나는 지를 확인한다.

잘못된 운동 방법

- 목을 폄할 때 등뼈를 폄하거나 머리를 내밈한다.
- 목을 굽힘할 때 등뼈를 굽힘하거나 어깨뼈를 내밈한다.

노트

목뼈는 생리적 앞굽음을 유지해야 한다. 이것은 목뼈에 긴장을 주지 않고 눈이 전방을 쳐다보도록 만든다. 굽힘, 폄, 돌림 및 옆굽힘을 하는 동안, 머리와 목은 등뼈와 일직선을 유지해야 한다. 등뼈가 굽힘을 할 때마다 머리가 따라 움직여야 하는데, 첫 번째 움직임은 1번 목뼈에 대한 머리의 굽힘(끄덕임)이다.

- 목과 어깨의 근육을 이완한다.
- 만약 목 근육이 단축되어 있으면, 머리를 똑바로 정렬시키기 위해 베개나 타월을 감아서 머리 밑에 배치한다.
- 폄 동안, 마치 뒤통수에 배치된 막대기를 잡아 당기듯이, 목이 길어지도록 만든다.
- 목을 더욱 이완시키기 위해, 머리 밑에 소프트 볼을 배치한다.

배가로근 수축 (Transversus Muscle Contraction)

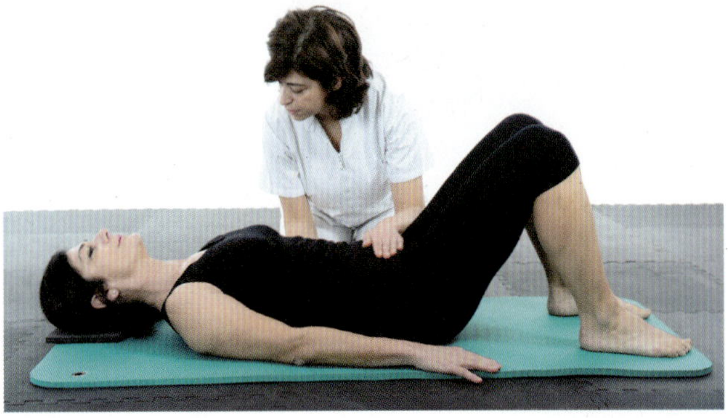

1. 양팔을 편안하게 몸통 옆에 배치하고 무릎을 세우고 누운 자세에서, 척추와 골반의 중립위를 찾는다. 이 자세에서 **들이쉰다**.

2. **내쉬면서** 배가로근을 수축한다(척추 쪽으로 배꼽을 당긴다고 생각하면서).
들이쉬며, 시작자세로 되돌아온다. 수축을 느끼고 필요한 힘의 양을 느껴 본다.

목적

배가로근의 수축을 느끼고 수행하는 능력을 평가한다.

관찰

- 수축의 양(존재/부재)과 질(약함/정상/과도함)을 확인한다.
- 배가로근의 수축 동안과 보상 자세에서 여러 신체 부위 사이의 올바른 통합이 있는지를 관찰하고, 수축을 수행하는 동안 자세 변화와 부가적인 움직임을 관찰한다.
- 운동(통증이 있는 방향 쪽으로)을 하는 동안 통증이 나타나는지를 확인한다.

잘못된 운동 방법

- 들이쉴 때, 가슴을 들어올리고, 배가로근을 수축하기 보다는 배를 안쪽으로 당기는 시도를 한다.
- 배를 아래 쪽으로 밀면서 수축한다.

골반바닥근 수축 (Pelvic Floor Contraction)

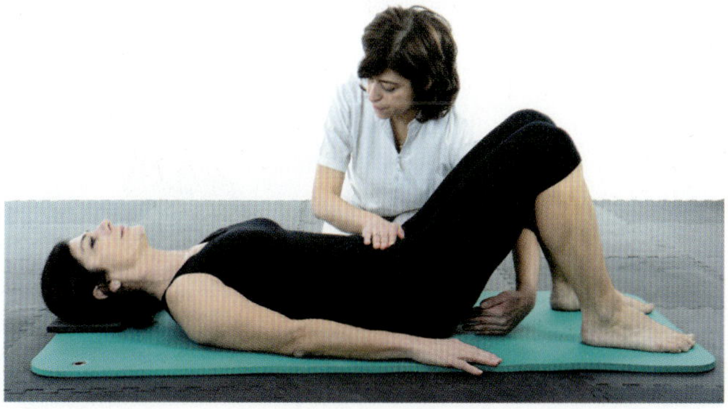

1. 무릎을 세우고 누운 자세(양발을 어깨넓이 만큼 벌리고)를 취한다. 그리고 양팔을 편안하게 몸통 옆에 배치한다.

2. **들이쉬며** 회음부를 수축한다.
내쉬면서 회음부를 이완한다.

목적

골반바닥근의 수축을 느끼고 활성화하는 능력을 평가한다.

관찰

- 수축의 양(존재/부재)과 질(약함/정상/과도함)을 확인한다.
- 골반바닥근의 수축 동안과 보상자세에서 여러 신체 부위 사이의 올바른 통합이 있는지를 관찰하고, 수축을 수행하는 동안 자세 변화와 부가적인 움직임을 관찰한다.
- 운동(통증이 있는 방향 쪽으로)을 하는 동안 통증이 나타나는지를 확인한다.

잘못된 운동 방법

- 골반 뒤쪽경사와 모음근을 수축시키고자 할 때, 골반바닥근 대신에 볼기 근육을 수축한다.
- 배를 아래 쪽으로 밀면서 수축한다.

누운 자세에서의 호흡 (Respiration in Supine Lying)

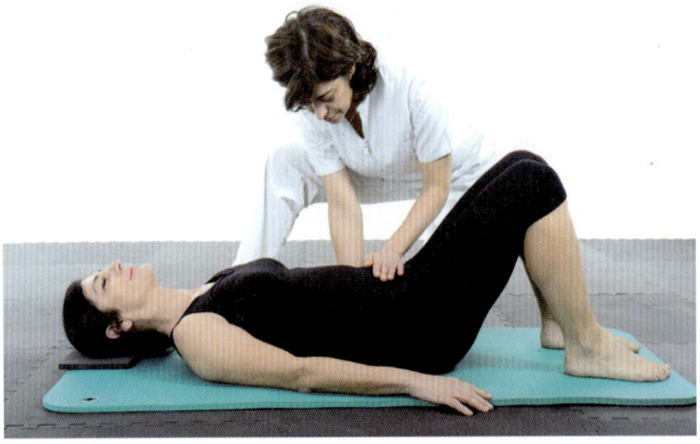

1a. 무릎을 세우고 누운 자세에서, 척추와 골반의 중립위를 찾는다. 호흡을 3 단계로 의식 있게 한다:

- 배 위에 양손을 배치한다: 코로 숨을 들여 마셔 배를 팽창시키고, 입을 통해 **내쉰다**.

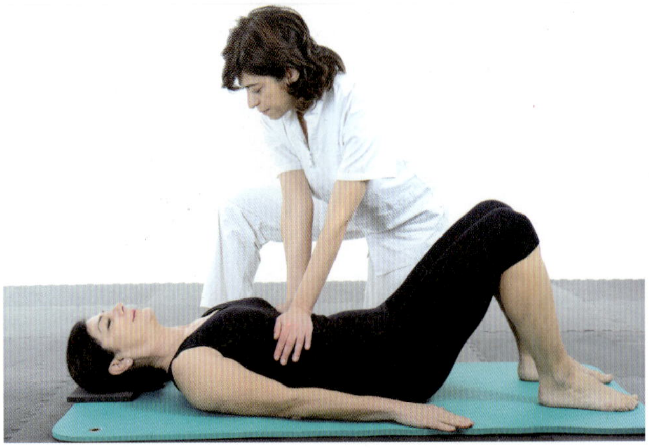

- 양손을 몸통 옆에 배치한다: 코로 숨을 들여 마셔 갈비뼈를 가쪽으로 팽창시키고(치료사의 손을 밀어내듯이), 입으로 완전히 **내쉴 때**, 치료사는 이완을 강조하기 위해 갈비뼈에 압박을 가한다.

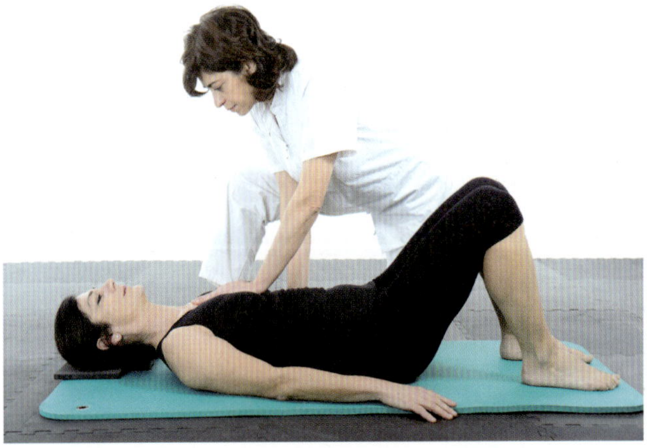

- 복장뼈에 양손을 배치한다: 코로 숨을 **들여 마셔** 복장뼈를 위쪽으로 들어올린다. 그 다음, 복장뼈를 가슴 안쪽으로 밀어 넣는다는 느낌으로 입으로 **내쉰다**.

숨을 들이 마시고 숨을 내쉴 때 가장 깊고 쉬운 호흡 유형을 느껴본다. (복부, 늑골, 흉골)

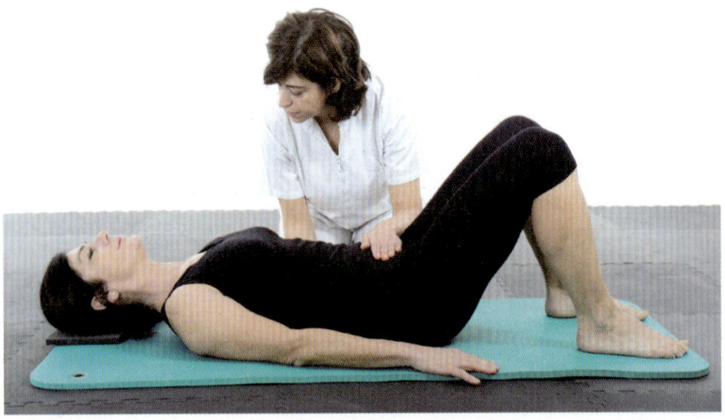

1b. 무릎을 세우고 누운 자세에서, 척추와 골반의 중립위를 찾는다. 배가로근을 활성화하고 배꼽을 당긴다.

들이쉴 때 배가 과도하게 팽창되지 않도록 배가로근의 수축을 충분히 유지 하면서 **들이쉬기**와 **내쉬기**를 통해 가로막을 가동시킨다. **들이쉴 때** 갈비뼈가 팽창되는 것을 느끼고, **내쉴 때** 이완을 느껴본다.

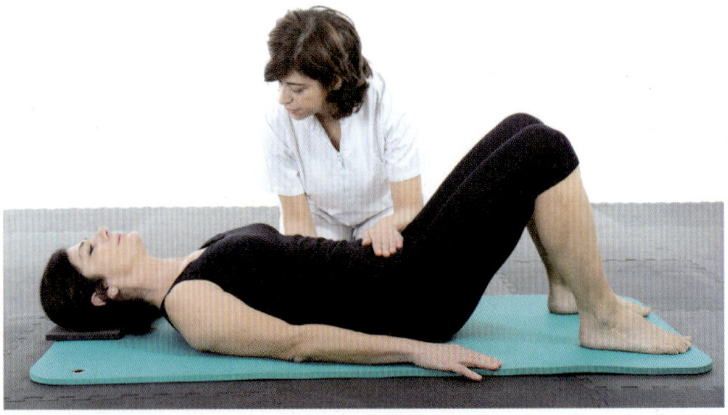

1c. 무릎을 세우고 누운 자세에서, 척추와 골반의 중립위를 찾는다. 배가로근과 골반바닥근을 활성화한다.

들이쉴 때 배가 과도하게 팽창되지 않도록 하고, 또 골반바닥근이 장기를 압박하지 않도록 배가로근과 골반바닥근의 수축을 충분히 유지하면서 **들이쉬기**와 **내쉬기**를 통해 가로막을 가동시킨다.

5회 반복

목적

배가로근과 골반바닥근의 수축으로 갈비뼈 호흡을 느끼고 활성화시키는 능력을 평가한다.

관찰

- 환자의 평상 시 호흡 패턴을 확인한다.
- 호흡 운동 제한을 확인한다.
- 호흡 동안 배가로근 수축과 골반바닥근 수축의 질과 수축 유지(전체 호흡 주기/약함/정상/과도함을 위해)를 확인한다.
- 배가로근/골반바닥근 활성화와 호흡의 협응 능력을 관찰한다.
- 운동 동안과 보상자세에서 여러 신체 부위 사이의 올바른 통합이 있는지를 관찰하고, 수축을 수행하는 동안 자세 변화와 부가적인 움직임을 관찰한다.
- 운동(통증이 있는 방향 쪽으로)을 하는 동안 통증이 나타나는지를 확인한다.

잘못된 운동 방법

- 들이쉴 때 가슴을 들어올리고, 배가로근을 수축하지 않고 배꼽을 안쪽으로 당긴다.
- 내쉴 때 복장뼈를 내림하고, 배를 팽창시킨다.
- 내쉴 때 배를 아래 쪽으로 민다.
- 내쉴 때 배가로근을 과도하게 수축한다. 이때 가슴과 배의 높이가 달라진다.

노트

- 폐는 풍선처럼 팽창하고 손을 압박할 때 납작해진다; 내쉴 때 손으로 갈비뼈를 압박하면 모든 공기가 밖으로 밀려나갈 것이다.
- 어깨와 목의 근육을 이완한다.
- 가쪽과 뒤쪽으로 움직이는 갈비뼈의 운동에 집중한다.
- 호흡을 할 때 골반바닥근과 배가로근을 수축한다.
- 엘라스틱을 이용해 갈비뼈를 압박하면, 공기가 폐에서 배출되는데 도움을 준다.

앉은 자세에서의 호흡 (Respiration in Sitting Position)

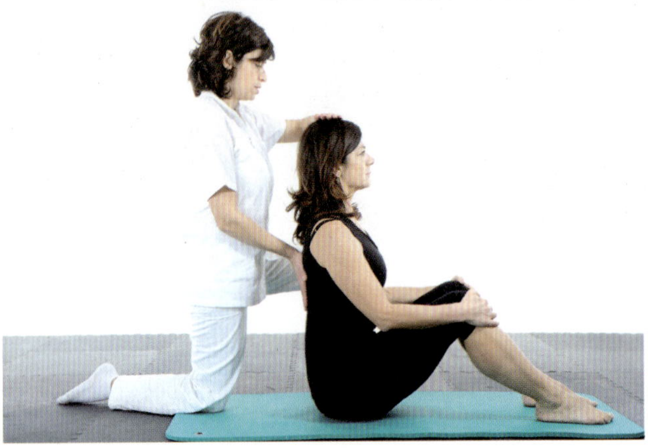

1. 양쪽 무릎을 굽히고 발바닥을 바닥에 붙인 상태로 앉은 자세를 취하고, 골반과 척추의 중립위를 찾는다. 이때 환자는 자신의 손을 무릎에 배치한다. 이 자세를 유지하면서 **들이쉰다**.

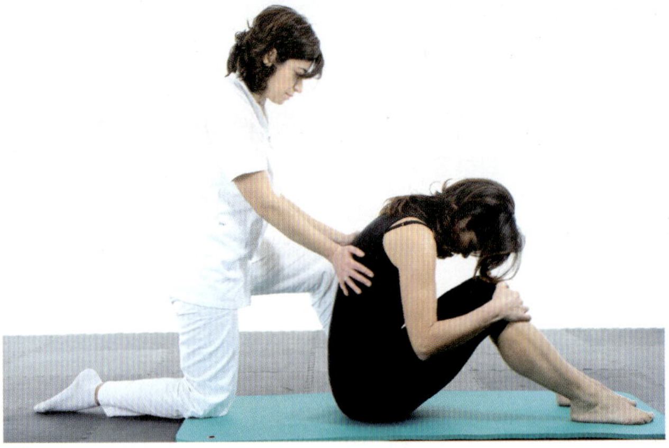

2. **내쉬면서**, 머리가 무릎에 닿을 때까지 머리와 척추를 하나하나씩 굽힘한다. 코로 **들이쉬며** 갈비뼈를 가쪽과 뒤쪽으로 팽창시킨다. 입으로 **내쉬면서**, 갈비우리를 이완한다. 호흡을 반복하고,

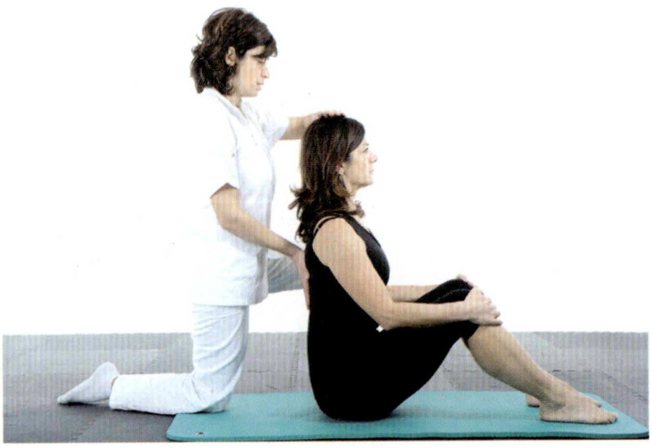

3. 시작 자세로 되돌아올 때 **들이쉰다**.

5회 반복

코어 안정성과 다리의 분리운동 (Core Stability & Isolation of the lower limbs)

코어 자각 (Core awareness)

시계 (Clock)

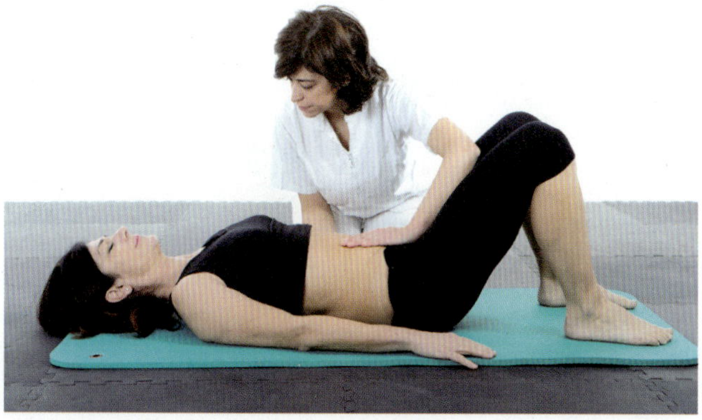

1. 무릎을 세우고 누운 자세(양발을 엉덩관절 넓이만큼 벌리고)에서, 골반과 척추의 중립위를 찾는다.

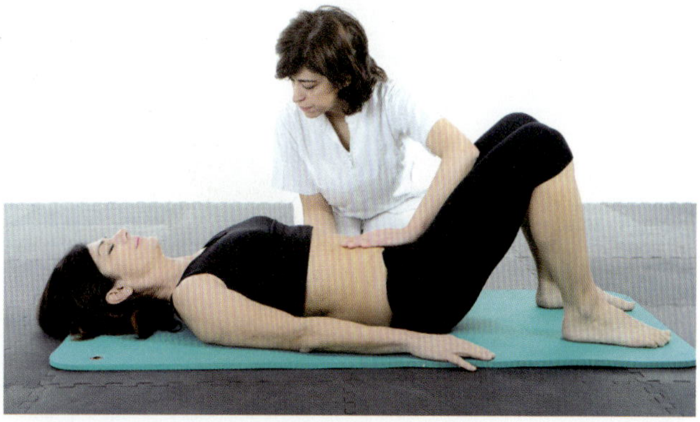

2. 배 근육을 4등분하여 선택적으로 수축한다: 3시, 6시, 9시, 12시. 약간의 배근육 수축을 느낀다.

3-5회 반복

목적 (whole series)

코어를 안정시키고, 다리를 분리운동하는 능력을 평가하고, 또 엉덩관절의 가동성(굽힘, 가쪽돌림, 돌림 및 안쪽돌림)을 평가한다.

관찰

- 환자가 수행하는 현재의 안정화 방법들을 확인한다.
- 운동 제한을 확인한다.
- 운동 동안 배가로근/골반바닥근을 유지하고 있는지를 관찰한다.
- 배가로근/골반바닥근 수축과 호흡의 협응 능력을 관찰한다.
- 운동 동안과 보상자세에서 여러 신체 부위 사이의 올바른 통합이 있는지를 관찰하고, 수축을 수행하는 동안 자세 변화와 부가적인 움직임을 관찰한다.
- 운동(통증이 있는 방향 쪽으로)을 하는 동안 통증이 나타나는지를 확인한다.

노트

중립위의 누운 자세에서, 허리 영역이 자연스런 만곡을 유지하는 동안 골반이 엉치뼈 위에 놓인다. 이때 ASIS는 두덩뼈와 같은 면상에 위치한다. 허리를 바닥에 밀착시키지 않고 (골반을 뒤쪽경사하지 않고), 배가로근을 이용하여 골반을 고정한다. 이 자세는 가장 안정된 골반 자세이다.

- 배가로근의 수축을 쉽게 느끼기 위해, "코어를 안정화" 시키기 위해, 엉덩관절을 구분하기 위해, 그리고 엉덩관절의 가동성을 평가하기 위해 "코어 안정화" 시리즈를 이용한다.
- 어깨와 목의 근육을 이완한다.
- 다리 운동 동안 골반을 유지하는데 집중한다.
- 목과 어깨가 긴장되면, 머리 밑에 소프트 볼을 배치한다.
- 목의 앞굽음증이 증가하거나 머리가 앞으로 내민 자세를 가진 사람을 위해 머리 밑에 지지 구조물을 사용한다.

코어 안정성과 다리의 분리운동 (Core Stability & Isolation of the lower limbs)

1 번째 단계

다리 활주 (Sliding legs)

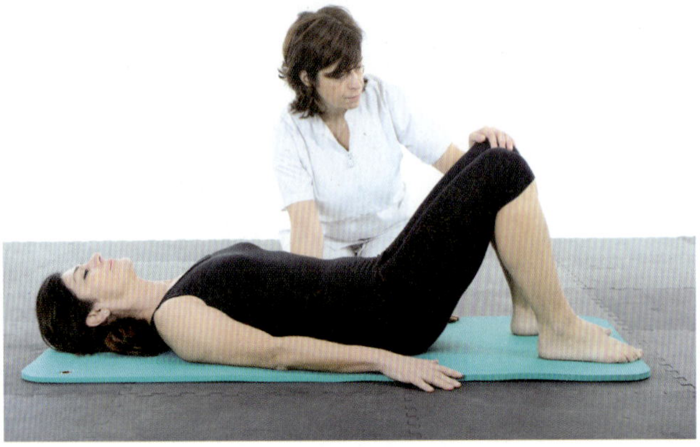

1. 무릎을 세우고 누운 자세(양발을 엉덩관절 넓이만큼 벌리고)에서, 골반과 척추의 중립위를 찾는다. 양팔을 몸통 옆에 편안하게 배치하거나 PSIS에 배치한다.
이 자세에서 **들이쉰다**.

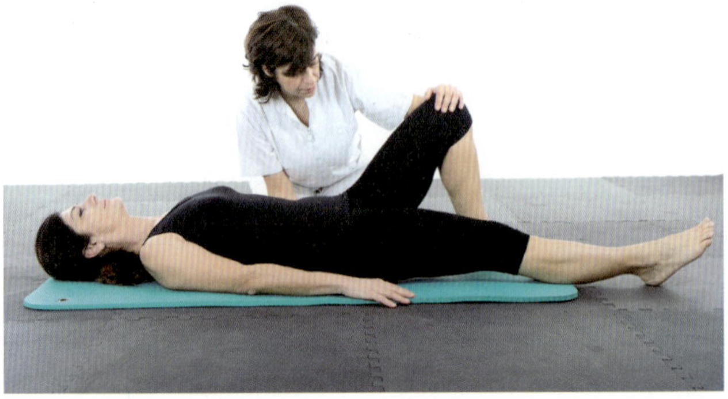

2. **내쉬면서**, 배가로근과 골반바닥근을 수축한다. 골반을 안정되게 유지한 상태에서 한쪽 발꿈치를 바닥 위에 활주시켜 다리를 완전히 쭉 뻗는다.
들이쉬며 이 자세를 유지한다.

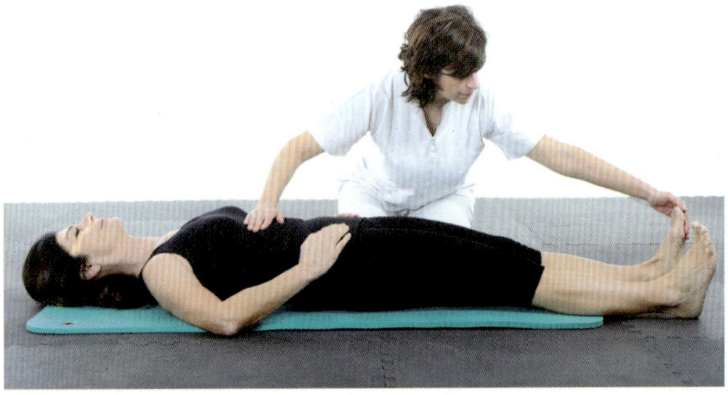

3. **내쉬면서** 반대 쪽 다리도 쭉 뻗는다. 이때 골반을 안정되게 유지한다.

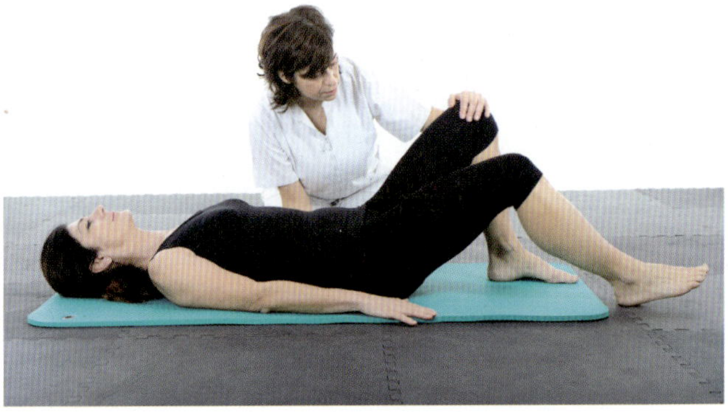

4. **들이쉬며** 한쪽 다리를 시작자세로 되돌린다.
내쉬면서 반대 쪽 다리도 시작 자세로 되돌린다.

3-5회 반복

잘못된 운동 방법

- 엉덩관절의 굽힘을 시작하거나 폄을 마무리할 때 골반을 앞쪽 경사시킨다.
- 엉덩관절의 폄을 시작할 때 골반을 뒤쪽 경사시킨다.

다리 벌리기 (Leg opening)

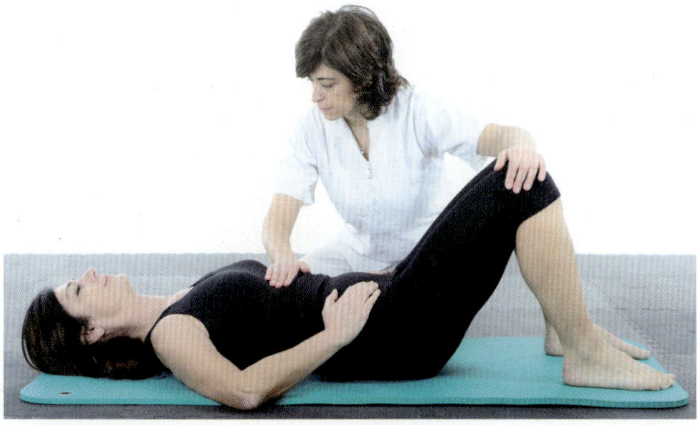

1. 무릎을 세우고 누운 자세(양발을 엉덩관절 넓이만큼 벌리고)에서, 골반과 척추의 중립위를 찾는다. 양팔을 몸통 옆에 편안하게 내려 놓고 양손을 ASIS에 배치한다.
이 자세에서 **들이쉰다**.

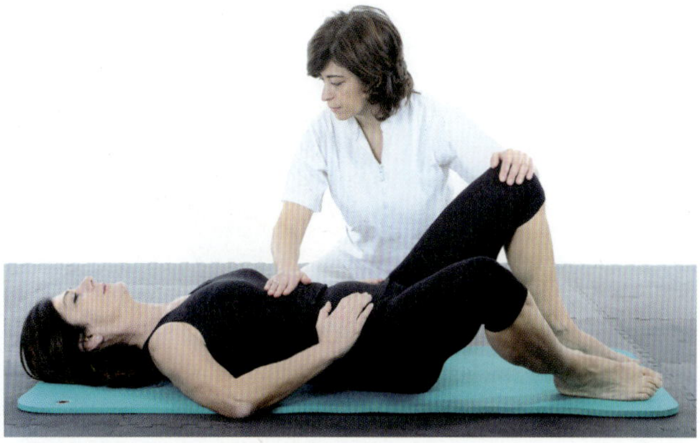

2. 내쉬면서 배가로근과 골반바닥근을 수축한다.
한쪽 다리를 가쪽으로 벌릴 수 있는 만큼 벌림한다. 이때 반대 쪽 엉덩뼈를 들어올려서는 안 된다.

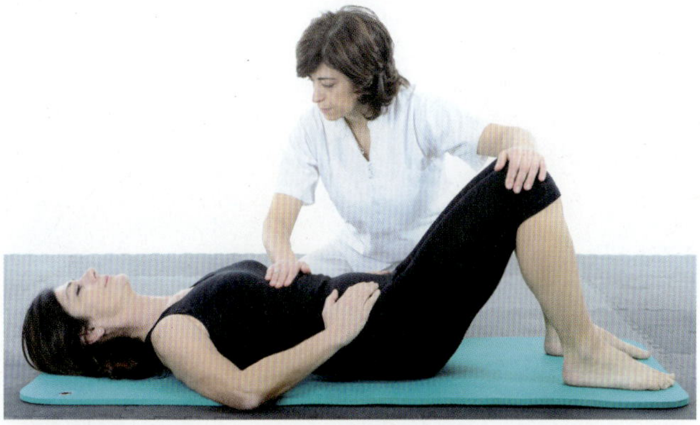

3. 들이쉬며, 골반을 안정되게 유지한 상태로 다리를 원래 자세로 되돌린다. 다른 쪽 다리도 반복한다.

3-5회 반복

잘못된 운동 방법

- 다리를 가쪽으로 벌릴 때, 반대 쪽 엉덩뼈를 들어올린다.
- 다리를 가쪽으로 벌릴 때, 고정된 다리도 가쪽으로 벌림한다.

코어 안정성과 다리의 분리운동 (Core Stability & Isolation of the lower limbs)

2 번째 단계

엉덩관절 이완 (Hip release)

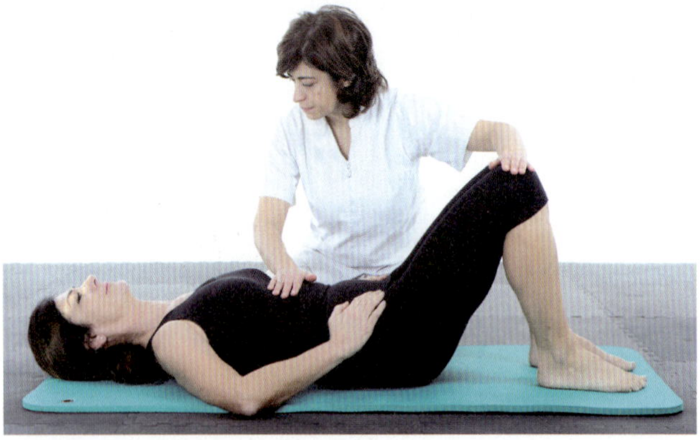

1. 무릎을 세우고 누운 자세(양발을 엉덩관절 넓이만큼 벌리고)에서, 골반과 척추의 중립위를 찾는다. 양팔을 몸통 옆에 편안하게 내려 놓고 양손을 ASIS에 배치한다.
이 자세에서 **들이쉰다.**

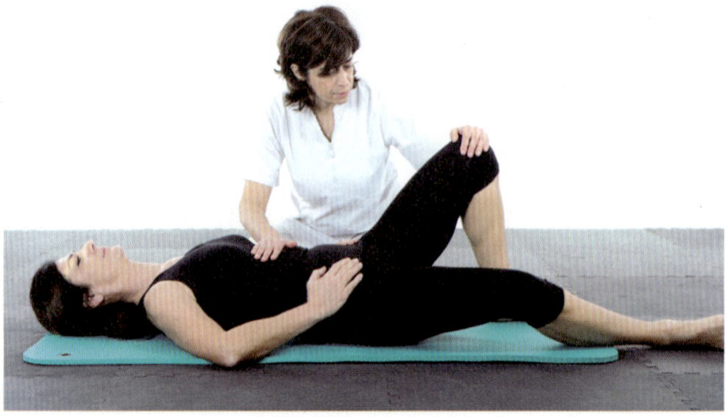

2. **내쉬면서,** 엉덩관절을 가쪽돌림한다. 연이어 발을 몸으로 부터 멀리 활주시키면서 무릎을 뻗는다.

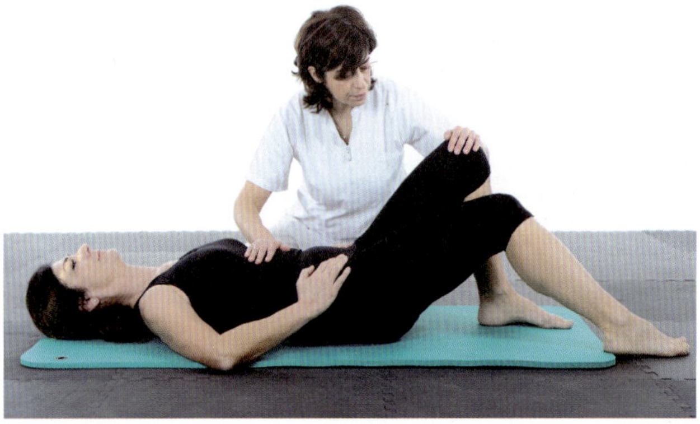

3. **들이쉬며** 엉덩관절을 안쪽돌림한다. 연이어 발을 몸쪽으로 당기고 무릎을 굽힘하여 원래 자세로 돌아온다. 반대 쪽 다리도 반복해 본다.

3-5회 반복

잘못된 운동 방법

- 다리를 가쪽으로 돌림할 때, 반대 쪽 엉덩뼈를 들어올린다.
- 엉덩관절의 굽힘을 시작할 때나 폄을 마무리할 때 골반을 앞쪽 경사한다.
- 다리를 가쪽으로 돌림할 때, 고정된 다리도 가쪽으로 돌림된다.

다리뻗어 들어올리기 (Straight leg up)

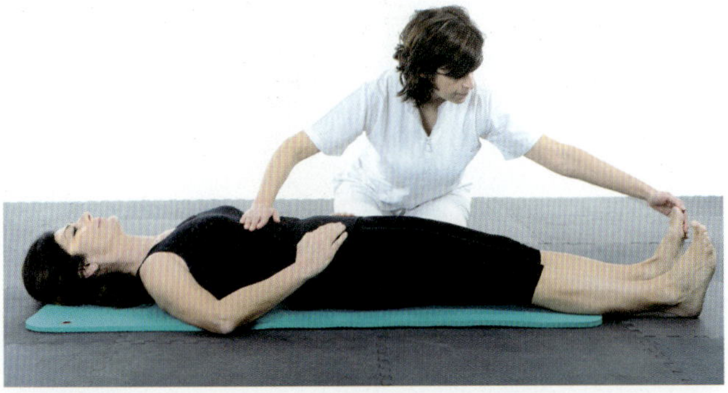

1. 무릎을 뻗고 발목을 발등굽힘한 상태로 누운 자세를 취한다. 양팔을 몸통 옆에 편안하게 내려 놓고, 양손을 ASIS에 배치한다. 이 자세에서 **들이쉰다**.

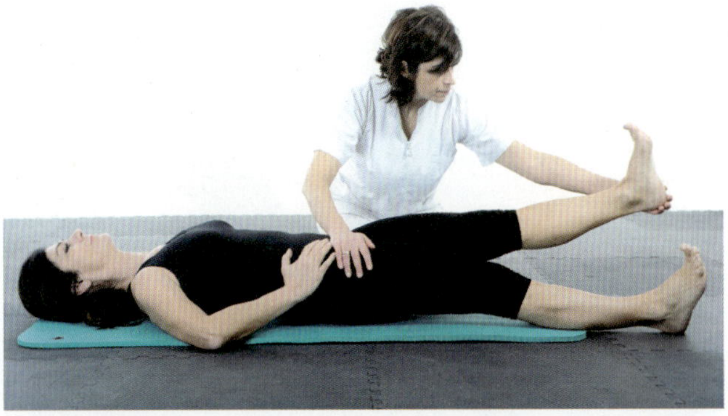

2. **내쉬면서** 배가로근과 골반바닥근을 수축한다. 이때 골반을 안정되게 유지한다. 뻗은 다리를 바닥으로부터 약 20㎝ 정도 들어올린다.

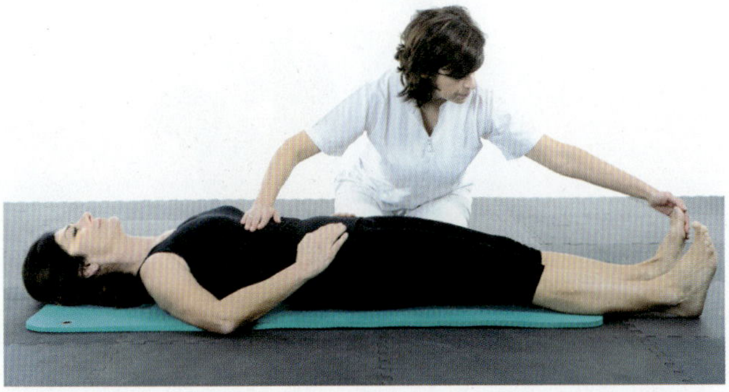

3. **들이쉬며** 원래 자세로 다리를 내려놓는다. 다른 쪽 다리도 반복한다.

3-5회 반복

잘못된 운동 방법

- 다리를 들어올릴 때, 골반을 앞쪽 경사한다.
- 올림된 다리쪽의 엉덩뼈를 내림한다.

코어 안정성과 다리의 분리운동 (Core Stability & Isolation of the lower limbs)

3 번째 단계

시저 (Scissor)

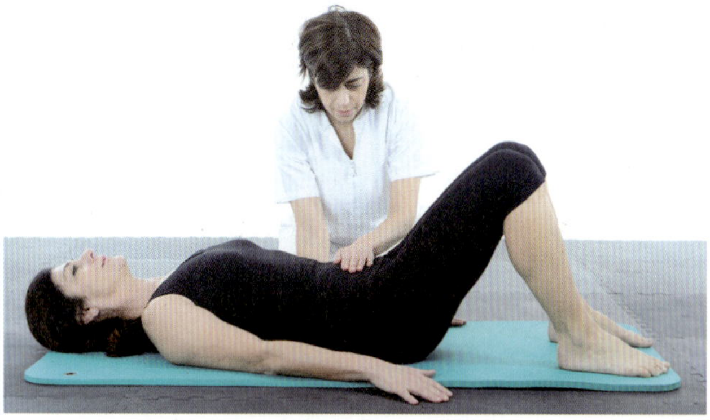

1. 무릎을 세우고 누운 자세(양발을 엉덩관절 넓이만큼 벌리고)에서, 골반과 척추의 중립위를 찾는다. 양팔을 몸통 옆에 편안하게 배치한다.

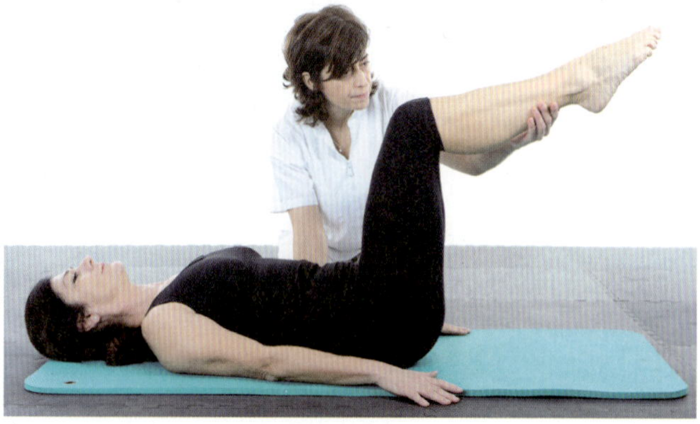

2. **들이쉬며**, 배가로근과 PF을 수축한다. 한쪽 다리를 90˚로 들어올린다. **내쉬면서** 다른 쪽 다리를 들어올린다.

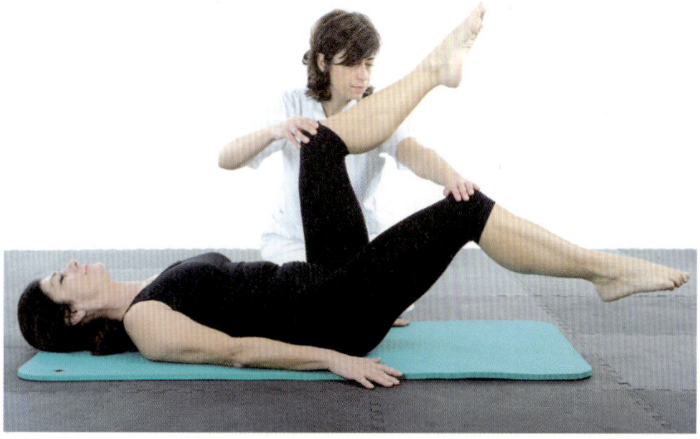

3. 이 자세에서 **들이쉰다**. 그 다음 **내쉬면서** 한쪽 다리를 몸쪽으로 움직이고, 다리 쪽 다리를 지면 쪽으로 움직인다. 골반을 안정화시킨 상태에서 다리의 위치를 여러 번 움직인다.

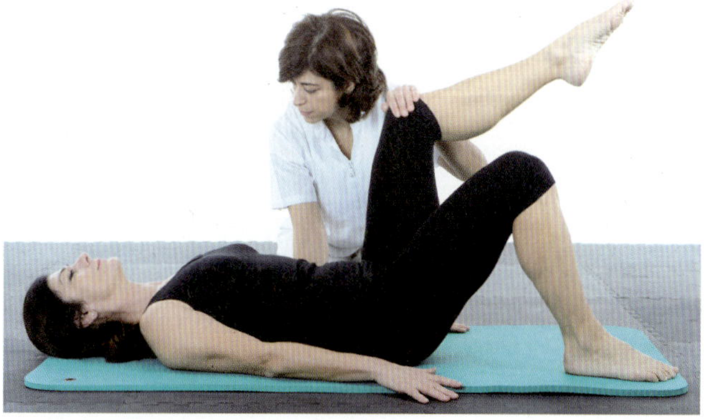

4. **들이쉬며** 한쪽 발을 지면 위에 내려놓는다. **내쉬면서** 다른 쪽 발도 지면 위에 내려 놓는다.

3-5회 반복

잘못된 운동 방법

- 바닥으로부터 다리를 들어올리고 엉덩관절을 폄할 때, 골반을 앞쪽 경사한다.
- 다리를 바닥으로부터 들어올릴 때 아래 쪽 등뼈를 폄한다.

90° 자세에서 다리 벌리기 (양쪽 다리)

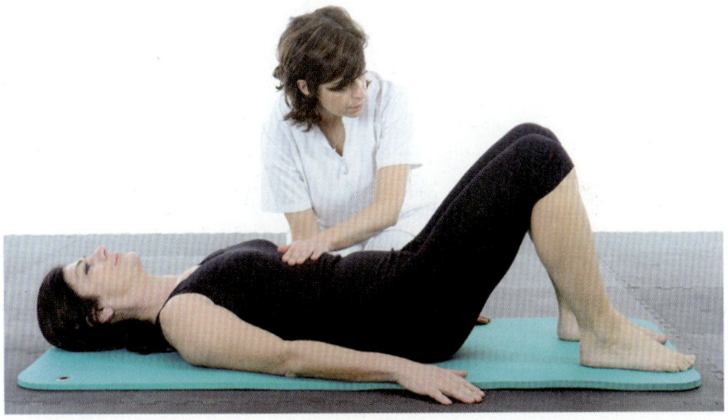

1. 무릎을 세우고 누운 자세(양발을 엉덩관절 넓이만큼 벌리고)에서, 골반과 척추의 중립위를 찾는다. 양팔을 몸통 옆에 편안하게 배치한다.

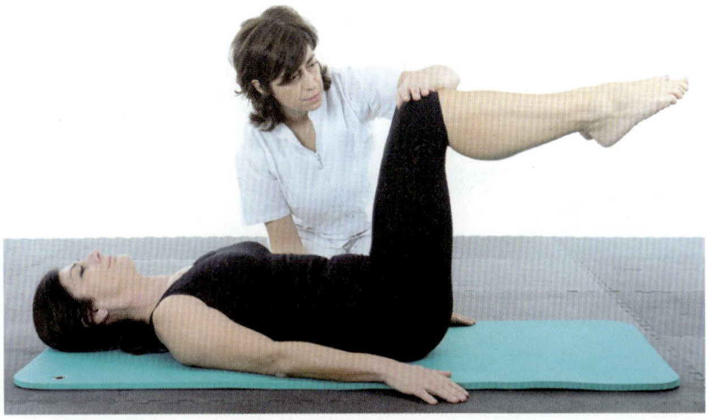

2. **들이쉬며,** 배가로근과 PF을 수축한다. 한쪽 다리를 90°로 들어올린다. **내쉬면서** 다른 쪽 다리를 들어올린다.

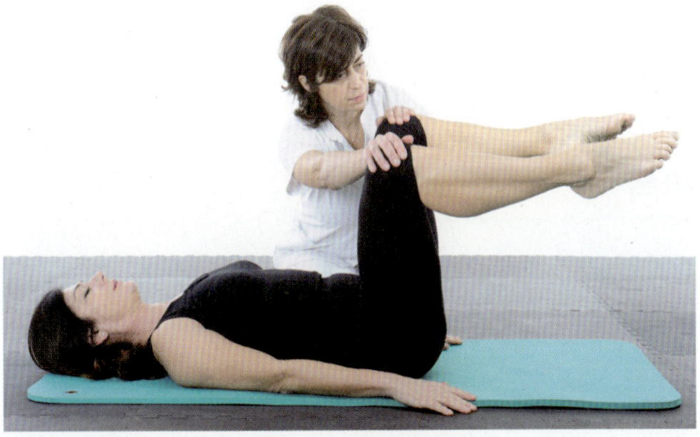

3. 이 자세에서 **들이쉰다.** 그 다음 **내쉬면서,** 골반을 안정화로 유지할 수 있을 때까지 양쪽 다리를 벌림한다.

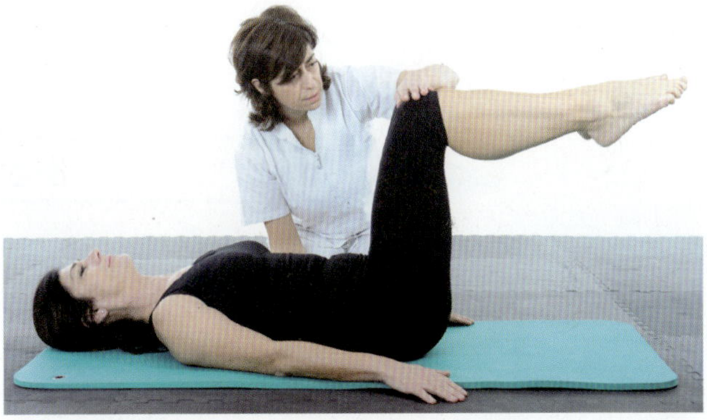

4. **들이쉬고,** 골반을 안정화 상태로 유지하면서, 양쪽 다리를 중심으로 움직인다.

3-5회 반복

90° 자세에서 다리 벌리기 (한쪽 다리) (Leg opening 90°)

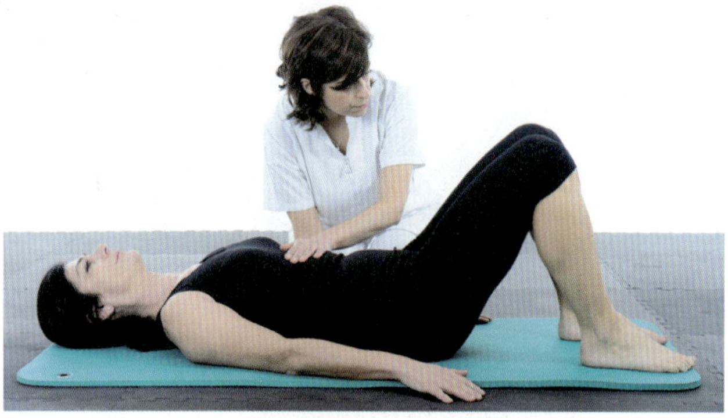

1. 무릎을 세우고 누운 자세(양발을 엉덩관절 넓이만큼 벌리고)에서, 골반과 척추의 중립위를 찾는다. 양팔을 몸통 옆에 편안하게 배치한다.

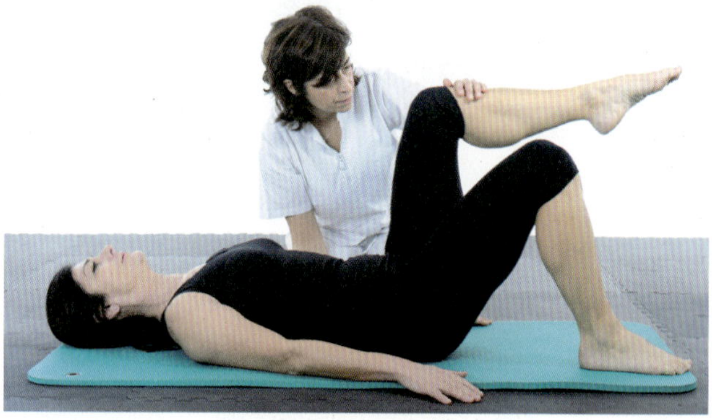

2. **들이쉬며**, 배가로근과 PF을 수축한다. 한쪽 다리를 90°로 들어올린다. **내쉬면서**, 할 수 있을 때까지 한쪽 다리를 옆으로 벌림한다. 이때 반대 쪽 엉덩뼈를 들어올려서는 안 된다.

3. **들이쉬며**, 골반의 안정화를 유지한 채 그 다리를 정중선으로 되돌린다. 반대 쪽 다리를 반복한다.

3-5회 반복

잘못된 운동 방법

- 양쪽 다리를 옆으로 벌릴 때 골반을 뒤쪽경사시킨다.
- 한쪽 다리를 옆으로 벌릴 때 반대 쪽 엉덩뼈를 들어올린다.
- 다른 쪽 다리를 옆으로 벌릴 때, 고정된 다리를 옆으로 벌림한다.

안쪽과 가쪽 나비짓 (External & Internal butterfly)

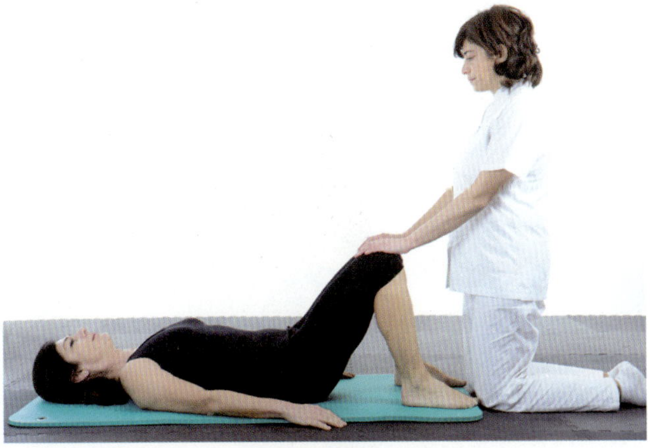

1. 무릎을 세우고 누운 자세(양발을 엉덩관절 넓이만큼 벌리고)에서, 골반과 척추의 중립위를 찾는다. 양팔을 몸통 옆에 편안하게 배치한다.

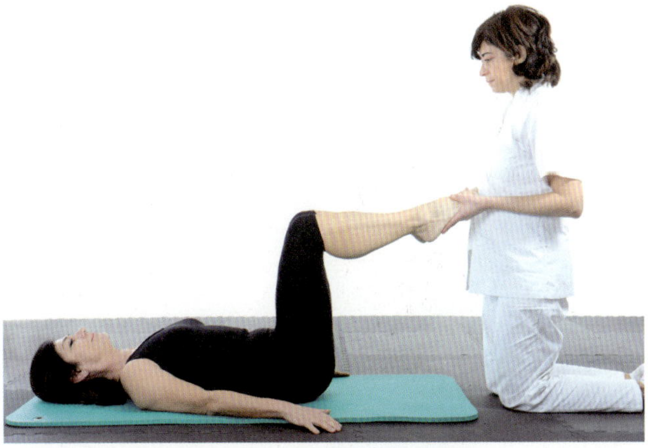

2. **들이쉬며**, 배가로근과 PF을 수축한다. 한쪽 다리를 90°로 들어올린다. **내쉬면서** 다른 쪽 다리를 들어올린다.

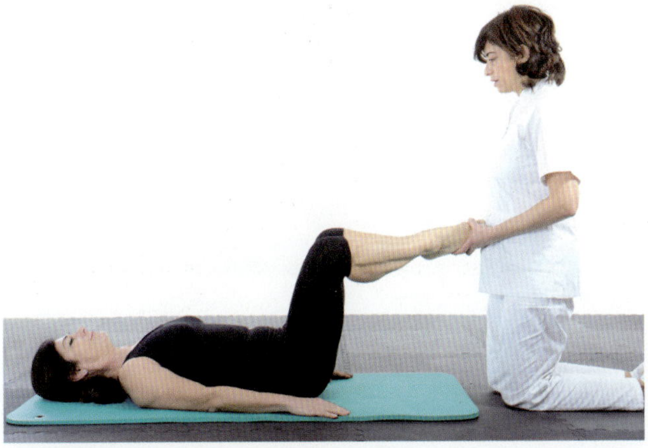

3. **내쉬면서**, 양쪽 무릎을 벌어지도록 움직이면서 양쪽 엉덩관절을 가쪽으로 돌림한다(치료사는 환자의 발가락끝을 잡고 있다).

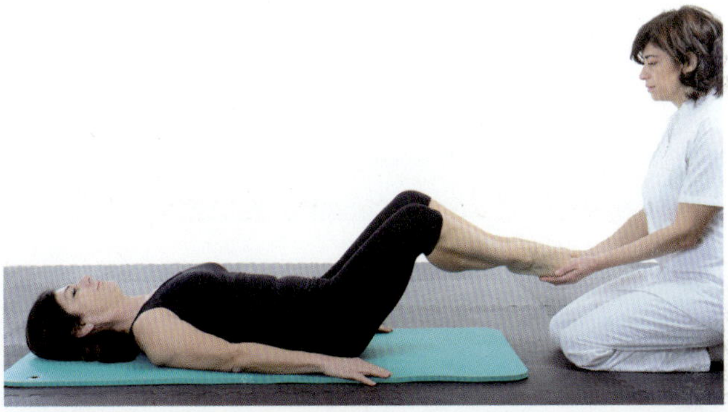

4. 골반을 안정화 상태로 유지할 수 있을 때까지 양쪽 다리를 바닥쪽으로 내림한다.
들이쉬며 양쪽 다리를 가슴 쪽으로 다시 움직인다(가쪽 나비짓).

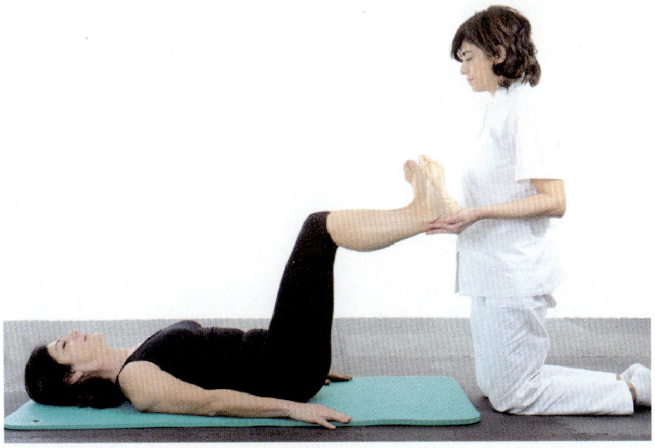

5. 발목의 발등굽힘과 양쪽 무릎을 붙이면서 엉덩관절을 안쪽으로 돌림한다.

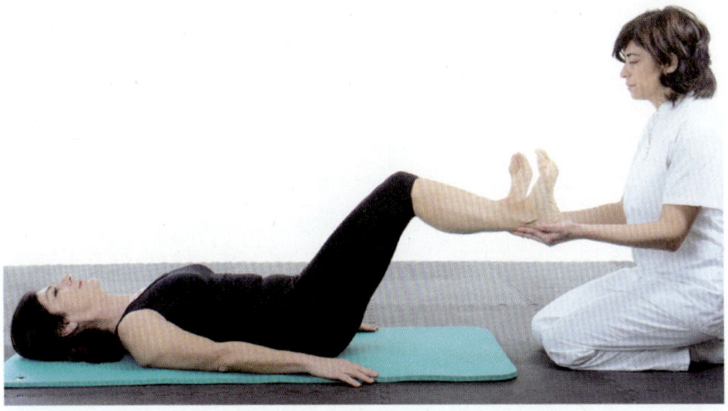

6. **내쉬면서**, 골반을 안정 상태로 유지할 수 있을 때까지 양쪽 다리를 바닥으로 내림한다. **들이쉬며**, 양쪽 다리를 다시 가슴 쪽으로 가져간다(안쪽 나비짓).

3-5회 반복

선 자세 (Standing)

올바른 자세 자각 (Correct posture awareness)

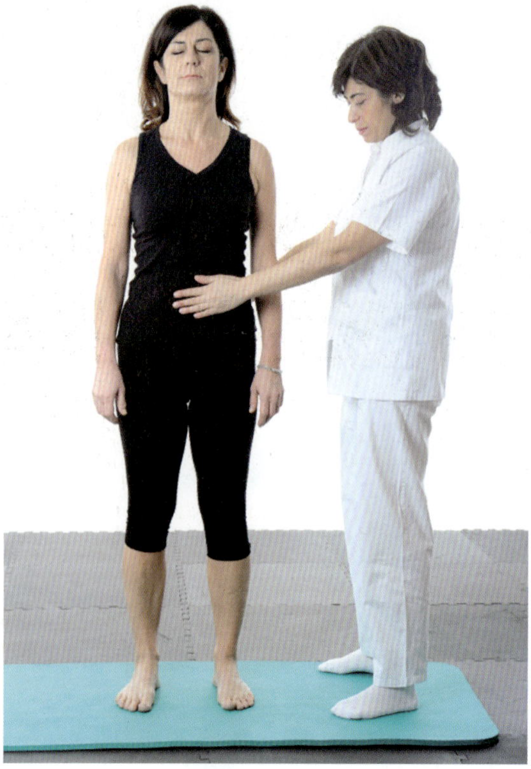

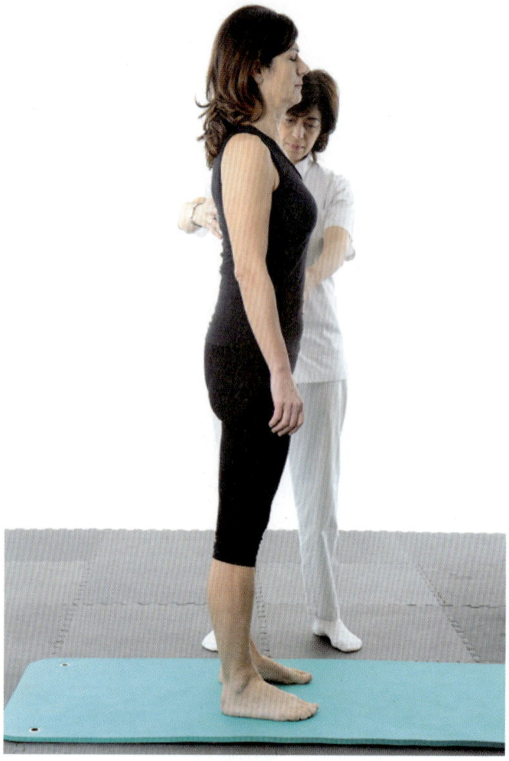

1. 양발을 엉덩관절 넓이만큼 벌림하고 선 자세를 취한다. 이때 양팔을 몸통 옆에 편안하게 내림한다. 환자는 눈을 감고, 지면에 있는 양발에 집중한다.
환자는 발꿈치의 중심과 2-3번 발가락바닥 사이에 체중을 이동하고, 엉치뼈의 끝이 바닥 쪽으로 "향하도록" 골반을 이완한다. 머리를 천장 쪽으로 가져가면서 목을 신장하고, 양발은 지면 속에 뿌리내리도록 한다. **들이쉬며**, 배꼽을 위쪽으로 당기면서 배가로근과 PF를 수축한다.

2. **내쉬면서**, 척추를 축성 신장한 채로 몸을 이완한다.

3-5회 반복

노트

- 골반이 뒤쪽 경사되어서는 안 된다.
- 척추의 신장 감각과 배가로근의 수축을 유지한다.
- 골반바닥근을 수축함으로써 복부장기를 들어올린다는 생각을 한다.
- 어깨와 목의 근육을 이완시킨다.

다리 굽힘 (Leg flexed)

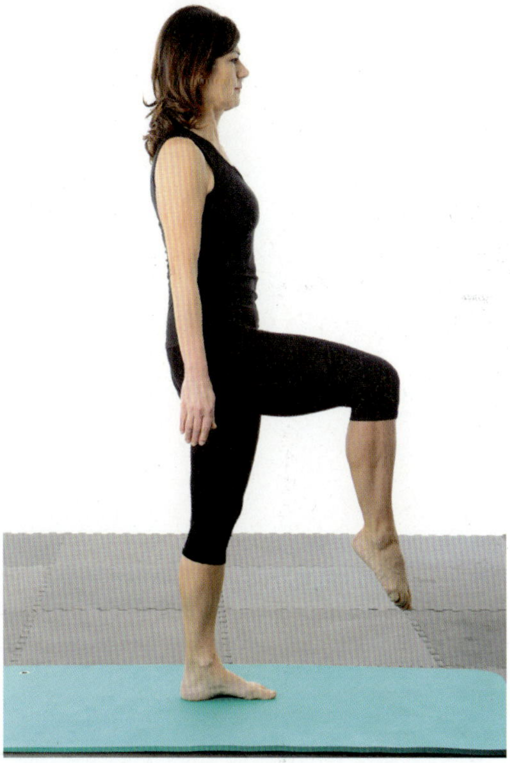

1a. 양발을 엉덩관절 넓이로 벌림하고 선 자세를 취하고, 양팔을 몸통 옆에 편안하게 내림한다.
들이쉬며, 척추를 신장하고, 배가로근과 PF를 수축한다. 그리고 골반을 안정 상태로 유지하면서 다리를 굽힘하여 들어 올린다.
내쉬면서 다리를 다시 바닥으로 내림한다.

다리 뻗음 (Leg straight)

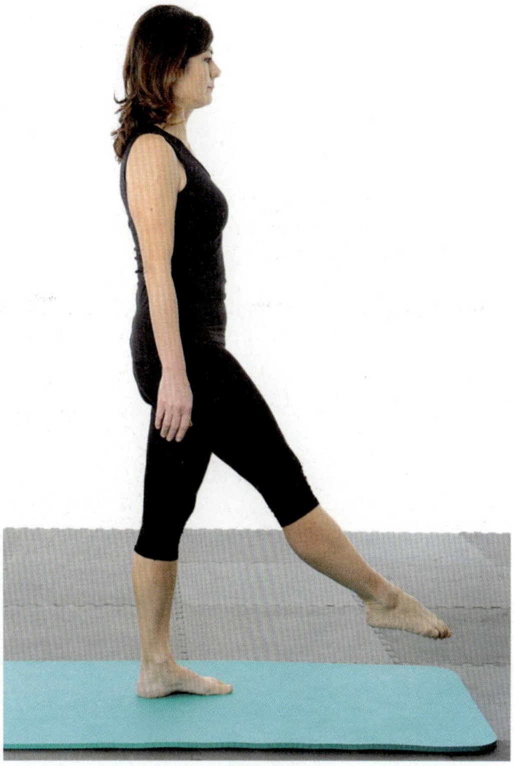

1b. 양발을 엉덩관절 넓이로 벌림하고 선 자세를 취하고, 양팔을 몸통 옆에 편안하게 내림한다.
들이쉬며, 척추를 신장하고, 배가로근과 PF를 수축한다. 그리고 골반을 안정 상태로 유지하면서 다리를 뻗은 채로 들어 올린다.
내쉬면서, 다리를 다시 바닥으로 내림한다.

좌 · 우 각각 3-5회 반복

잘못된 운동 방법

- 다리를 들어올릴 때 골반을 앞쪽 경사하고, 다리를 바닥으로 내릴 때 골반을 뒤쪽경사한다.

다리의 굽힘과 벌림 (Leg flex + Abduction)

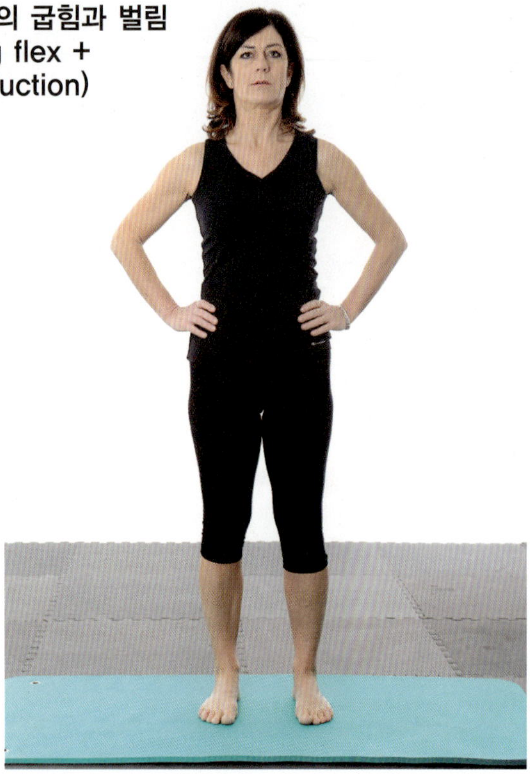

1c. 양발을 엉덩관절 넓이로 벌림하고 선 자세를 취하고, 양손을 엉덩관절 위에 올려놓는다.

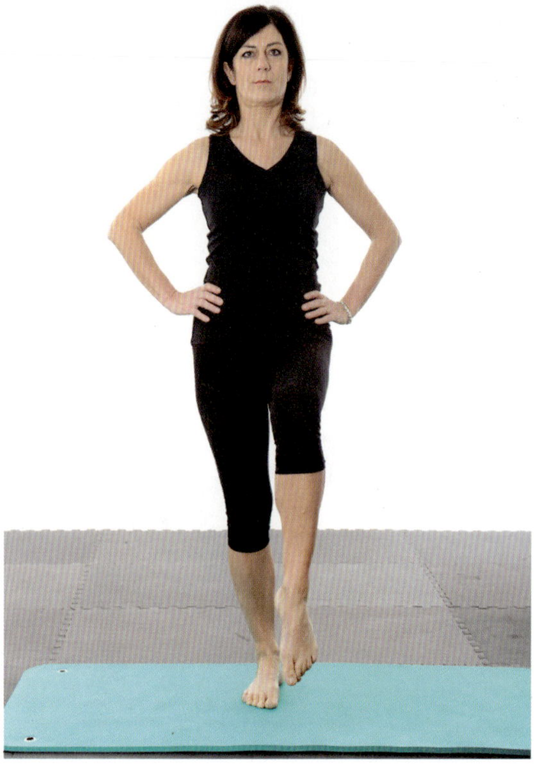

2c. **들이쉬며**, 척추를 신장하고, 배가로근과 PF를 수축한다. 그리고 골반을 안정 상태로 유지하면서 한쪽 다리를 굽힘하여 들어올린다.

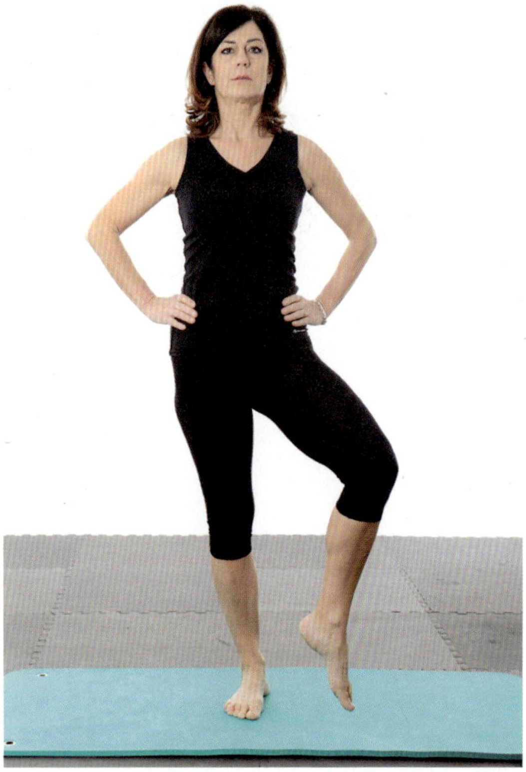

3c. **내쉬면서**, 그 다리를 벌림한다.

좌 · 우 각각 3-5회 반복

잘못된 운동 방법

- 골반을 앞쪽경사나 뒤쪽경사하고, 또는 다리를 굽힘하면서 같은 쪽 골반을 올림한다.
- 다리를 굽힘할 때 가슴우리를 펌하거나 어깨를 뒤쪽으로 변위한다.
- 엉덩관절을 가쪽으로 돌림할 때 같은 쪽 엉덩뼈를 뒤쪽 경사 시킨다.

노트

어깨뼈의 중립위 (Neutral Scapular Position)

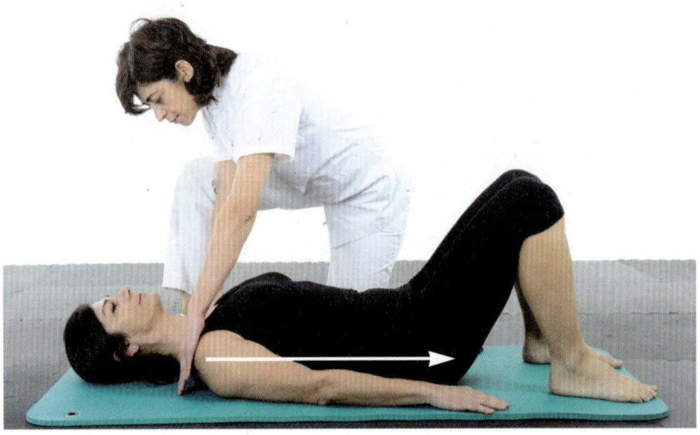

1. 무릎을 세우고 누운 자세(양발을 엉덩관절 넓이만큼 벌리고)에서 골반과 척추의 중립위를 찾는다. 양팔을 몸통 옆에 편안하게 배치한다. **내쉬면서**, 어깨를 내림하고 양손을 발 쪽으로 신장한다.

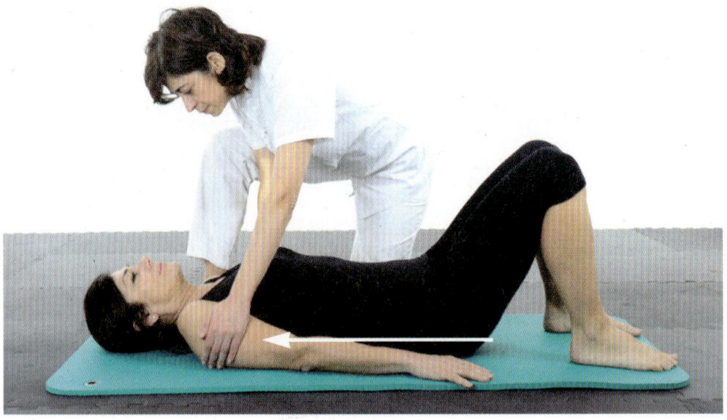

2. **들이쉬며**, 어깨를 귀쪽으로 올림한다.
그리고 어깨 올림과 어깨 내림 사이의 중립위를 느껴 본다.

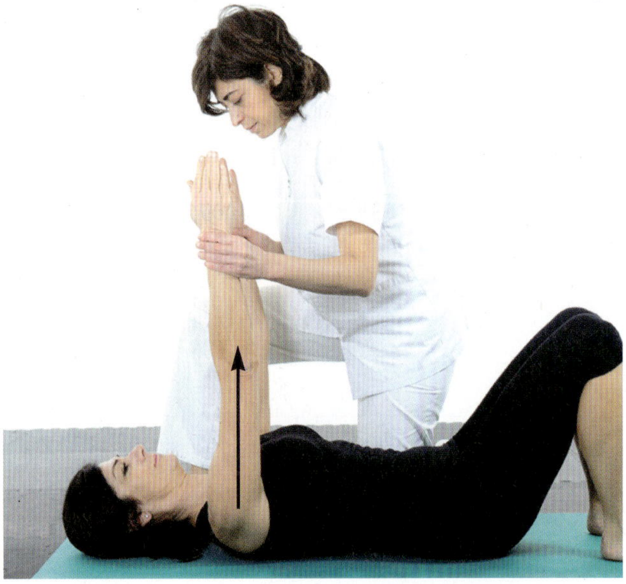

1. 무릎을 세우고 누운 자세를 취한다(양발을 엉덩관절 넓이만큼 벌리고). 이 자세에서 골반과 척추의 중립위를 찾는다. 양팔을 바닥과 수직되게 배치한다. **내쉬면서** 어깨뼈가 척추로부터 벌어지도록 양손을 천장 쪽으로 뻗는다.

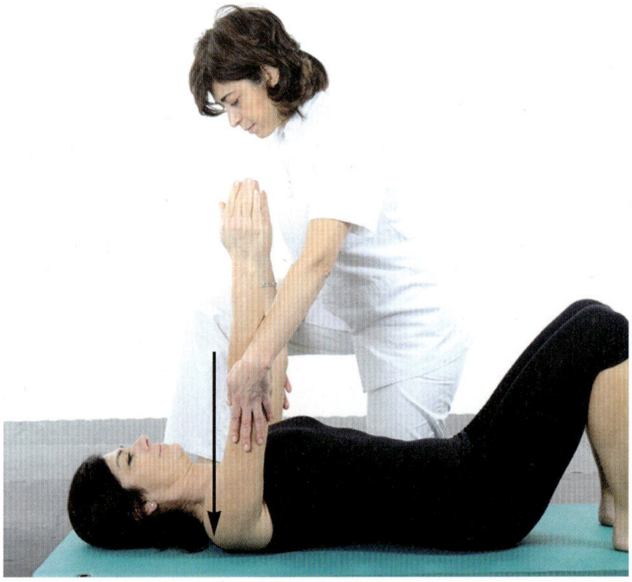

2. **들이쉬며** 어깨를 다시 바닥으로 내림한다. 이때 어깨뼈가 척추뼈 쪽으로 뒷당김된다.
앞의 양쪽 움직임 사이의 절반쯤인 중립위를 느껴본다.

5회 반복

목적

어깨뼈의 중립위를 확인하고 유지하는 능력을 평가한다.

관찰

- 평상 시 환자의 어깨뼈 자세 습관(환자가 "인지하는 중립위")을 확인한다.
- 운동 제한을 확인한다.
- 운동 동안과 중립위에서 팔이음뼈가 다른 신체 부위와 올바르게 통합을 하고 있는지를 관찰하고, 운동 동안과 중립위에서 발견되는 자세 수정과 부가적인 움직임을 관찰한다.
- 운동(통증이 있는 방향 쪽으로)을 하는 동안 통증이 나타나는지를 확인한다.

잘못된 운동 방법

- 어깨를 올림할 때, 어깨를 안쪽돌림하거나 어깨뼈를 내밈한다.
- 어깨뼈를 내림할 때, 어깨뼈를 모음한다.
- 어깨뼈를 내밈하거나 뒷당김할 때, 어깨를 올림한다.

노트

움직임 동안의 동적 안정화를 배울 때, 올바른 어깨뼈 위치의 자각은 중요하다. 어깨뼈의 평형은 근육 작용 사이의 동등한 균형 때문에 일어난다: 마름근은 어깨뼈를 위쪽/안쪽으로 당김하고, 앞톱니근은 어깨뼈를 아래 쪽/가쪽으로 당김한다; 아래등세모근은 어깨뼈를 안쪽/아래 쪽으로 당김하고, 작은가슴근은 위쪽/가쪽으로 당김한다.
마치 "V" 자를 형성하듯이(가슴우리에 대해 어깨뼈를 납작하게 유지하는), 어깨뼈의 아래 쪽 활주 감각을 유지한다.

- 어깨뼈가 바닥에 편평하게 놓인다고 생각하고, 어깨뼈를 척추뼈에 가까이로 움직이고 먼쪽으로 움직인다.
- 양쪽 어깨가 여전히 같은 레벨에 위치한다
- 어깨와 목의 근육을 이완한다.
- 어깨와 어깨뼈의 올바른 자세를 느낀다.

어깨뼈 안정화와 팔의 분리운동 (Scapular Stabilisation & Isolation of upper limbs)

시저 (Scissor)

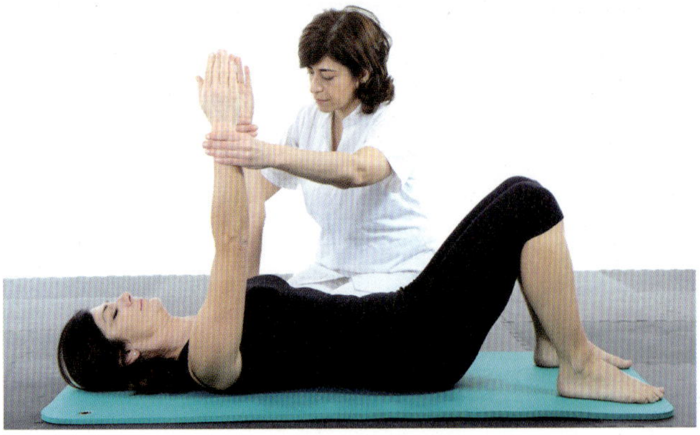

1. 무릎을 세우고 누운 자세(양발을 엉덩관절 넓이만큼 벌리고)에서 골반과 척추의 중립위를 찾는다. 양팔을 바닥과 수직으로 세우고, 이 자세에서 **들이쉰다.**

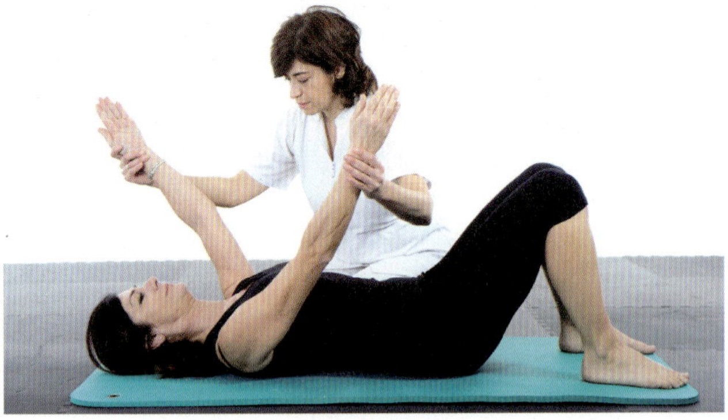

2. **내쉬면서**, 한 팔을 머리 위로 움직이고, 다른 팔을 엉덩관절 쪽으로 움직인다. 이때 골반, 몸통, 머리 및 어깨뼈는 안정 자세를 유지해야 한다. **들이쉬며**, 원래 자세인 바닥과의 수직 자세로 움직인다. 양팔을 교대로 반복해 본다.

팔 원그리기 / "V" 위치에서 팔 원그리기 (Arm circles/arm circles in "V" position)

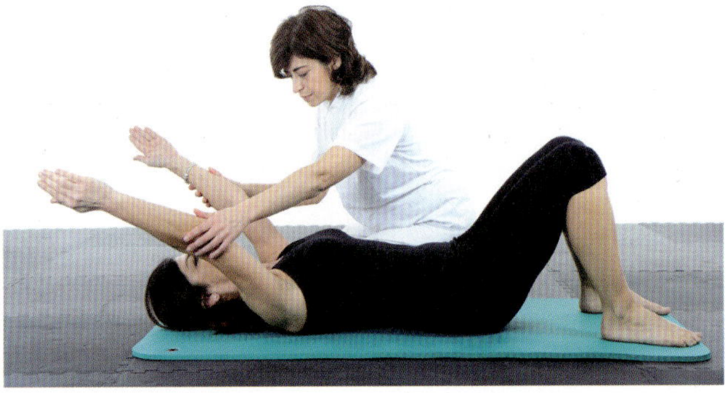

1a. 무릎을 세우고 누운 자세(양발을 엉덩관절 폭만큼 벌리고)에서 골반과 척추의 중립위를 찾는다. 어깨뼈의 동적 안정화를 유지하면서 시계방향으로 큰 원을 10번 그리고, 다시 반대 방향으로 원을 그린다.

1b. 무릎을 세우고 누운 자세(양발을 엉덩관절 폭만큼 벌리고)에서 골반과 척추의 중립위를 찾는다. 양팔을 "제 5 포지션"으로 만들고, 어깨뼈의 동적 안정화를 유지하면서 빠르게 시계방향으로 10번의 작은 원을 그리고, 그 다음 반대시계 방향으로 원을 그린다.

10회 반복

목적

어깨뼈의 동적 안정성을 평가하고, 또 머리-가슴우리-목(HTN)과 팔의 분리운동을 평가한다.

관찰

- 환자가 안정화/통합을 어떻게 하는지를 확인한다.
- 운동 제한을 확인한다.
- 운동과 보상자세에서 여러 신체 부위의 올바른 통합이 있는지를 관찰하고, 운동 동안 발견되는 자세 수정과 부가적인 움직임을 관찰한다.
- 운동(통증이 있는 방향 쪽으로)을 하는 동안 통증이 나타나는지를 확인한다.

잘못된 운동 방법

- 팔로 "시저" 운동을 할 때, 어깨를 올림하거나 모음한다.
- 팔로 원을 그릴 때, 어깨를 올림하거나 내림한다.
- 팔을 폄할 때 등뼈를 폄한다.
- 팔로 원을 그릴 때, 목뼈를 굽힘하고 폄한다.
- 팔을 움직일 때, 머리를 가쪽으로 기울인다.
- 팔을 움직일 때, 오목위팔관절의 균형(위팔뼈머리의 "중심화")이 변화된다.

노트

- 어깨뼈의 동적 안정성 능력과 등뼈-목-머리와 팔 운동 사이의 통합 능력을 평가하기 위해 "시저"와 "암 써클"을 이용한다.
- 어깨와 목의 근육을 이완한다.
- 어깨뼈를 척추뼈 쪽이나 반대 쪽(멀어지는 쪽)으로 움직이지 않고, 가능하면 중립위를 유지하도록 노력한다.
- 양쪽 어깨를 들어올리지 않는다.
- 어깨뼈와 어깨의 올바른 자세를 자각한다.

어깨뼈-위팔뼈 가동성 (Humeral-Scapular Mobility)

어깨관절 가동성 (폄, 벌림, 가쪽돌림)

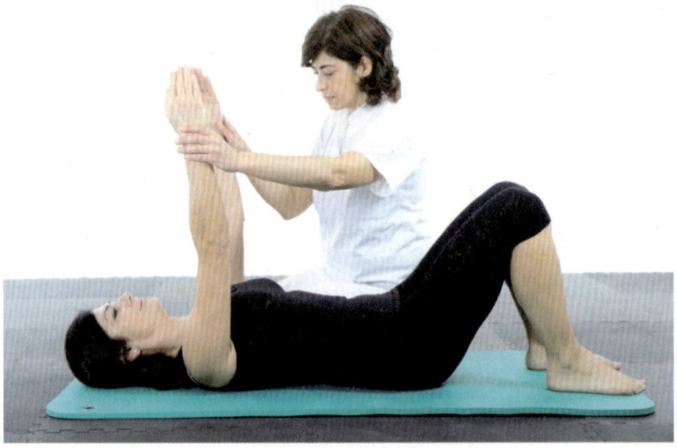

1. 무릎을 세우고 누운 자세(양발을 엉덩관절 넓이만큼 벌리고)에서 골반과 척추의 중립위를 찾는다. 양팔을 바닥과 수직으로 세우고, 양손으로 막대기(또는 엘라스틱)를 잡는다.

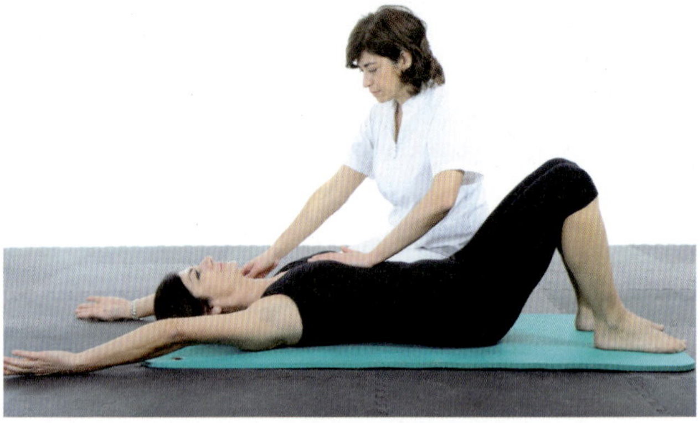

2. **들이쉬며**, 골반과 등뼈를 안정 상태로 유지하고, 양팔을 머리 위로 올린다.

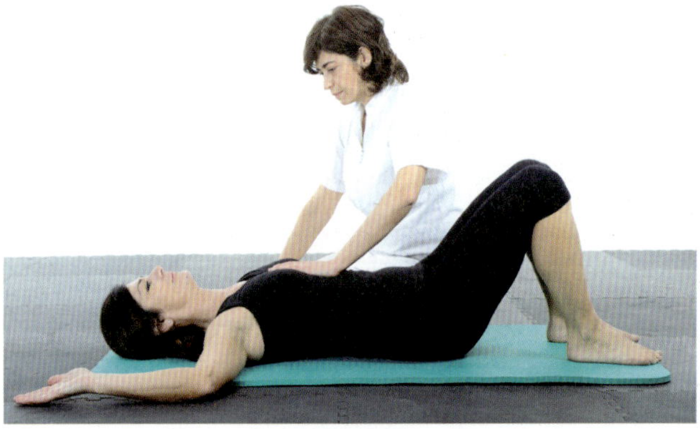

3. **내쉬면서**, 양팔을 바닥 위로 활주하면서 팔꿈치를 굽힌다.

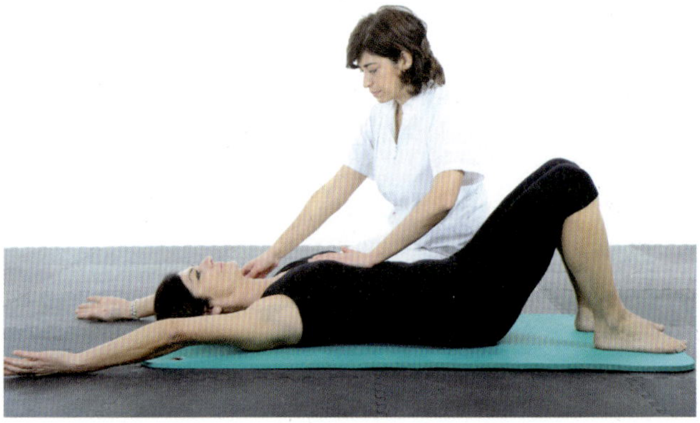

4. **들이쉬며** 양팔을 바닥 위로 활주하면서 팔꿈치를 편다.

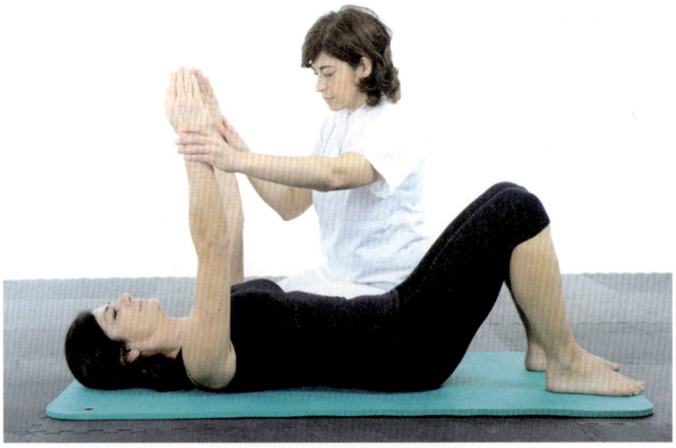

5. **내쉬면서**, 시작자세로 팔을 다시 움직인다.

어깨관절 가동성(굽힘, 안쪽돌림)

1. 무릎을 세우고 누운 자세(양발을 엉덩관절 넓이만큼 벌리고)에서 골반과 척추의 중립위를 찾는다. 양팔을 몸통 옆에 편안하게 내려놓는다.

2. **들이쉬며**, 골반과 등뼈를 안정 상태로 유지하고, 양팔을 머리 위로 올린다.

3. **내쉬고**, 양팔을 바닥 위로 활주하면서 팔꿈치를 굽힌다.

4. **들이쉬며**, 팔꿈치의 굽힘을 유지하고, 양손바닥을 바닥에 배치한다(안쪽돌림).

5. **내쉬고**, 팔을 바닥 위에 활주하면서 원래의 시작자세로 팔을 움직인다.

3-5회 반복

목적

어깨관절 가동성을 평가하고, 또 가슴우리-머리-목(HTN)과 팔 운동사이의 통합 능력을 평가한다.

관찰

- 운동 제한을 확인한다.
- 운동 동안과 보상자세에서, 다른 신체 부위 사이의 올바른 통합이 있는지를 관찰하고, 운동 동안 발견되는 자세 수정과 부가적인 움직임을 관찰한다.
- 운동(통증이 있는 방향 쪽으로)을 하는 동안 통증이 나타나는지를 확인한다.

잘못된 운동 방법

- 팔을 폄할 때 어깨뼈를 내밈하거나 어깨를 올림한다.
- 팔을 가쪽돌림할 때 어깨를 폄한다.
- 팔을 가쪽돌림할 때 등뼈를 폄한다.
- 팔을 움직일 때 머리를 가쪽으로 기울인다.

노트

- 어깨와 목의 근육을 이완한다.
- 어깨를 들어올리지 않는다.
- 어깨관절의 움직임을 자각한다.

척추뼈 가동성 (Vertebral Column Mobility)

척추 가동 1 (굽힘) (Spine Mobilisation 1) (Flexion)

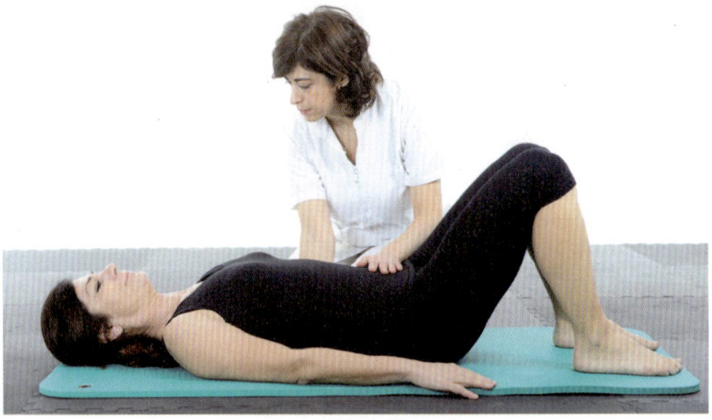

1. 무릎을 세우고 누운 자세(양발을 엉덩관절 넓이만큼 벌리고)에서, 골반과 척추의 중립위를 찾는다. 양팔을 몸통 옆에 편안하게 배치한다.
이 자세에서 **들이쉬고**, 척추를 신장한다.

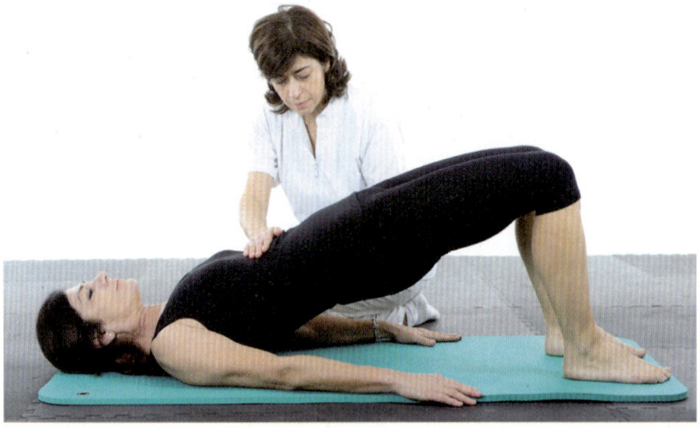

2. **내쉬면서**, 어깨뼈로 체중을 유지하고(목뼈가 아닌), 어깨가 골반과 무릎과 일직선될 때까지 꼬리뼈에서부터 시작하여 골반을 들어올리고, 그 다음 척추뼈를 하나하나씩 들어올린다. 허리뼈를 펴하지 않고 엉덩관절을 편다.

3. **들이쉬고**, 이 자세를 유지하면서, 등뼈를 가쪽과 뒤쪽으로 확장한다.

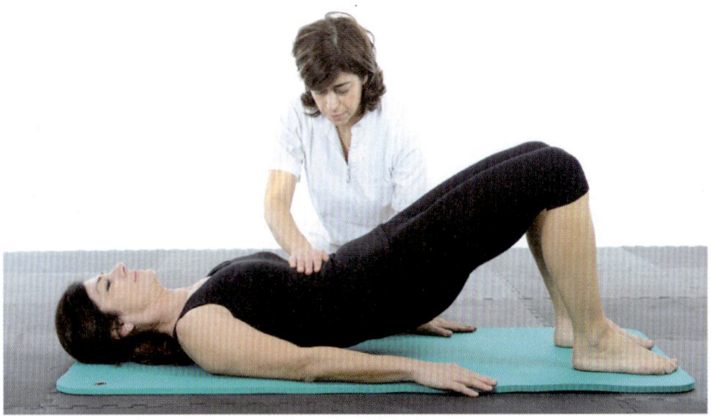

4. **내쉬면서**, 등뼈부터 시작하여, 척추뼈를 하나하나씩 원래 자세로 움직인다.

3-5회 반복

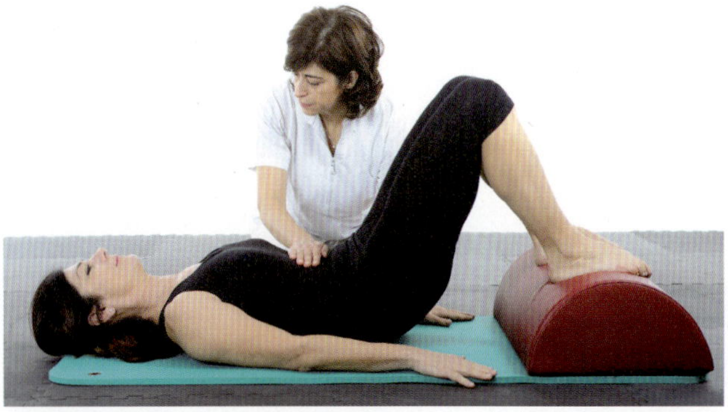

반원통 위에 발을 배치한 자세
오직 허리뼈만 가동시킨다.

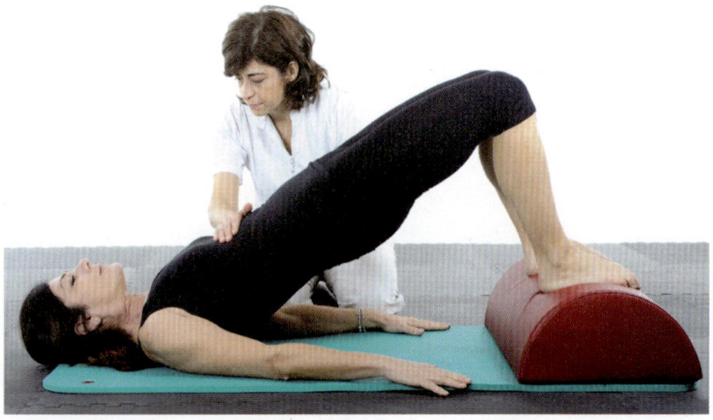

반원통 위에 발을 배치한 자세
모든 척추뼈를 가동시킨다.

목적

척추관절의 가동성을 평가한다.

관찰

- 운동 제한을 확인한다.
- 운동이나 보상자세에서, 여러 신체 부위 사이의 올바른 통합이 있는지를 관찰하고, 운동 동안 발견되는 자세 수정과 부가적인 움직임을 관찰한다.
- 운동(통증이 있는 방향 쪽으로)을 하는 동안 통증이 나타나는지를 확인한다.

잘못된 운동 방법

- 엉덩관절을 펼 때, 목에 대해 머리를 굽힌다.
- 엉덩관절을 펼 때, 허리뼈를 편다.
- 엉덩관절을 펴거나 굽힐 때, 위팔뼈를 안쪽돌림하거나 어깨를 올린다.
- 허리뼈를 펼 때, 엉덩관절을 가쪽돌림한다.

척추 가동 2 (병진운동) (Spine Mobilisation 2) (translation)

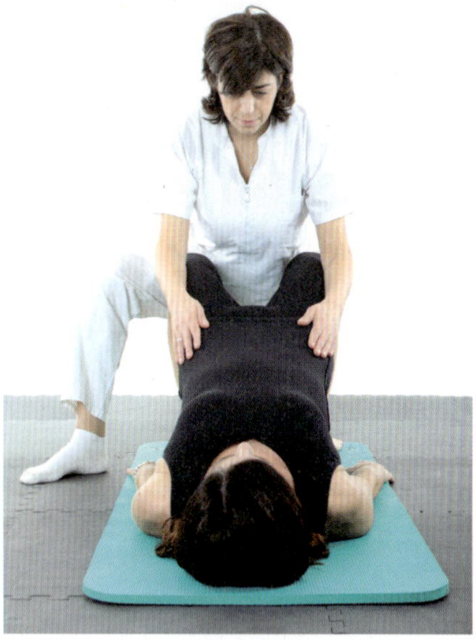

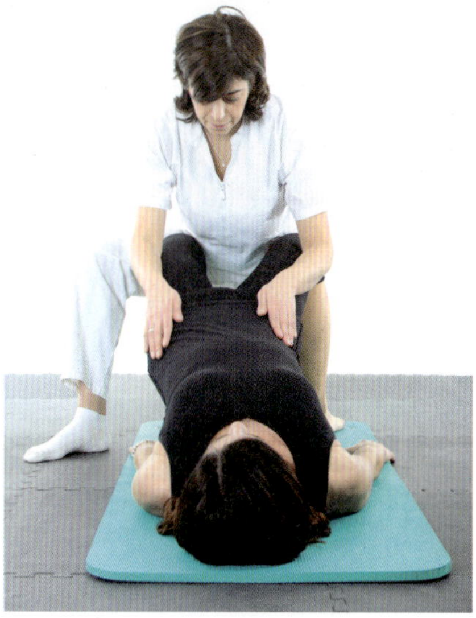

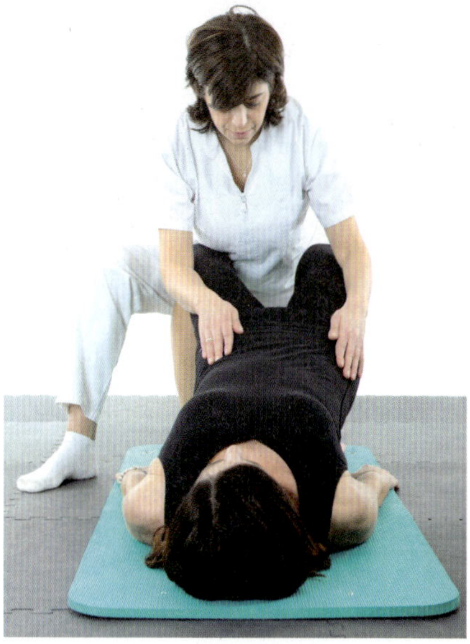

1. 무릎을 세우고 누운 자세(양발을 엉덩관절 넓이만큼 벌리고)에서, 골반과 척추의 중립위를 찾는다. 양팔을 몸통 옆에 편안하게 배치한다. 이 자세에서 **들이쉬고**, 전체 척추를 신장한다.

2. **내쉬면서**, 어깨뼈로 체중을 지지할 때까지(목뼈가 아닌), 꼬리뼈에서 부터 시작하여 골반을 들어올리고, 그 다음 척추뼈를 하나하나씩 들어올린다.
허리뼈를 펌하지 않고 엉덩관절을 폄한다. 이 자세에서 **들이쉰다**.

3. **내쉬고**, 골반을 들어올린 채로 유지하면서, 왼쪽으로 움직인다. 그리고 **들이쉬며** 골반을 중앙 위치로 다시 움직인다.

4. **내쉬고**, 골반을 들어올린 채로 유지하면서, 오른쪽으로 움직인다. 그리고 **들이쉬며**, 골반을 중앙 위치로 다시 움직인다.

5. 척추가 지면에 완전히 닿을 때까지 골반을 오른쪽과 왼쪽으로 움직여가면서 천천히 골반을 바닥에 내려놓는다.

3-5회 반복

잘못된 운동 방법

- 엉덩관절을 폄할 때 머리를 굽힘한다.
- 골반을 가쪽으로 병진할 때, 머리를 가쪽으로 기울이거나 돌림한다.
- 엉덩관절을 폄하거나 골반을 가쪽으로 병진할 때 허리뼈를 폄한다.
- 엉덩관절을 폄/굽힘하거나 골반을 가쪽으로 병진할 때, 위팔뼈를 안쪽돌림하거나 어깨를 올림한다.
- 골반이 병진하는 쪽과 반대방향으로 무릎을 가쪽 변위한다.

노트

- 척추뼈의 굽힘과 병진운동의 가동성을 평가하기 위해, "척추 가동"을 이용한다.
- 어깨와 목의 근육을 이완한다.
- 척추뼈를 하나하나씩을 들어올리고, 다시 바닥으로 하나하나씩 내려놓는다.
- 허리뼈가 휘어지는 것을 피하기 위해, 갈비뼈 앞쪽과 골반이 일직선 되게 배를 유지한다.
- 먼저 배근육을 수축하고, 그 다음 볼기근과 뒤넙다리근을 수축시켜 골반을 들어올린다.
- 더 큰 허리뼈의 가동성을 촉진하기 위해, 반원통이나 지지대 위에 발을 올려놓는다. 허리뼈 앞굽음이 증가된 환자를 위해 이런 방법을 이용한다.

소프트 볼을 이용한 척추 가동 (가슴우리의 폄)

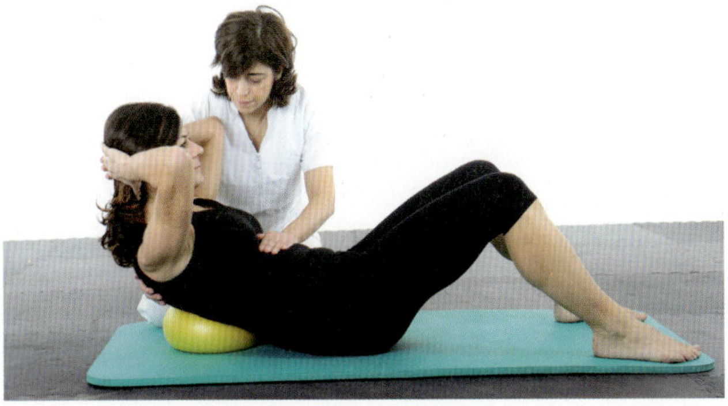

1. 등뼈 밑에 소프트 볼을 배치하고 무릎을 세우고 누운 자세를 취한다(양발을 엉덩관절 넓이만큼 벌리고). 어깨뼈를 고정하고, 양손을 목 뒤에 배치하여 머리를 지지한다.

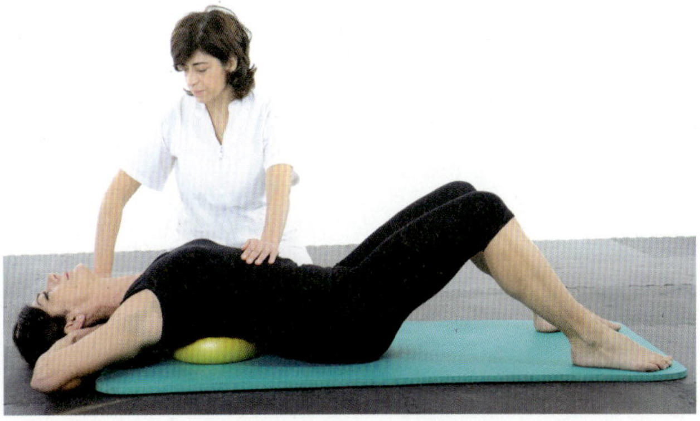

2. **들이쉬며**, 배근육을 수축하고, 여러분이 할 수 있는 만큼 등뼈를 폄한다. 이때 골반을 안정상태로 유지한다.

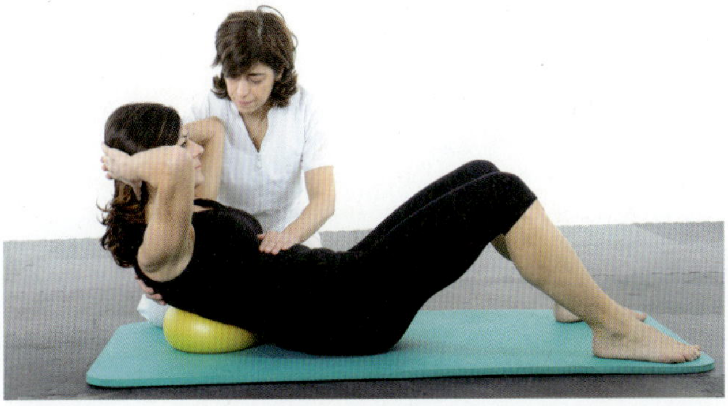

3. **내쉬면서** 시작 자세로 되돌아온다.

6-8회 반복

잘못된 운동 방법

- 등뼈를 굽힘할 때 머리를 과도하게 굽힘한다.
- 등뼈를 폄할 때 허리뼈를 과도하게 폄한다.
- 등뼈를 폄할 때 엉덩관절을 굽힘한다(골반을 앞쪽경사한다).
- 등뼈를 굽힘할 때 골반을 뒤쪽경사한다.

노트

- 운동을 시작하기 전에 배가로근을 수축한다.
- 배근육의 수축을 유지한다.
- 어깨와 목의 근육을 이완하고 어깨뼈를 안정화시킨다.
- 가슴우리를 머리와 목에 일직선되게 유지한다.

소프트 볼을 이용한 굽힘과 폄 (Flexion & Extension with a soft ball)

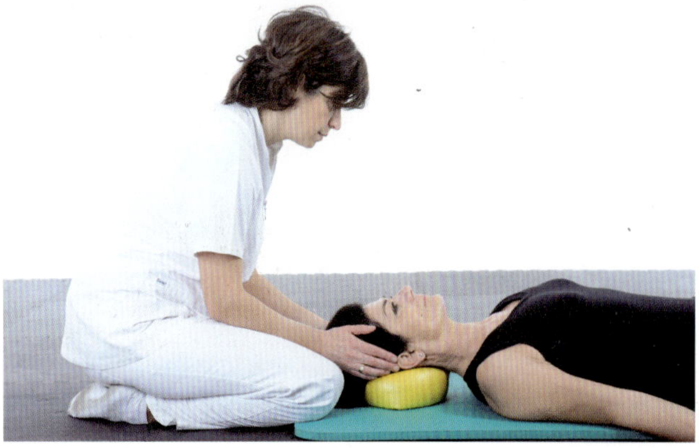

1. 머리 밑에 소프트 볼을 배치하고 무릎을 세우고 누운 자세를 취한다(양발을 엉덩관절 넓이만큼 벌리고). 양팔을 몸통 옆에 편안하게 배치한다.

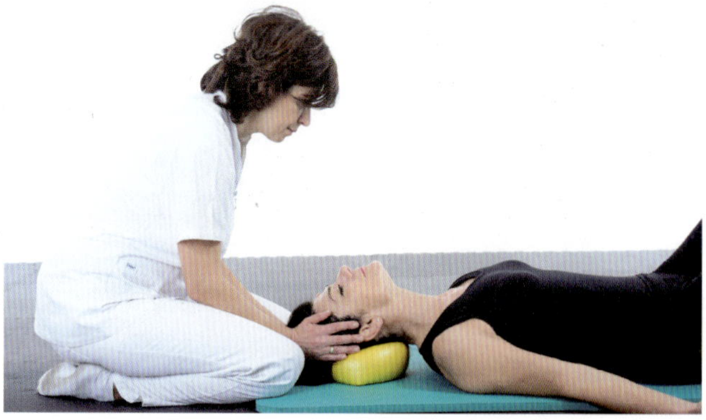

2. **들이쉬며**, 목뼈를 폄한다.

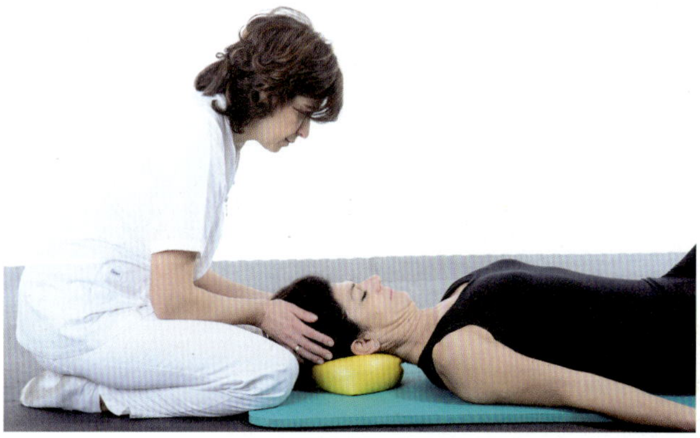

3. **내쉬면서**, 목뼈를 굽힘한다.

6회 반복

소프트 볼을 이용한 돌림과 원 그리기 (Rotation + circling with a soft ball)

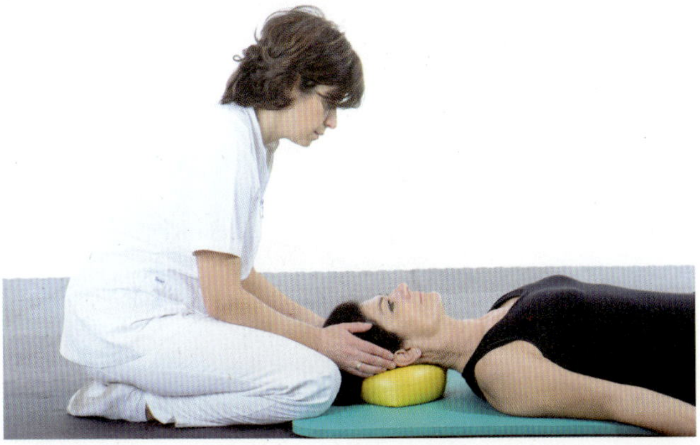

1. 머리 밑에 소프트 볼을 배치하고 무릎을 세우고 누운 자세를 취한다(양발을 엉덩관절 넓이만큼 벌리고). 양팔을 몸통 옆에 편안하게 배치한다.
이 자세에서 **들이쉰다**.

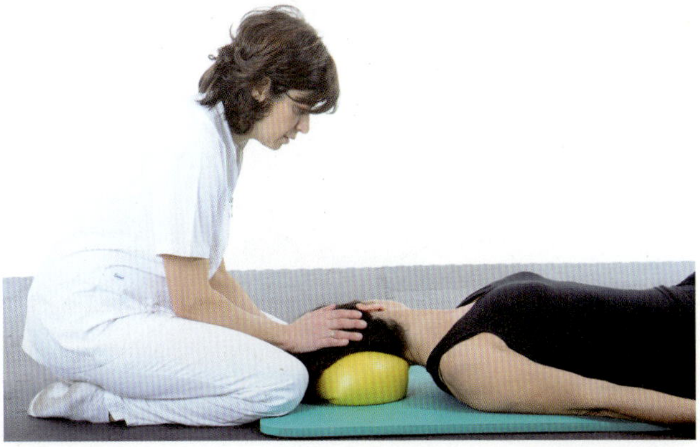

2. **내쉬면서**, 머리를 한 쪽으로 돌림한다. **들이쉬며** 머리를 다시 중앙 위치로 움직인다.

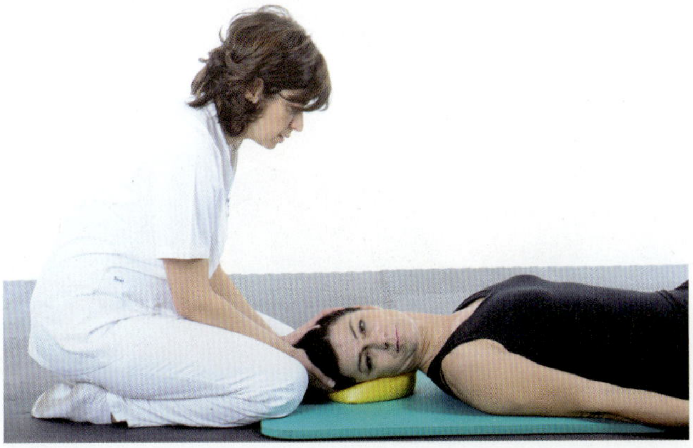

3. **내쉬면서**, 머리를 반대 쪽으로 돌림한다. **들이쉬며**, 머리를 다시 중앙 위치로 움직인다.

4. 코를 이용하여 1번부터 9번까지 숫자를 그린다. 반대 방향으로 큰 원을 그리고, 무한대 사인을 한다.

6회 반복

잘못된 운동 방법

- 목뼈를 폄할 때 목뼈를 압박한다.
- 머리를 돌림할 때, 머리를 가쪽으로 기울인다.
- 머리를 움직일 때, 어깨를 올림한다.

척추 돌림 (Spinal rotation)

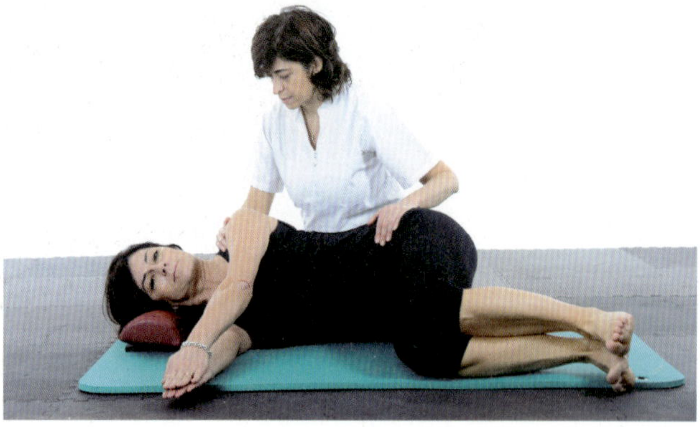

1. 옆으로 누운 자세에서 무릎관절과 엉덩관절을 굽힌다. 양팔을 어깨 높이로 배치한다.

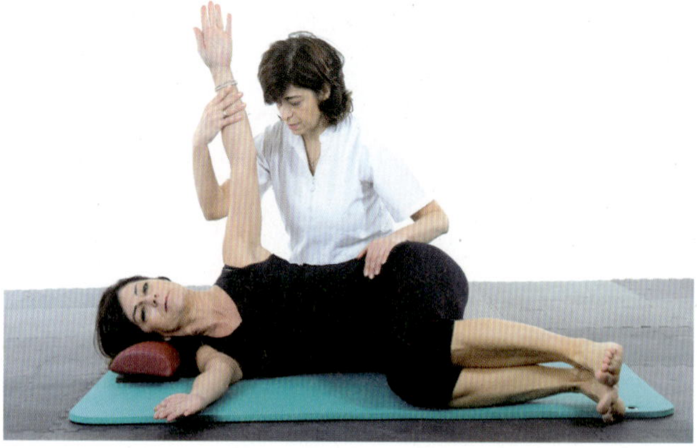

2. **들이쉬며**, 위쪽 팔을 천장 쪽으로 움직여 뻗는다.

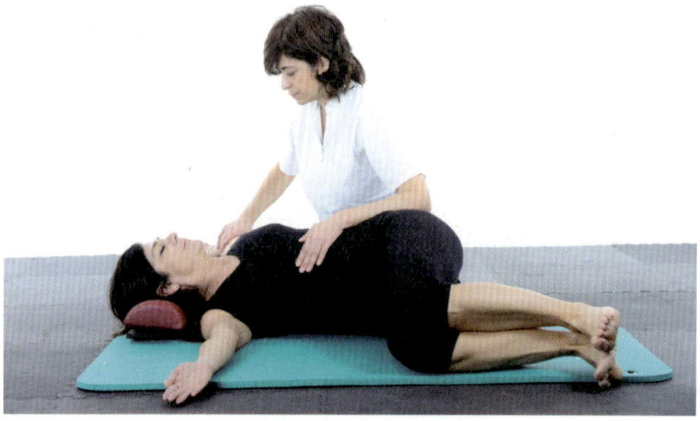

3. **내쉬면서**, 팔을 벌림한 채 등뼈를 돌림한다. **들이쉬며**, 위쪽 갈비우리의 측면 호흡을 강조한다.

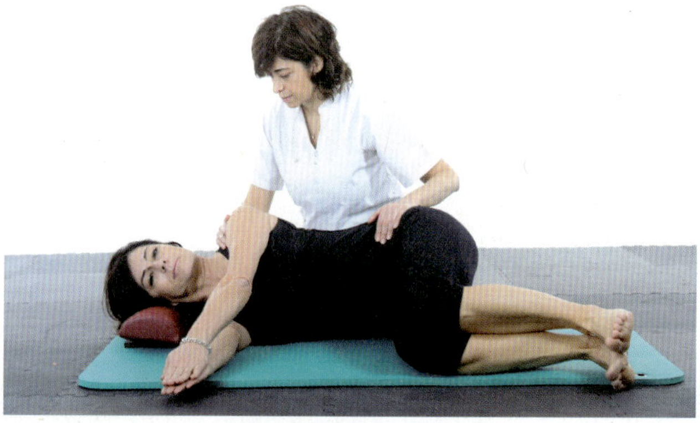

4. **내쉬면서**, 배근육을 수축하고, 가슴우리를 시작 자세로 다시 돌림시키고, 양손을 겹침한다.

좌 · 우 각각 2-3회 반복

잘못된 운동 방법

- 등뼈를 돌림할 때, 골반을 돌림한다.
- 등뼈를 돌림할 때, 팔을 과도하게 벌림하거나 어깨뼈를 모음한다.
- 팔을 벌림하거나 등뼈를 돌림할 때, 어깨를 올림한다.
- 등뼈를 돌림할 때, 머리를 과도하게 돌림한다.

노트

- 척추 돌림 가동성을 평가하고, 머리-가슴우리-목(HTN)과 팔이음뼈 사이의 운동 통합을 평가하기 위해 "척추 돌림"을 이용한다.
- 위쪽 몸통을 돌림할 때, 양쪽 다리를 모음하고 엉덩관절을 같은 자세로 유지한다.
- 배근육을 강하게 수축하기 위해, 누운 자세나 다리를 90°로 굽힌 누운 자세에서 운동을 수행할 수 있다: 양쪽 팔을 벌림한 채로, 다리를 지면 쪽으로 내림하면서 아래 쪽 몸통을 돌림한다.

앉은 자세에서 머메이드 (옆굽힘, Mermaid)

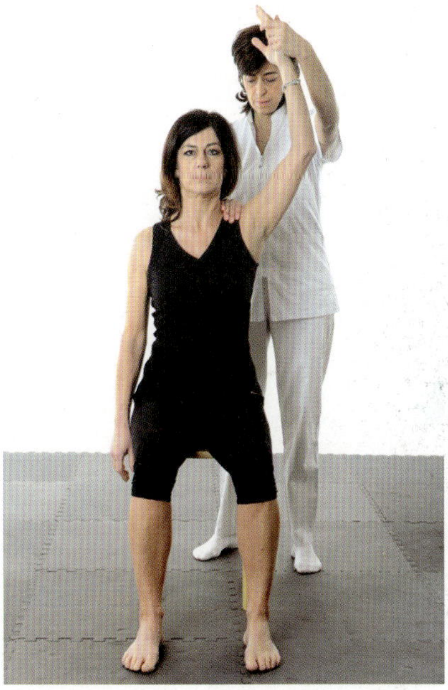

1. 환자는 발이 엉덩관절과 무릎관절과 일직선되게 앉은 자세를 취하고, 골반과 척추의 중립위를 찾는다. 어깨뼈를 고정한 채, 한쪽 팔을 자연스럽게 몸통 옆에 내림하고, 반대 쪽 팔을 머리 위로 올림한다. 이 자세에서 **들이쉬고**, 척추뼈를 신장한다.

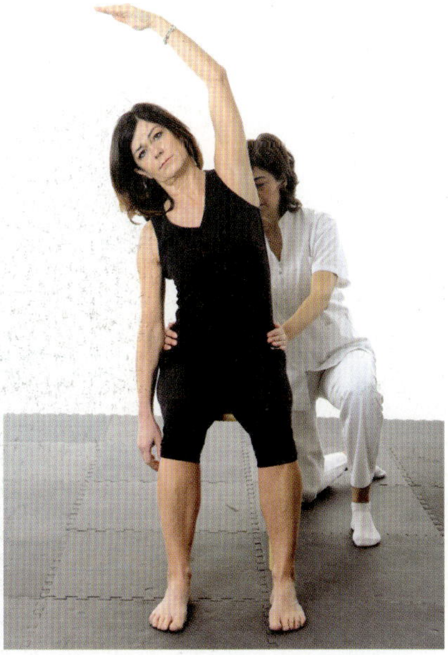

2. **내쉬면서**, 골반을 안정 상태로 유지한 채 몸통을 옆으로 굽힘한다.

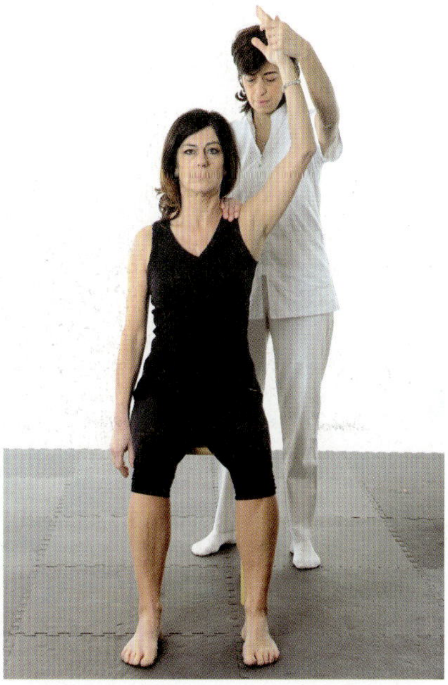

3. **들이쉬면서**, 시작 자세로 몸통을 움직인다.

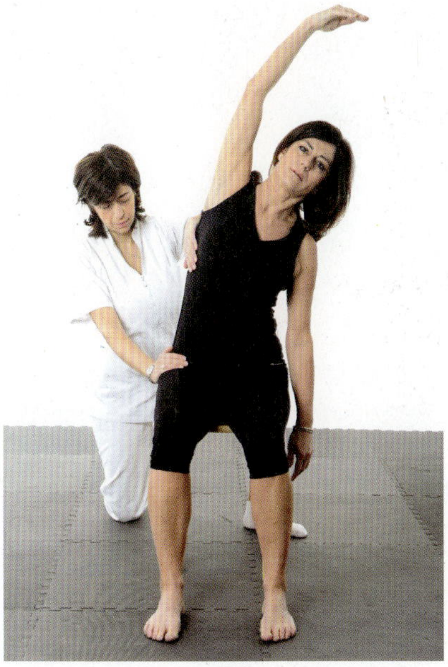

4. 팔의 위치를 바꾼 후, 골반을 안정 상태로 유지하고, 몸통을 반대 쪽으로 옆굽힘한다.

5. 시작 자세로 다시 움직인다.

좌 · 우 각각 2-3회 반복

잘못된 운동 방법

- 팔을 벌림과 올림할 때와 등뼈를 옆굽힘할 때, 어깨를 올림한다.
- 옆굽힘 대신에 몸통을 모음한다(척추가 정렬되고 경사진다).
- 옆굽힘을 지지하지 않는다(엉덩관절이 "무너진다").
- 목뼈의 옆굽힘과 머리 돌림이 일어난다.

노트

- 옆굽힘의 가동성을 평가하고, 머리-가슴우리-목(HTN)과 팔이음뼈 사이의 통합을 평가하기 위해 "sitting mermaid" 를 이용한다.
- 위쪽 몸통을 굽힘할 때, 의자 위에 궁둥뼈거친면을 제대로 유지한다.
- 움직임 동안, 가슴우리, 머리 및 목의 통합을 유지한다.

회음바닥을 위한 운동 자각

Exercise Awareness Perineal Floor

소프트 볼 (Soft ball)

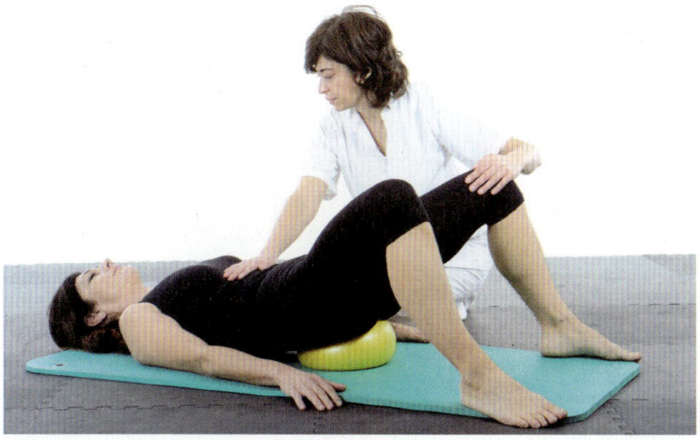

1. 무릎을 세우고 누운 자세(양발을 엉덩관절 넓이만큼 벌리고)를 취하고, 약간 엉덩관절을 가쪽돌림한다. 그리고 엉치뼈 밑에 소프트 볼을 배치한다. 양팔을 몸통 옆에 편안하게 배치한다.

2. **들이쉬며** 골반바닥근(골반저근, PF)을 수축한다.
내쉬면서 수축을 이완한다.

3. 그런 다음, **들이쉬기**와 **내쉬기**를 하면서 PF의 수축을 유지한다.

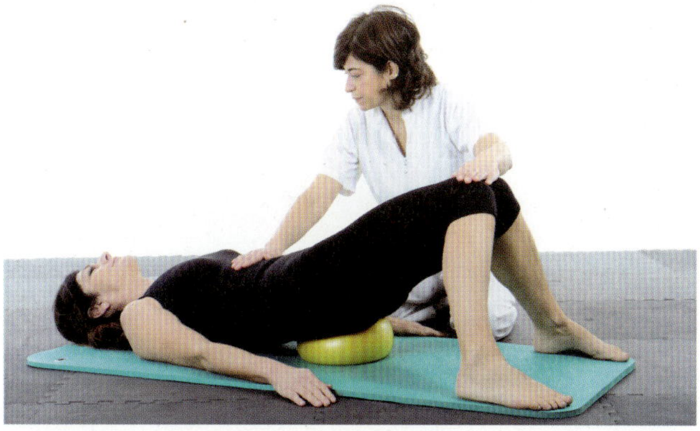

1. 무릎을 세우고 누운 자세(양발을 엉덩관절 넓이만큼 벌리고)를 취하고, 엉치뼈 밑에 소프트 볼을 배치한다. 그리고 양쪽 무릎이 닿도록 무릎을 안쪽으로 모은다. 양팔을 몸통 옆에 편안하게 배치한다.

2. **들이쉬며** 골반바닥근(PF)을 수축한다.
내쉬면서 수축을 이완한다.

3. 그런 다음, **들이쉬기**와 **내쉬기**를 하면서 PF의 수축을 유지한다.

5회 반복

잘못된 운동 방법

- PF를 수축할 때 골반을 뒤쪽경사시킨다.
- PF를 수축할 때 모음근을 수축하거나 볼기근을 수축한다.

노트

- PF의 수축을 자각한다.
- 소프트 볼을 이용하여 골반의 뒤쪽경사를 유지한다.
- 어깨와 목의 근육을 이완한다.

저항을 통한 활성화 (Activation against resistance)

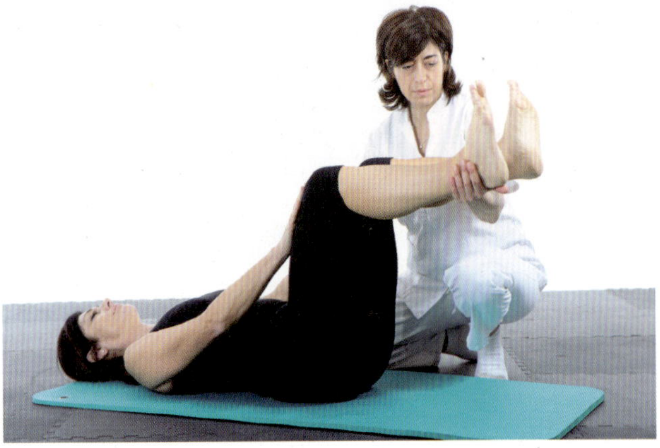

1. 누운 자세에서 골반과 척추의 중립위를 찾는다. 무릎을 굽힘하여 다리를 90˚로 들어올린다. 이때 양발을 엉덩관절 만큼 벌림하고, 양손을 각각의 무릎 위에 배치한다.

2. **들이쉬며** 양손으로 무릎에 저항을 가하고, 골반바닥근 (PF)을 수축한다.

3. **내쉬면서**, 손의 압박을 해제하지만, 골반바닥근의 수축을 그대로 유지한다.

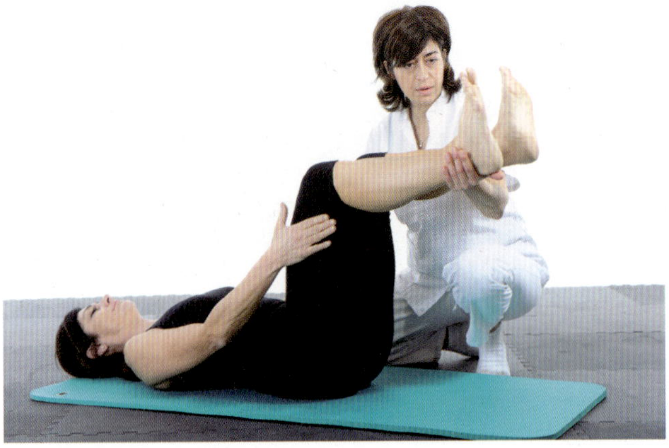

1. 누운 자세에서 골반과 척추의 중립위를 찾는다. 무릎을 굽힘하여 다리를 90˚로 들어올린다. 이때 양발을 엉덩관절 만큼 벌림하고, 양손을 무릎의 바깥쪽 면에 배치한다.

2. **들이쉬며** 양손으로 무릎에 저항을 가하고, 골반바닥근 (PF)을 수축한다.

3. **내쉬면서**, 손의 압박을 해제하지만, 골반바닥근의 수축을 그대로 유지한다.

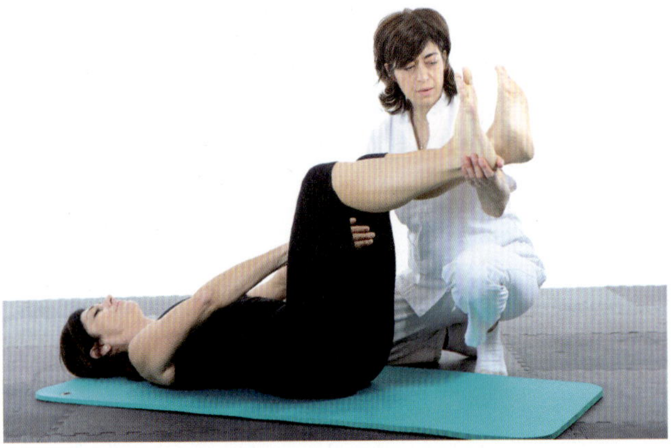

1. 누운 자세에서 골반과 척추의 중립위를 찾는다. 무릎을 굽힘하여 다리를 90˚로 들어올린다. 이때 양발을 엉덩관절 만큼 벌림하고, 양손을 무릎의 안쪽면에 배치한다.

2. **들이쉬며** 양손으로 무릎에 저항하고, 골반바닥근(PF)을 수축한다.

3. **내쉬면서**, 손의 압박을 해제하지만, 골반바닥근(PF)의 수축을 그대로 유지한다.

5회 반복

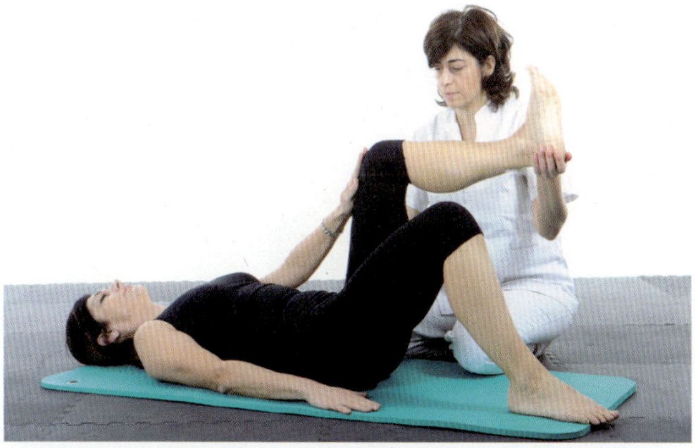

다른 방법 : 한 번에 한 손을 한쪽 무릎에 배치한다.

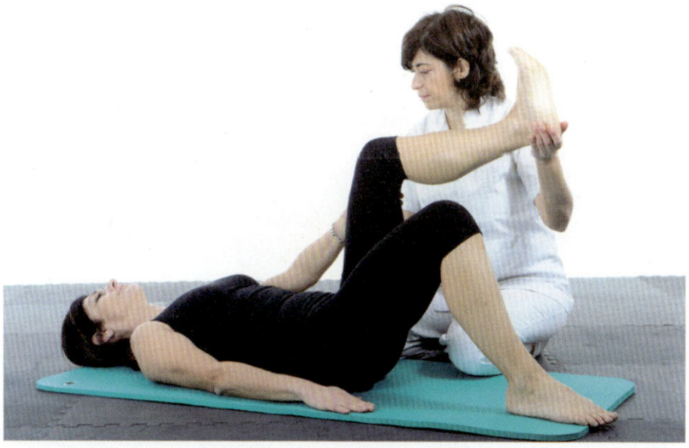

한 번에 한 손을 무릎의 바깥쪽면에 배치한다.

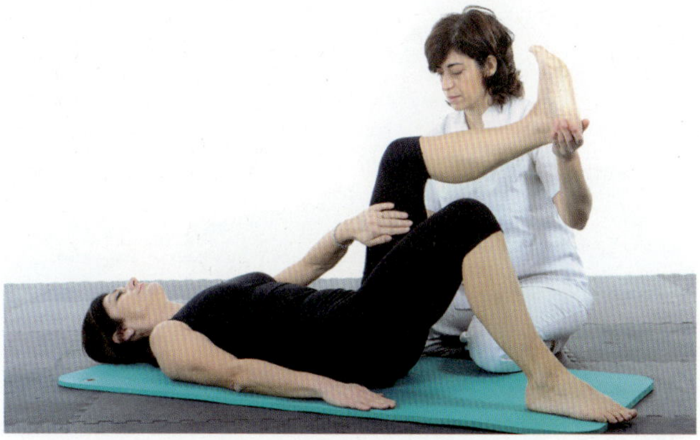

한 번에 한 손을 무릎의 안쪽면에 배치한다.

네발 자세 (On all fours)

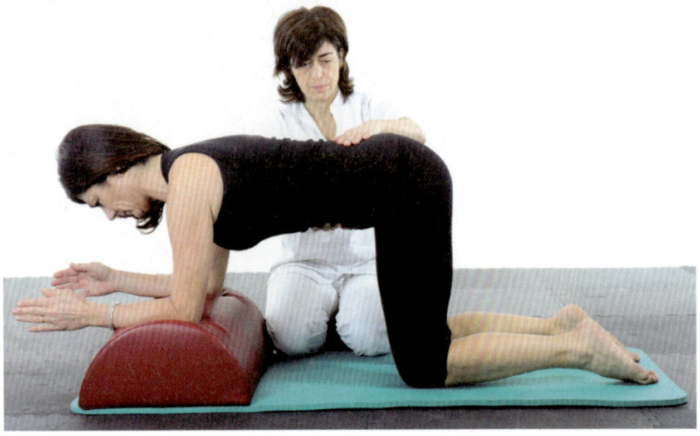

1. 아래팔을 어깨넓이 만큼 벌리고 반원통 위에 배치하고, 엎드린 자세를 취한다. 골반과 척추의 중립위를 찾는다.

2. **들이쉬며** 골반바닥근(PF)을 수축한다.
내쉬면서, 골반바닥근의 수축을 이완한다.

3. 그런 다음, **들이쉬기**와 **내쉬기**를 하면서, PF의 수축을 유지한다.

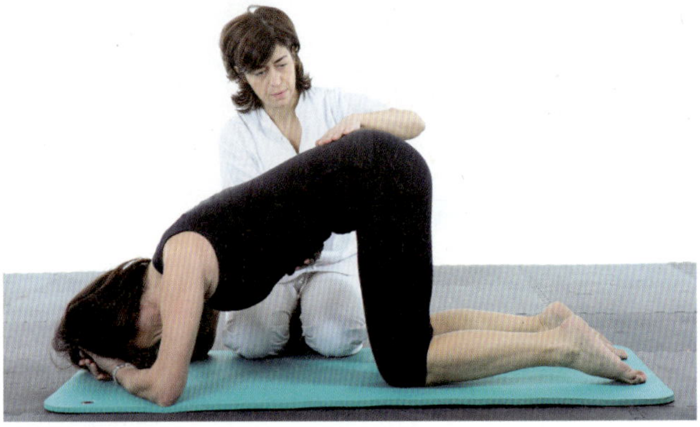

다른 방법 : 머리를 바닥에 놓인 양손 위에 댄 자세.

엎드린 자세 (Prone)

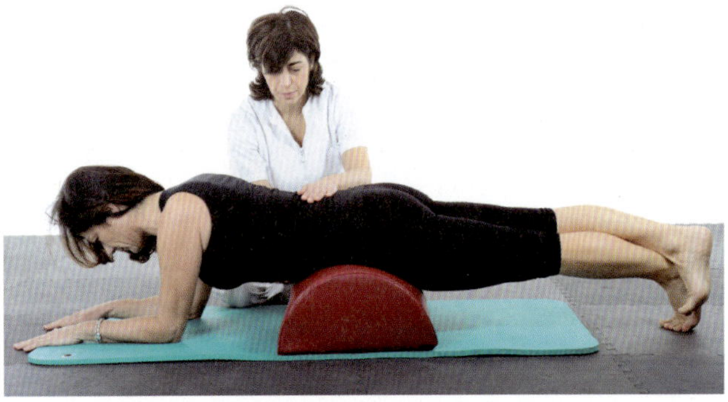

1. 반원통 위에 골반을 올려놓고, 엎드린 자세를 취하고, 골반과 척추의 중립위를 찾는다. 양쪽 발목을 발등굽힘하고 교차한다. 필요하다면, 머리를 쿠션 위에 배치한다.

2. **들이쉬며** 골반바닥근(PF)을 수축한다.
내쉬면서, 골반바닥근의 수축을 이완한다.

3. 그런 다음, **들이쉬기**와 **내쉬기**를 하면서, PF의 수축을 유지한다.

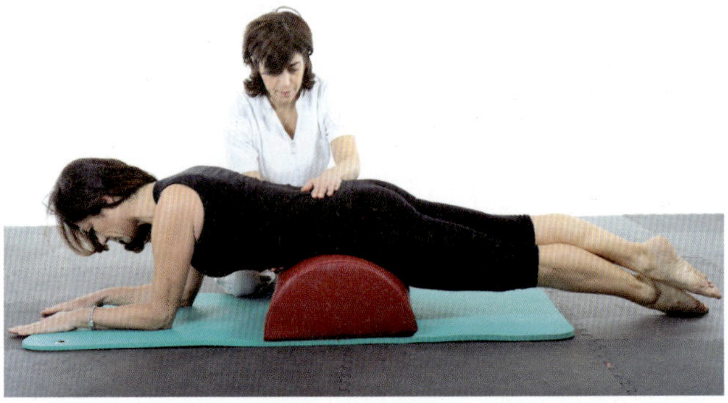

다른 방법 : 발목을 발바닥굽힘한다.

5회 반복

앉은 자세에서 숙이기 (Sitting press)

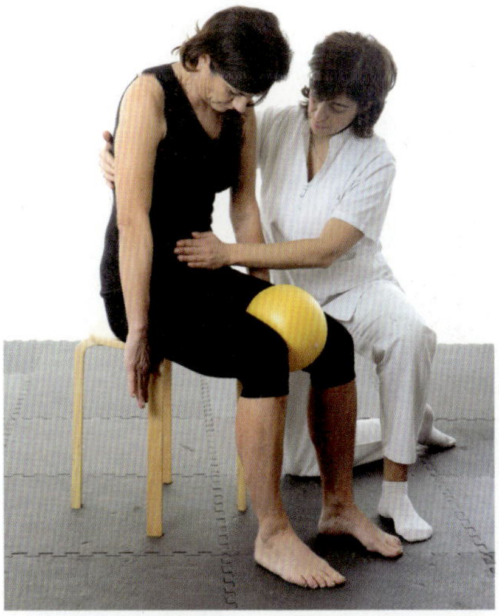

1. 의자에 앉아서, 양쪽 무릎 사이에 소프트 볼을 끼우고, 골반과 척추를 "C" 자로 만든다. 양팔을 몸통 옆에 배치하고, 손바닥을 의자 가장자리에 배치한다.

2. **들이쉬며** 골반바닥근(PF)을 수축한다. 이때 손으로 의자를 민다.

3. **내쉬면서**, 골반바닥근의 수축을 이완한다.

앉은 자세에서 비틀기 (Sitting Twist)

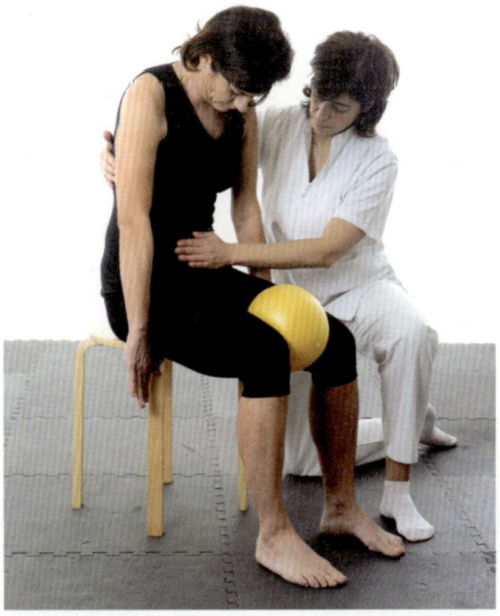

1. 의자에 앉아서, 양쪽 무릎 사이에 소프트 볼을 끼우고, 골반과 척추를 "C" 자로 만든다. 양팔을 몸통 옆에 배치하고, 손바닥을 의자 가장자리에 배치한다.

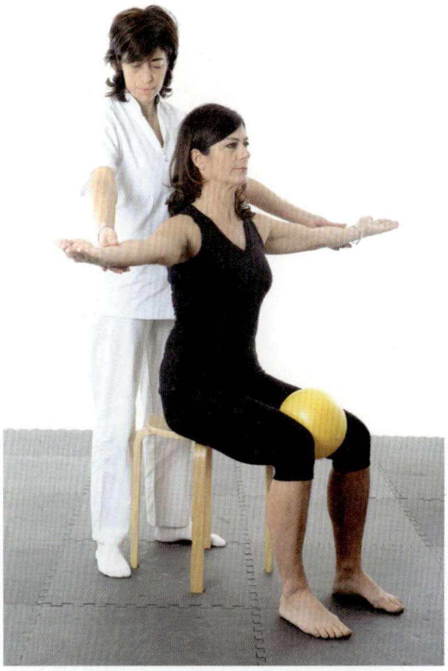

2. **들이쉬며** PF를 수축하고, 골반과 척추의 중립위를 취한다. 동시에 양팔을 가로벌림하고, 손바닥을 위쪽으로 향하게 한다.

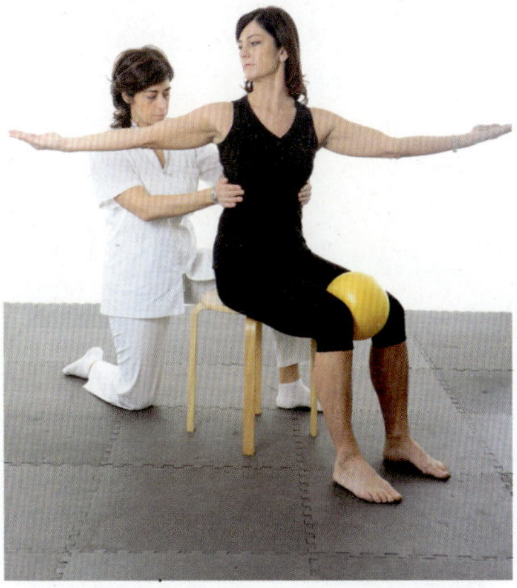

3. **내쉬면서** 몸통을 한쪽으로 돌림한다. 이때도 PF의 수축을 유지한다.

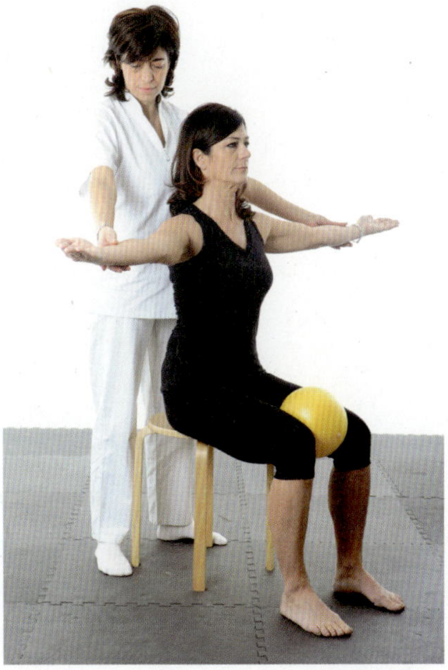

4. PF의 수축을 유지하고, **들이쉬며** 시작 자세로 되돌아온다.

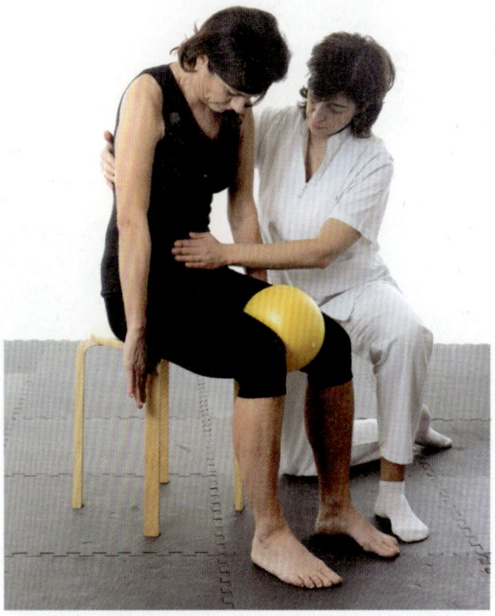

5. **내쉬면서** 몸통을 시작 자세로 되돌아온다. 반대 쪽으로 돌림을 반복한다.

5회 반복

노트

여러 자세에서 골반바닥근의 수축을 자각한다.

- 어깨와 목의 근육을 이완한다.

아치(Arch)와 컬 (Curl)

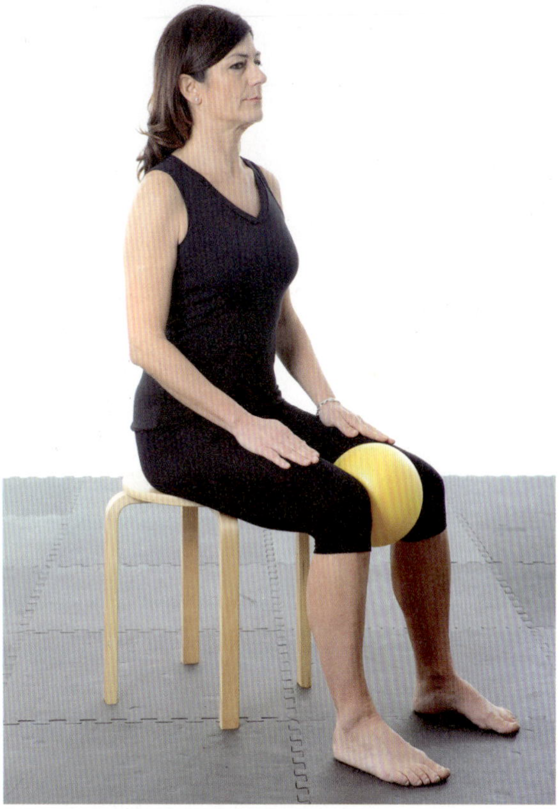

1. 양쪽 무릎 사이에 소프트 볼을 끼우고, 의자에 앉아서 골반과 척추를 중립위로 유지한다. 양팔을 몸통 옆에 내려 놓고, 손을 허벅지 위에 올려놓는다.

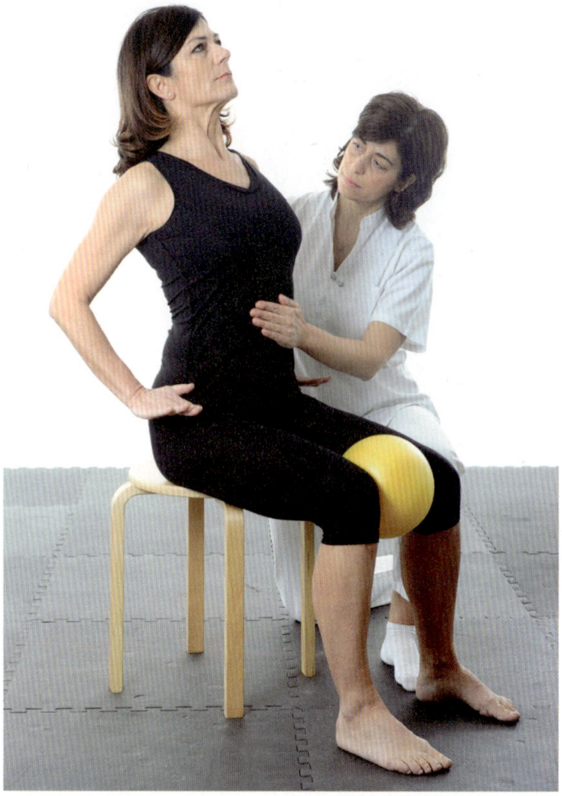

2. **들이쉬며** PF를 수축하고, 양손을 허벅지를 따라 뒤쪽으로 활주하면서 아치를 형성할 때까지 척추를 편다.

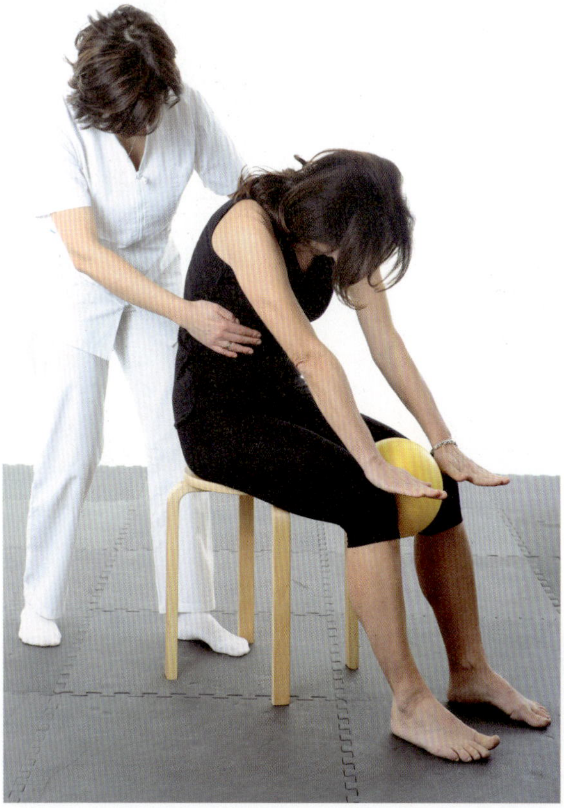

3. PF의 수축을 유지하면서 **내쉬고**, 양손을 허벅지를 따라 앞쪽으로 활주하면서 척추를 굽힌다.

5회 반복

노트

여러 자세에서 골반바닥근의 수축을 자각한다.

- 머리에서 엉치뼈까지 아치를 형성한다.
- 어깨와 목의 근육을 이완한다.

똑바로 선 자세 (Erect standing)

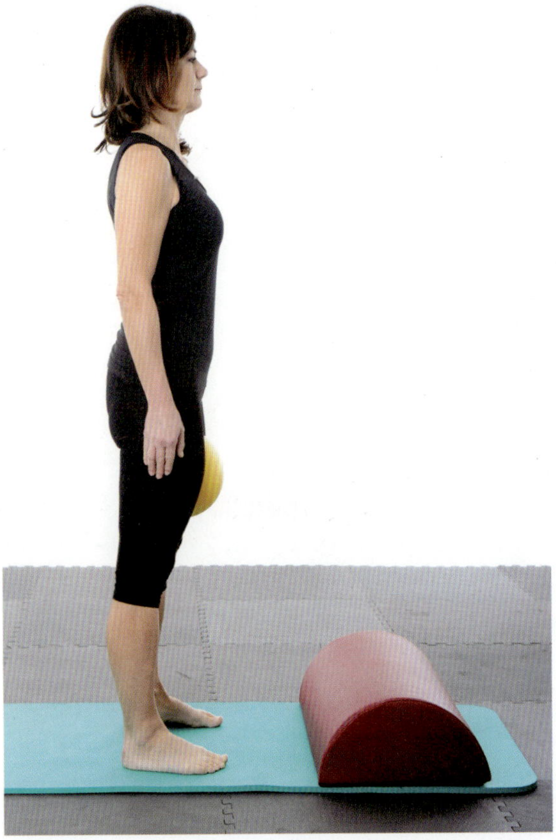

1. 똑바로 선 자세에서 양쪽 허벅지 사이에 소프트 볼을 끼우고, 골반과 척추의 중립위를 찾는다. 양팔을 몸통 옆에 편안하게 내려 놓는다.
들이쉬며 PF를 수축한다.

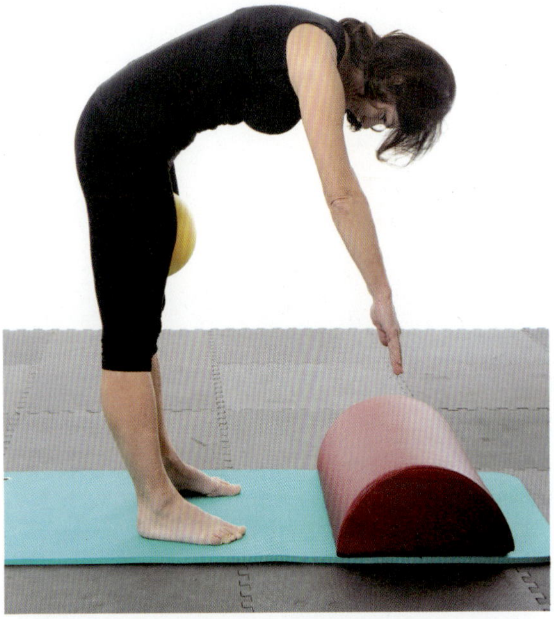

2. PF를 수축하면서 **내쉬고**, 척추뼈를 머리에서부터 한 번에 하나씩 굽힘한다. 양팔을 앞으로 이완한다.

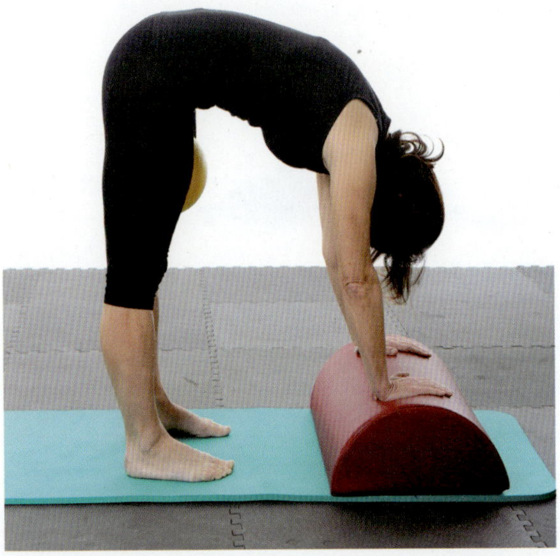

3. 양손이 반원통 위나 지면에 닿을 때까지 몸을 숙인다.

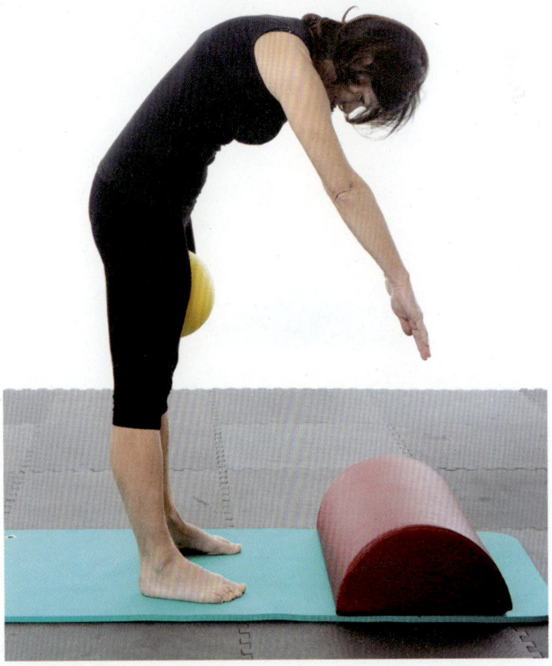

4. **들이쉬고**, 척추뼈를 엉치뼈에서부터 한 번에 하나씩 폄하면서, 시작 자세로 되돌아온다.

5회 반복

초급 매트 운동

누운 자세/앉은 자세에서의 진전

Basic Matwork

Progression in Supine/Sitting

싱글 레그 서클 (Single Leg Circle)

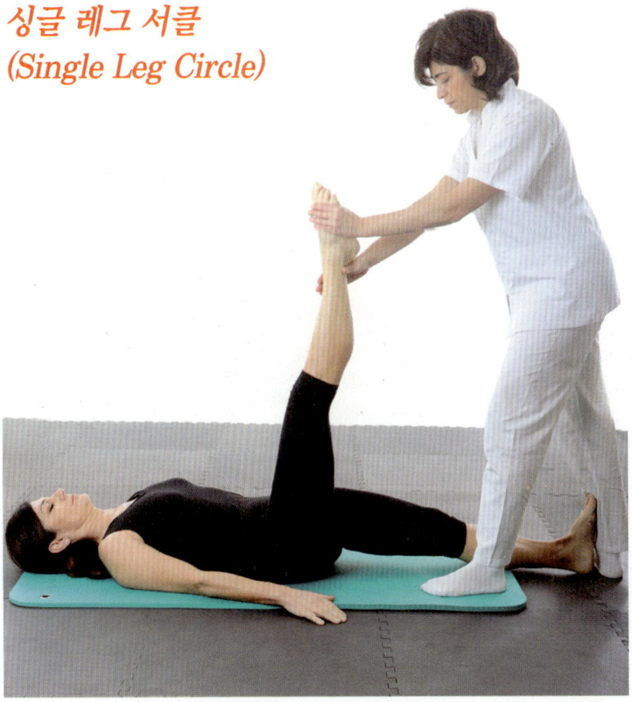

1. 누운 자세에서 골반과 척추의 중립위를 찾는다. 환자는 한쪽 다리를 엉덩관절과 일직선되게 뻗고, 발목을 발등굽힘한다. 치료사는 다른 쪽 다리를 잡고 무릎을 펴서 발목을 발바닥굽힘시킨다. 그리고 그 엉덩관절을 90°로 굽힌다. 이때 양팔은 몸통 옆에 붙이고 손을 엎친다.

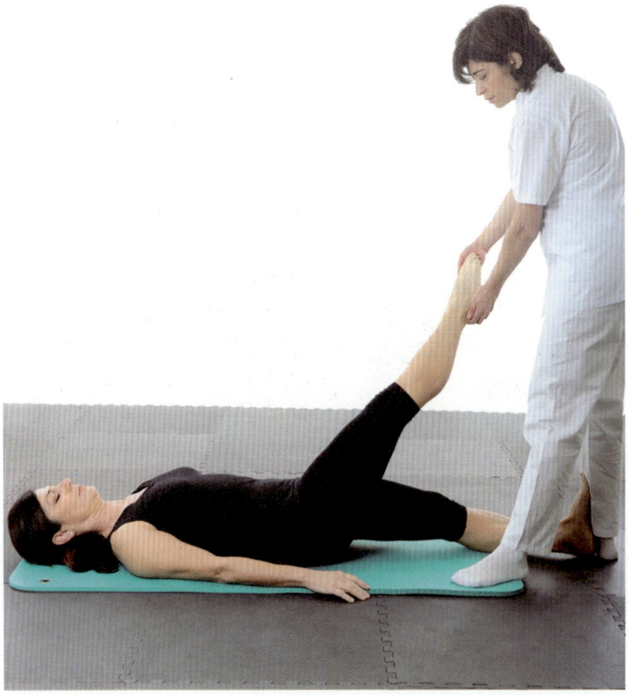

2. **들이쉬고**, 그 다리를 모음하면서 원을 그리기 시작한다.

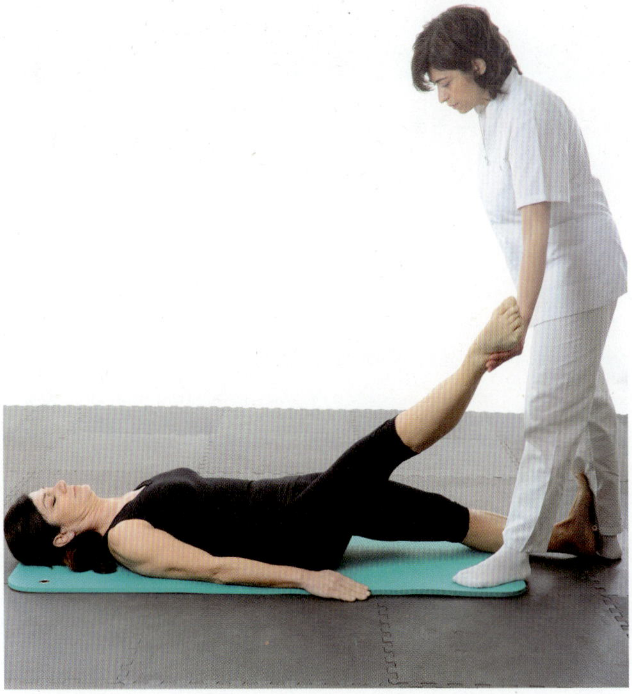

3. **내쉬면서**, 그 다리를 아래쪽으로 내리면서 벌림한다.

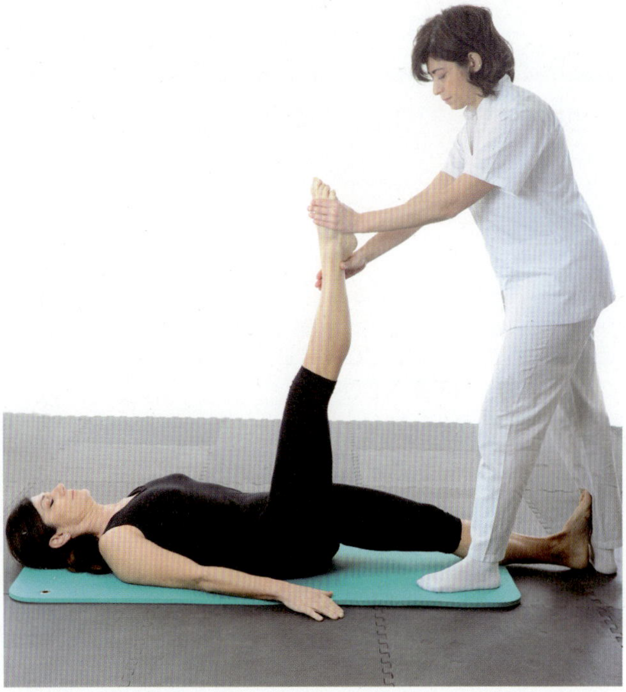

4. 그런 다음, 그 다리를 시작자세로 되돌린다. 이 자세로 1초간 유지하고, 다시 반복한다.

5회 반복 + 각각을 반대로 수행한다

다리는 완전한 원을 그리는 캠퍼스와 같다

진전 (Progressions)

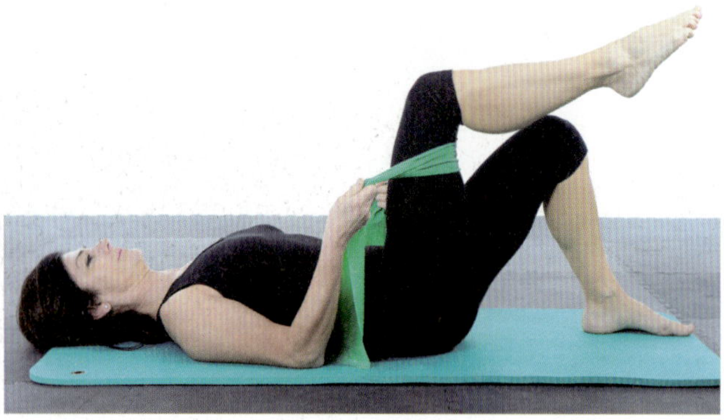

1 번째 : 엘라스틱을 이용해 양쪽 다리를 굽힘한다.

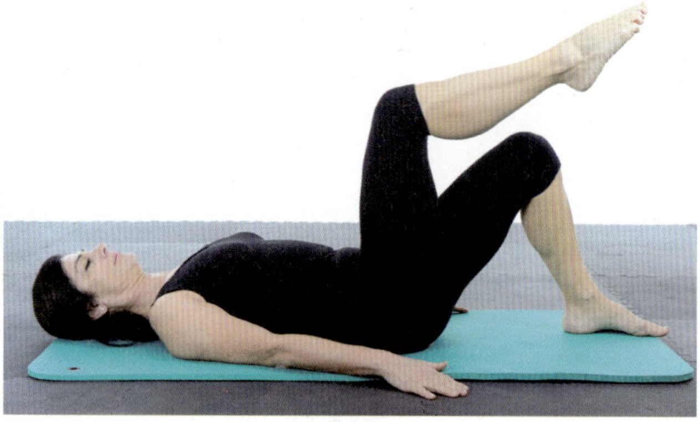

2 번째 : 양쪽 다리를 굽힘한다.

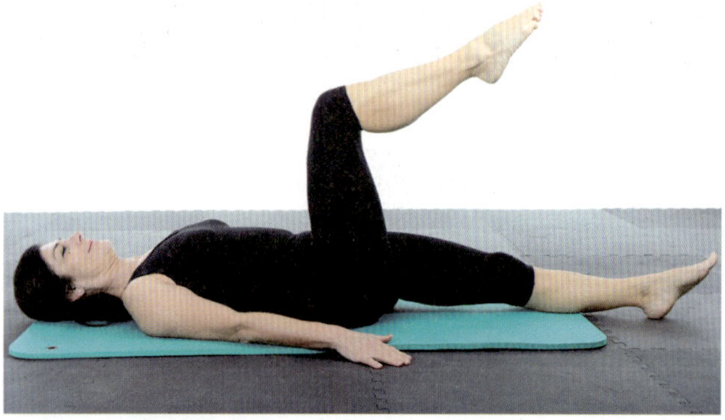

3 번째 : 굽힘된 다리를 들어올리고, 다른 쪽 다리를 뻗는다.

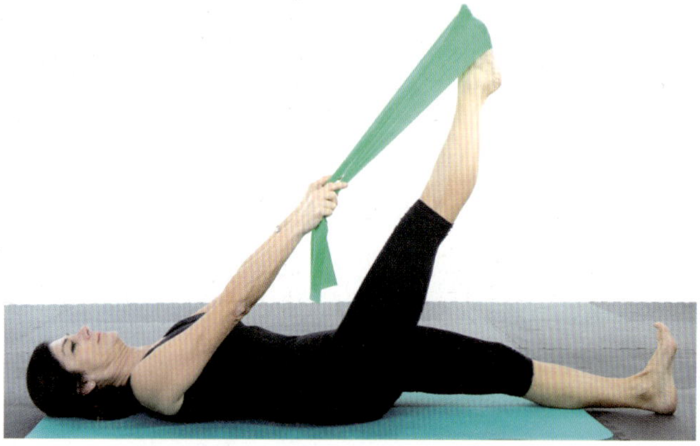

4 번째 : 엘라스틱을 이용해 발을 감싼다.

주요 목적

코어를 안정화시키고, 엉덩관절을 분리운동과 가동하고, HTN 사이의 정렬을 통합하고, 팔이음뼈를 안정화하고, 코어 안정화와 다리를 통합한다.

진전

1 번째 : 엘라스틱을 이용하여 양쪽 무릎을 굽힘한다: 엉덩관절 굽힘근 동원이 과도하거나 뒤넙다리근이 타이트하면 엘라스틱을 사용한다; 엘라스틱으로 다리 무게를 지지하는 한편, 엉덩관절 주위 근육을 자각한다.

2 번째 : 양쪽 다리를 굽힘한다.

3 번째 : 한쪽 다리를 쭉 뻗어 바닥에 내려놓고, 반대 쪽 다리를 굽힘하여 들어올린다: 뒤넙다리근이 단축되거나, 골반의 중립위를 유지하고 다리의 완전 폄을 유지할 수 없다면, 이 방법을 사용한다.

4 번째 : 양쪽 다리를 뻗고 발목에 엘라스틱을 감는다: 엉덩관절 굽힘근의 동원을 최소화하고, 다리 무게를 지지하기 위해 이 방법을 사용한다.

5 번째 : 최종 형태

노트

- 지면에 몸통과 다리를 안정화시킨다.
- 골반을 움직이지 않고, 엉덩관절 움직임을 수행한다.
- 엉덩관절을 기름칠이 잘 된 기계처럼 생각한다.

치료사

치료사는 환자 앞에 위치한다.

통합

이 운동은 주로 다음을 활성화시킨다 :

- **깊은 코어 안정근 :** 배가로근, 골반바닥근, 뭇갈래근, 가로막
- **전체 안정근과 전체 가동근 :** 배빗근; 엉덩관절의 굽힘근, 모음근, 벌림근; 어깨뼈 안정근

잘못된 운동 방법

- 다리를 모음할 때 같은 쪽 골반을 올림하거나, 다리를 벌릴 때 반대 쪽 골반을 올림한다.
- 다리를 내림할 때 골반을 앞쪽경사하고, 다리를 올림할 때 골반을 뒤쪽경사한다.
- 다리를 휘돌림할 때 지면에 놓인 몸통과 다리를 약간 돌림한다.
- 다리를 휘돌림할 때 위팔뼈를 안쪽돌림하고, 어깨뼈를 내밈한다.
- 다리를 휘돌림할 때 머리를 폄한다.
- 올림된 다리를 휘돌림할 때 지면에 놓인 발을 뒤침한다.

주요 적응증/금기증/주의사항

적응증 : 척추 기능 재교육, 무릎 기능 재교육, 자세 재교육, 다발성 경화증
금기증 : 운동 동안 통증이 있을 때
주의사항 : LBP(다리 굽힘 또는 엘라스틱으로 지지), 파킨슨병(다리 굽힘 또는 엘라스틱으로 지지), 골다공증(다리 굽힘), 임신(다리 굽힘)

헌드레드 (100번 호흡하기, Hundred)

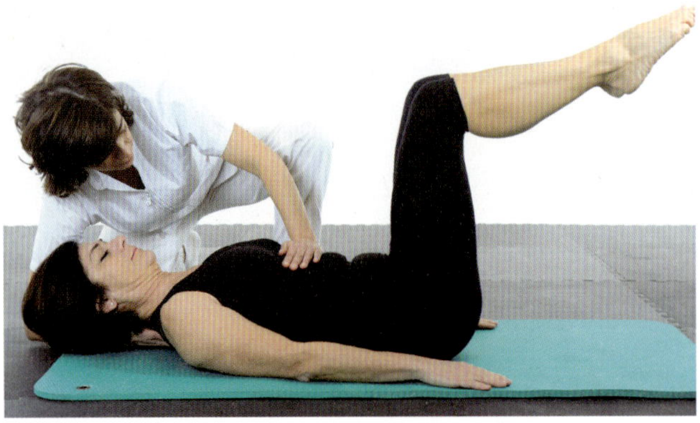

1. 누운 자세에서 골반과 척추의 중립위를 찾는다. 양쪽 다리를 평행하게 들어올린 후, 무릎을 굽힘과 모음한다. 어깨뼈를 안정화하고, 양팔을 몸통 옆에 내림한 후, 손바닥을 엎침한다.
이 자세에서 **들이쉰다**.

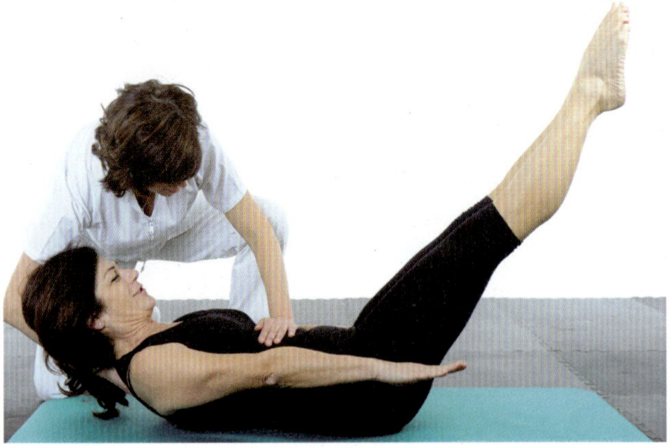

2. **내쉬면서**, 어깨뼈를 고정하고, 어깨뼈의 끝까지 가슴우리를 들어올린다. 골반의 중립위를 유지할 수 있도록 양팔을 어깨 높이까지 가져가고, 그 레벨까지 다리를 신장한다.
5회 **들이쉬며**, 양팔을 아래위로 빠르게 작은 진폭으로 움직인다.
5회 **내쉬면서**, 팔 움직임을 계속한다.

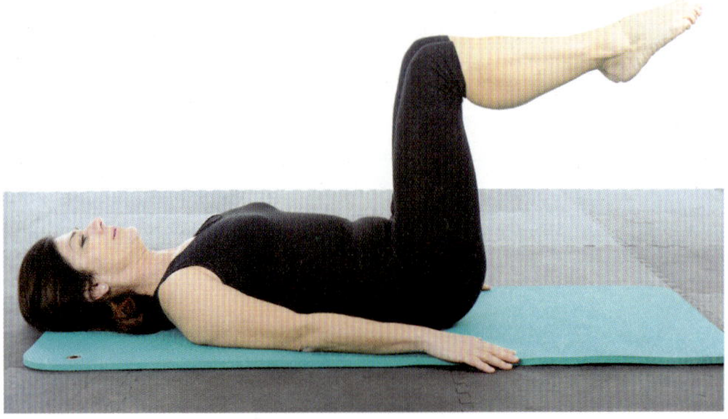

3. 이 동작을 100회 할 때까지 계속한다. 그런 다음 시작자세로 되돌아온다.

10세트 (100) 반복

환자는 나머지 신체 부위를 움직이지 않고, 양팔을 스윙하면서 빠르게 율동적으로 움직인다

주요 목적

코어 안정화와 깊은 안정근의 지구력 증가, 굽힘 시 HTN의 올바른 통합, 팔이음뼈 안정화, 코어 안정화와 팔의 협응 통합.

진전

1 번째 : 머리와 양발을 바닥에 대고, 팔 운동(한쪽 팔과 양쪽 팔)과 호흡을 협응한다: 목의 긴장을 가진 사람에게 이 방법을 이용한다. 한쪽 팔로 50번 움직이고, 그 다음 양팔을 이용한다. 어깨뼈 안정화와 올바른 호흡에 집중한다; 무릎 밑에 반원통을 배치하고, 신체 아래 부분을 이완한다.

2 번째 : 양발을 바닥에 대고 등뼈를 지지한다(등뼈 굽힘을 유지하기 위해 배근육을 보조한다). 양팔을 움직이면서 호흡과 협응한다.

3 번째 : 다리를 90°로 굽히고 등뼈를 지지한다: 다리를 굽히고 뻗을 때 골반을 고정할 수 없는 사람을 위해 이 방법을 사용한다.

4 번째 : 양발을 지면에 붙인 후, 율동적인 호흡을 하면서 엘라스틱으로 머리를 지지한다. 엘라스틱으로 머리를 지지하고, 머리 뒤에 손을 배치하고, 앞쪽 목근육의 수축 정도를 자각한다.

5 번째 : 양발을 지면에 붙이고, 머리를 들어올린다.

6 번째 : 양 다리를 90°로 굽힘하고, 머리를 들어올린다.

7 번째 : 양 다리를 90°로 굽힘하고, 머리를 들어올린다/다리를 뻗는다: 다리를 90°로 굽힌 채 5회 들이쉬고, 뻗은 다리를 유지하면서 5회 내쉰다(협응을 강조한다).

8 번째 : 최종 형태

변형

1. 다리를 90°로 굽힘하고, 무릎 사이나 무릎 밖에 매직 서클을 배치하여, 골반의 안정을 돕는다; 양쪽 무릎과 발목 사이나 밖에 매직 서클을 배치하면, 다리와 골반의 안정성을 유지하기가 힘들어진다.
2. 골반바닥근과 모음근의 수축을 위해 양쪽 발목 사이나 무릎 사이에 소프트 볼을 배치한다.

노트

- 운동을 단계별로 가르친다.
- 골반의 중립위에서 운동을 수행한다.
- 어깨 내림을 유지하고, 팔꿈치를 굽힘하지 않는다.
- 몸통과 다리를 고정하고, 팔만 움직인다.
- 만약 요통을 느끼면, 무릎을 굽힘하고 운동을 수행한다.

치료사

치료사는 환자 측면에 위치한다: 배가로근의 수축을 체크하고, 골반을 안정화시키는 능력에 따라 다리의 높이를 변화시키고, 머리와 어깨의 위치를 교정한다.

통합

이 운동은 주로 다음을 활성화시킨다 :

- **깊은 코어 안정근 :** 배가로근(장시간의 지구력 수축), 골반바닥근, 가로막, 뭇갈래근 등.
- **전체 안정근과 전체 가동근 :** 배곧은근과 배빗근; 엉덩관절의 굽힘근, 넙다리네갈래근과 모음근; 어깨뼈 안정근

잘못된 운동 방법

- 올림된 다리를 유지할 때, 골반을 앞쪽이나 뒤쪽 경사한다.
- 팔을 움직일 때 등뼈를 기울인다.
- 배가로근 수축이 불충분할 때, 배곧은근이 과도하게 동원한다.
- 팔을 움직일 때 위팔뼈를 안쪽돌림하고, 어깨뼈를 내밈한다.
- 팔을 움직일 때 어깨를 올림한다.
- 올림된 가슴우리를 유지할 때, 머리를 과도하게 굽힘하거나 내밈한다.
- 등뼈의 굽힘이 불충분할 때 머리를 과도하게 굽힘한다.
- 어깨위팔관절의 굽힘/폄 대신에, 손목과 팔꿉관절에서 굽힘/폄이 일어난다.

주요 적응증/금기증/주의사항

적응증 : 기능 재교육, 자세 재교육, 다발성 경화증, 하지마비

금기증 : 굽힘 시 통증, 과도한 뒤굽음증

주의사항 : LBP(다리 자세에 집중한다), 파킨슨병(바닥에 머리 배치), 골다공증(바닥에 머리 배치), 임신(다리 자세에 집중한다), 목뼈 통증(바닥이나 지지물에 머리 배치)

진전 (Progressions)

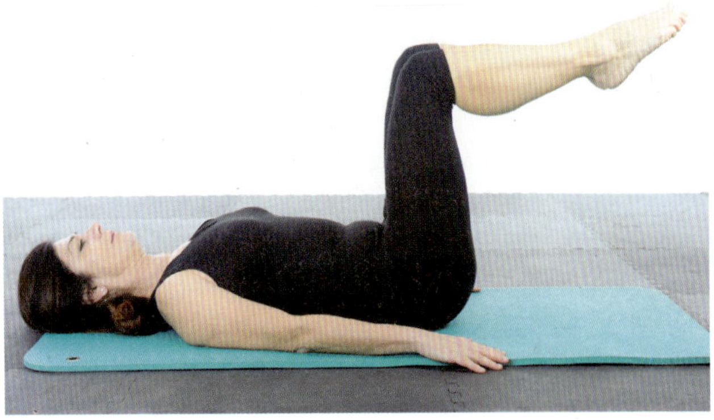

1 번째 : 손과 어깨를 지면 위에 내려놓는다(다리 90°).

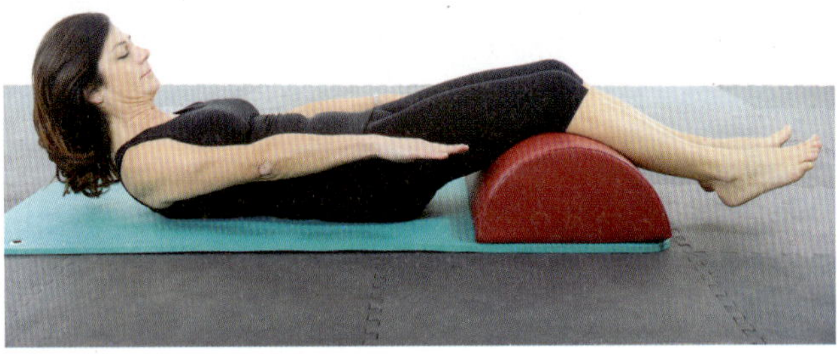

2 번째 : 무릎 밑에 반원통을 배치한다
(**다른 자세 :** 머리를 들어 올린다).

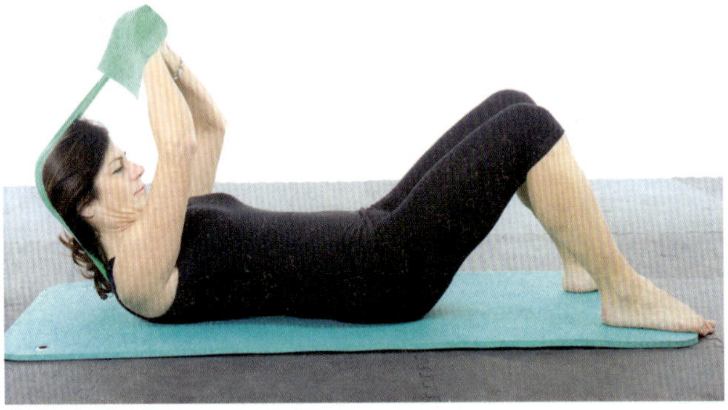

3 번째 : 엘라스틱으로 머리를 지지한다.

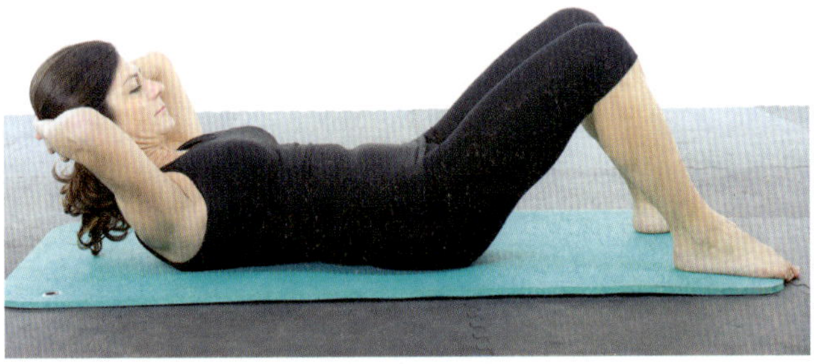

4 번째 : 양손을 머리 뒤에 배치하고, 머리를 지지한다.

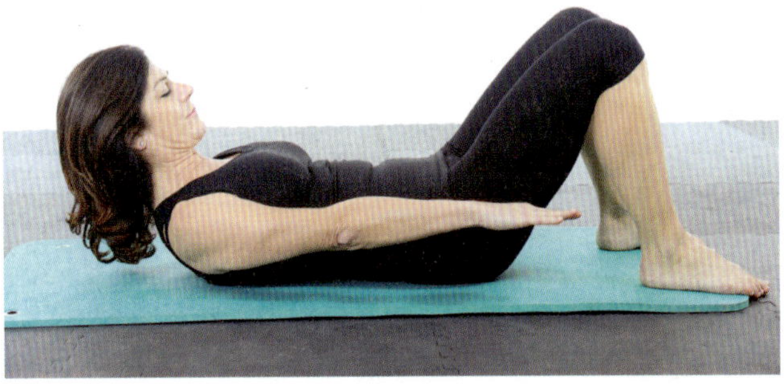

5 번째 : 손을 들어올리고, 발바닥을 지면에 닿게 한다.

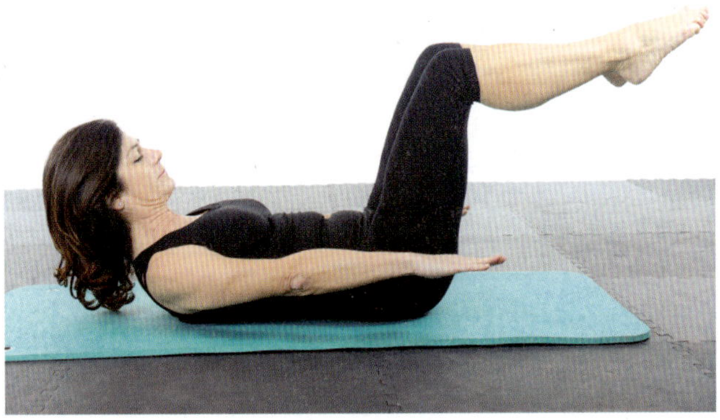

6 번째 : 머리를 들어올리고, 다리를 90° 로 굽힘한다.

변형 (Variations)

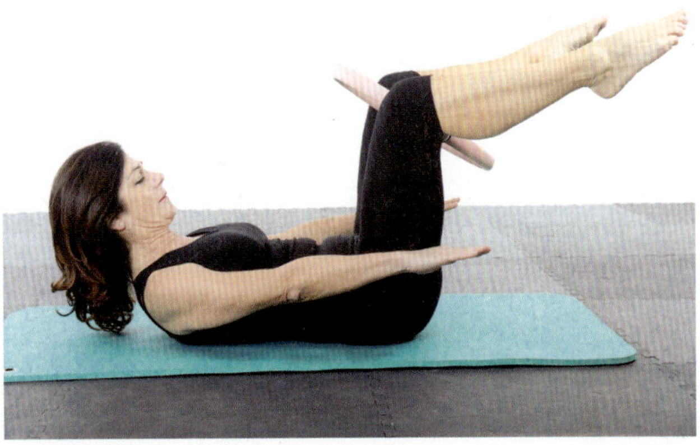

1. 다리를 90° 로 굽힘한 후, 매직 서클을 무릎 사이에 끼운다.

노트

싱글 레그 스트레치 (Single Leg Stretch)

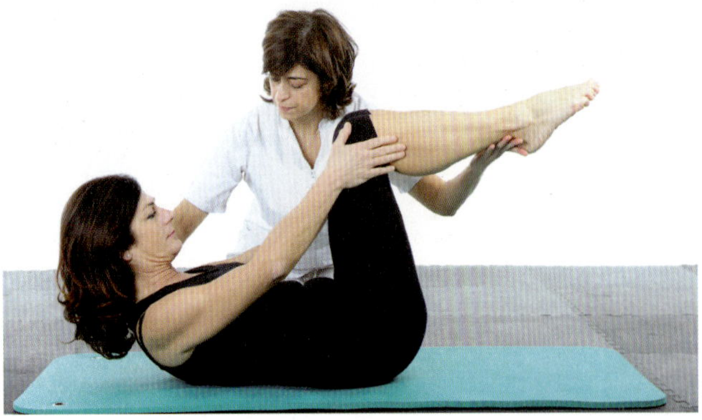

1. 누운 자세에서, 골반과 척추의 중립위를 찾는다. 어깨뼈 끝까지 위쪽 몸통을 들어올리고, 엉덩관절과 무릎관절을 90° 로 굽힘한다. 어깨뼈를 고정하고, 다리에 손을 배치한다.
이 자세에서 **들이쉰다**.

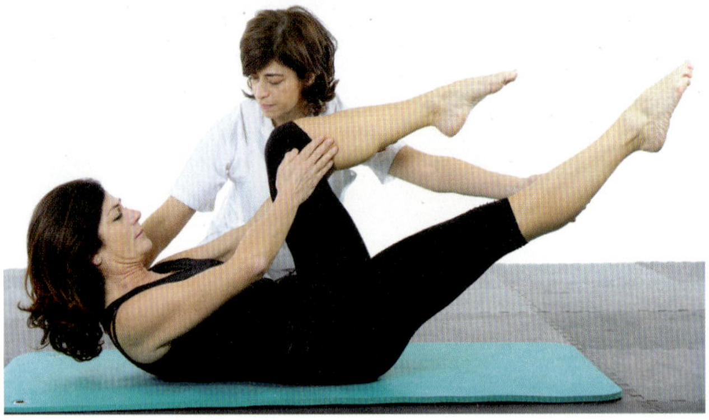

2. **내쉬면서**, 한쪽 다리를 뻗는다. 이때 양손을 굽힘한 다리 쪽에 배치한다. 같은 쪽 손은 발목쪽에 배치하고, 반대 쪽 손은 무릎 쪽에 배치한다.

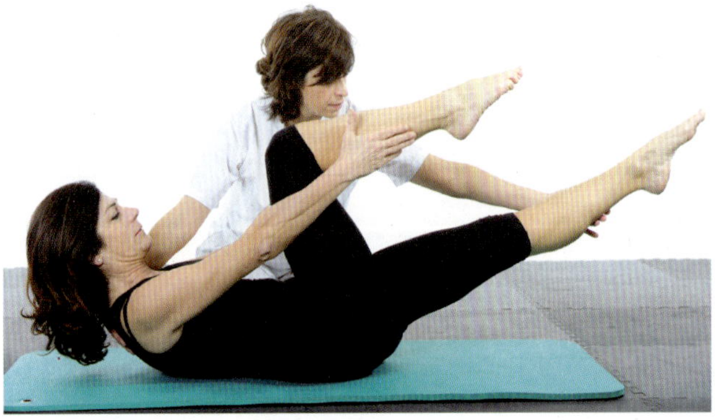

3. **들이쉬며**, 손의 위치를 바꾼다.
내쉬면서, 반대 쪽 다리를 뻗고, 굽힌 다리에 양손을 배치한다. 같은 쪽 손을 발목 쪽에 배치하고, 반대 쪽 손을 무릎 쪽에 배치한다.

8-10회 반복

주요 목적

코어 안정화와 깊은 안정근의 지구력 증가, 엉덩관절 굽힘/폄의 분리운동과 가동, 굽힘 동안 HTN의 조직화, 팔이음뼈의 안정화, 코어 안정화와 다리의 통합

진전

1 번째 : 매트 위에 머리를 대고, 팔과 다리를 협응한다 : 팔과 다리의 협응을 강조하기 위해 이 방법을 사용한다.
2 번째 : 팔과 다리를 협응하면서 등뼈를 지지한다(배근육 수축 보조)
3 번째 : 팔과 다리, 호흡을 협응하면서 등뼈를 지지한다.
4 번째 : 최종 형태

반대 방향으로 신장할 때 머리, 몸통 및 다리를 완벽하게 정렬한다

변형 (Variations)

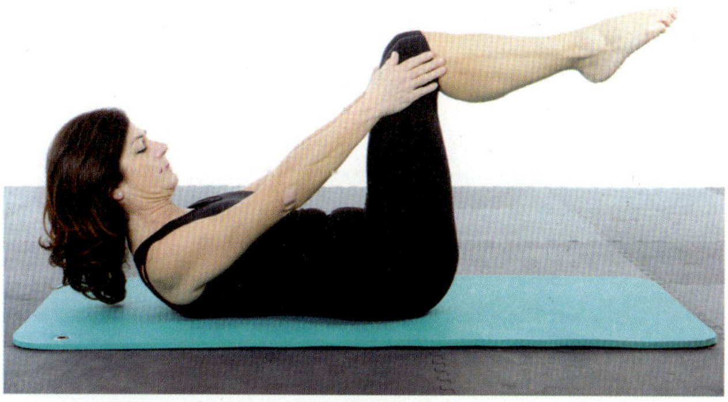

2. 엉덩관절을 90°로 굽힘한다.

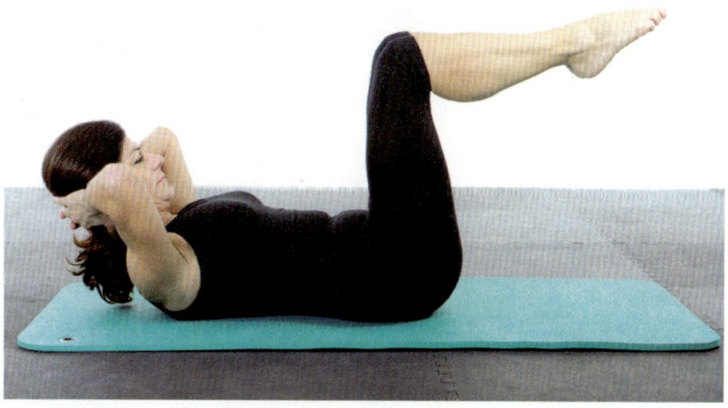

4. 양손을 머리 뒤에 배치한다.

변형

1. 이중 호흡 : 양쪽 다리를 굽힘/폄할 때 들이쉬고, 그 다음의 굽힘/폄할 때 내쉰다.
2. 엉덩관절을 90°로 굽힘하면, 배근육의 수축이 증가된다.
3. 양손으로 매직 서클을 잡고 가슴 높이까지 팔을 뻗어 들어올린다: 가슴우리와 팔이음뼈의 안정화 난이도를 증가시키기 위해 이 방법을 사용한다.
4. 양손을 머리 뒤에 배치한다: 목의 긴장을 피하기 위해 이 방법을 사용한다. 그러나 주의해야 하는데, 그 이유는 가슴우리 밑에 지지가 없어, 몸통 안정화의 난이도가 증가하기 때문이다.

노트

- 다리를 움직일 때 한쪽 몸통으로 돌림되어서는 안 된다.
- 정렬된 다리에 손배치를 유지한다.
- 배가로근의 지구력을 활성화한다.
- 목에 긴장을 주지 않고 어깨뼈를 안정화시킨다.
- 골반을 중립위로 유지하고, 양쪽 다리를 뻗는다.

치료사

치료사는 환자 앞쪽에 위치한다 : 율동을 제공하고, 약간의 견인을 이용해 자신 쪽으로 다리를 당기면서 다리의 교대를 보조한다. 배가로근의 수축과 골반 안정화을 조절한다.

통합

이 운동은 주로 다음을 활성화시킨다 :

- **깊은 코어 안정근 :** 배가로근(장시간의 지구력 수축), 골반바닥근, 가로막, 뭇갈래근 등.
- **전체 안정근과 전체 가동근 :** 배곧은근과 배빗근; 엉덩관절의 굽힘근; 무릎관절 굽힘근과 폄근

잘못된 운동 방법

- 다리를 움직일 때, 골반을 뒤쪽경사하거나 엉덩관절을 과도하게 굽힘한다.
- 팔과 다리를 움직일 때 등뼈를 기울인다.
- 배가로근이 수축이 불충분할 때, 배곧은근이 과도하게 동원한다.
- 팔을 움직일 때 위팔뼈를 안쪽돌림하고, 어깨뼈를 내민다.
- 팔을 움직일 때 어깨를 올림한다.
- 올림된 가슴우리를 유지할 때, 머리를 과도하게 굽힘하거나 내밈한다.
- 등뼈의 굽힘이 불충분할 때 머리를 과도하게 굽힘한다.

주요 적응증/금기증/주의사항

적응증 : 척추 기능 재교육, 엉덩관절 기능 재교육, 자세 재교육, 다발성 경화증.

금기증 : 굽힘 시 통증, 과도한 등뼈 뒤굽음증

주의사항 : LBP(팔/다리 협응과 등뼈 지지), 파킨슨병(바닥에 머리 배치), 골다공증(바닥에 머리 배치), 임신(바닥이나 지지물에 머리 배치), 목뼈 통증(바닥이나 지지물에 머리 배치)

롤-업 (Roll Up)

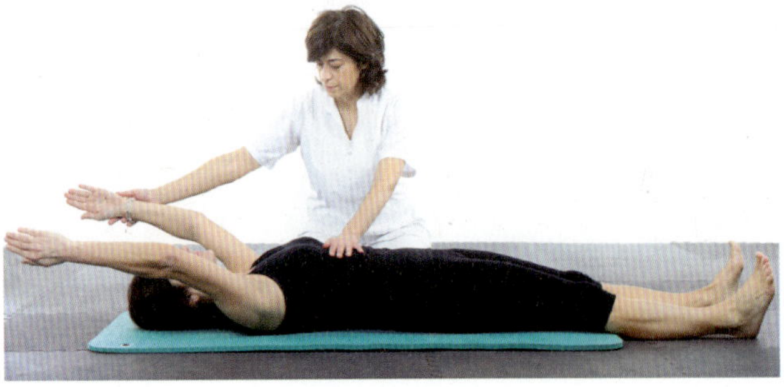

1. 양쪽 다리를 골반 폭만큼 벌리고 누운 자세에서, 골반과 척추의 중립위를 찾는다. 환자는 양쪽 다리를 쭉 뻗고 발목을 발등굽힘한다. 어깨뼈를 고정하고, 양팔을 머리 위로 올리고 바닥으로부터 30㎝ 정도 띄운다.

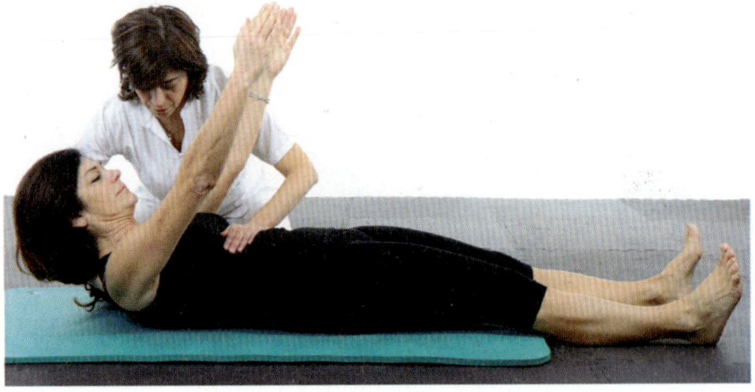

2. 들이쉬며, 어깨뼈를 고정하고, 양팔을 앞쪽으로 쭉 뻗는다. 그리고 머리와 어깨를 바닥으로부터 들어올린다.

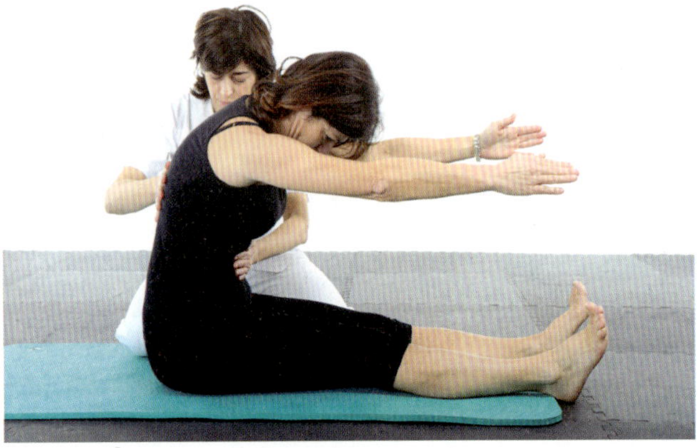

3. 내쉬면서, 앉은 자세를 취할 때까지 척추를 하나하나씩 계속 들어올린다. 이런 동작을 할 때, 양쪽 팔을 앞으로 뻗는다.

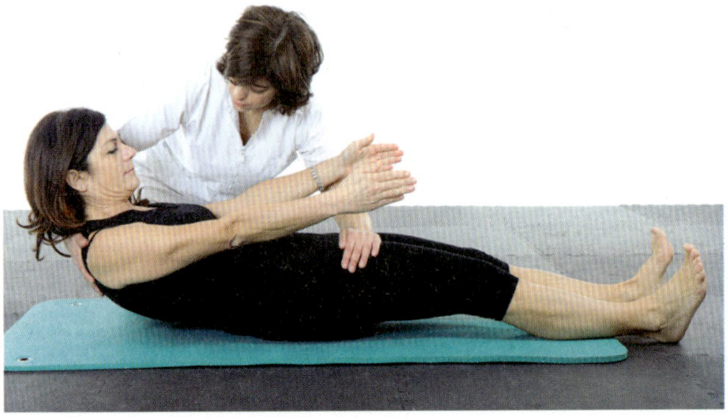

4. 들이쉬며, 어깨가 바닥에 놓일 때까지 엉치뼈로부터 시작하여 척추를 하나하나씩 바닥으로 다시 내려놓는다.

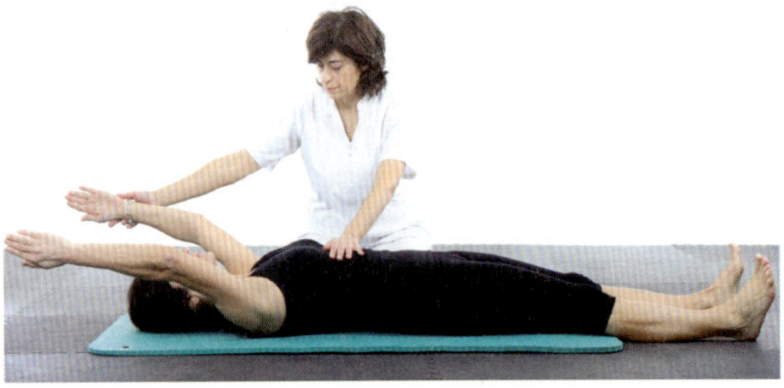

5. 내쉬면서, 머리를 바닥에 내려 놓고, 팔을 시작 자세인 머리 위쪽으로 가져간다.

5-8회 반복

주요 목적

코어 안정화, 엉덩관절 굽힘/폄의 분리운동과 가동, 굽힘/폄 동안 HTN의 조직화, 팔이음뼈의 안정화, 굽힘/폄 동안 척추 가동, 코어 안정화와 몸통과 팔의 굽힘/폄의 통합

진전

1 번째 : 다리를 굽힘한 채, 앉은 자세에서 부분적으로 롤 다운한다.
2 번째 : 엘라스틱을 이용하여, 다리를 굽힘한 채, 앉은 자세에서 부분적으로 롤 다운한다: 배 근육을 보조하기 위해 이 방법을 사용한다.
3 번째 : 다리의 굽힘/폄하면서, 앉은 자세에서 부분적으로 롤다운한다: 위쪽 몸통만 들어올리고, 골반 중립위를 유지한다.
4 번째 : 최종 형태(4단계 호흡): 이 자세에서 들이쉬고, 내쉬면서 롤업을 하고, 이 자세에서 들이쉬고, 내쉬면서 롤다운을 한다.
5 번째 : 최종 형태

척추는 진주목걸이와 같다: 각 척추뼈를 하나의 줄로 연결한다

진전 (Progressions)

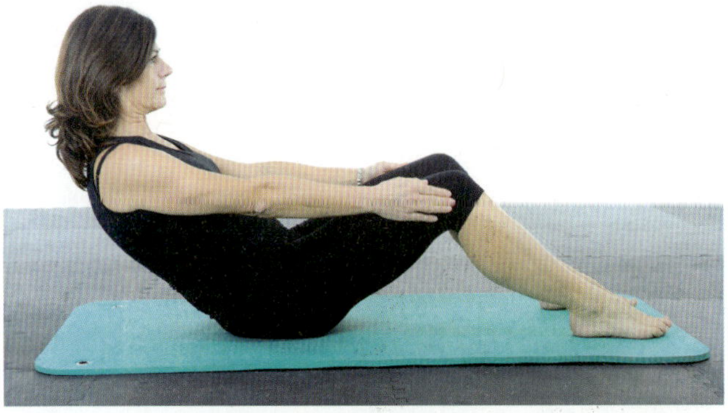

1 번째 : 다리를 굽힘한 상태에서 부분적으로 롤 다운한다.

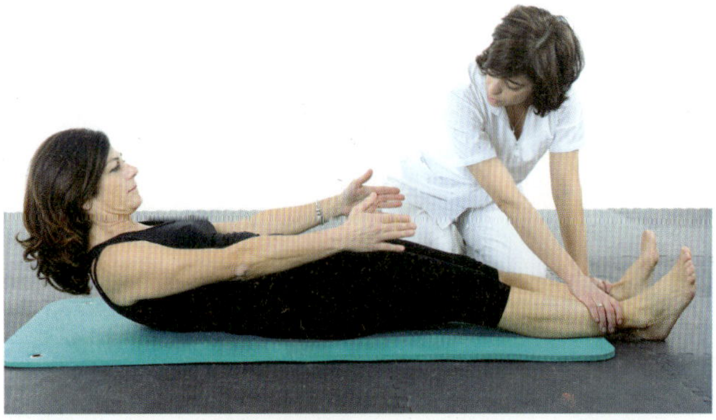

3 번째 : 다리를 뻗은 상태에서 부분적으로 롤 다운한다.

변형 (Variations)

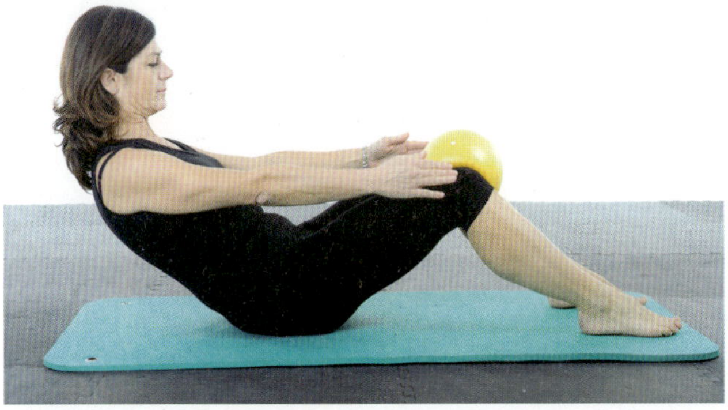

1. 다리를 굽힘하고, 무릎 사이에 공을 배치한다.

변형

1. 다리를 굽힘/편 상태에서, 발목이나 무릎 사이에 공을 배치한다. 모음근과 골반바닥근 수축에 대한 자각에 도움이 된다.
2. 매직 서클을 굽힘된 무릎의 안쪽이나 가쪽에 배치하면, 골반을 안정화시키는데 도움이 된다

노트

- 수직 자세를 지나서까지 다리 쪽으로 골반을 굽히지 않는다.
- 배근육을 수축함으로써 몸통을 지지하고, 편자자세(horseshoe)를 포기하지 않는다.
- 몸통으로부터 멀리 발꿈치를 신장한다.

치료사

환자의 발쪽에 서서, 양손으로 발목이나 허벅지를 고정하여 몸통을 들어올리는데 도움을 준다.

치료사는 환자의 측면에 위치한다 : 배가로근의 수축을 체크하고, 몸통이 척추로부터 멀어지지 않도록 돕고, 어깨와 머리의 위치를 교정한다.

통합

이 운동은 주로 다음을 활성화시킨다 :

- **깊은 코어 안정근 :** 배가로근, 골반바닥근, 깊은 척추 안정근, 가로막.
- **전체 안정근과 전체 가동근 :** 배곧은근, 배빗근, 엉덩관절의 굽힘근; 어깨뼈 안정근

잘못된 운동 방법

- 몸통을 들어올릴 때, 골반을 뒤쪽경사한다.
- 팔을 움직일 때 어깨를 올림한다.
- 팔을 움직일 때 위팔뼈를 안쪽돌림하고, 어깨뼈를 내밈한다.
- 몸통을 들어올릴 때, 머리를 과도하게 굽힘하거나 내밈한다.
- 몸통 굽힘 대신에, 엉덩관절을 90° 이상 굽힘한다.
- 배가로근의 수축이 불충분할 때, 배곧은근 동원이 과도하게 일어난다.
- 몸통을 들어올릴 때, 다리를 들어올린다.
- 몸통을 들어올릴 때 배근육을 사용하지 않고, 허리 근육을 동원한다.
- 발의 뒤침이 일어난다.

주요 적응증/금기증/주의사항

적응증 : 척추 기능 재교육, 무릎 기능 재교육, 자세 재교육, 다발성 경화증, 하지마비.

금기증 : 굽힘 시 통증, 파킨슨병, 골다공증, 척추원반 탈출증, 목뼈 통증

주의사항 : LBP(절반 롤 업, 다리를 굽힌 상태, 앉은 자세에서 롤 다운), 파킨슨병(바닥에 머리 배치), 골다공증(바닥에 머리 배치), 임신(절반 롤 업, 다리를 굽힌 상태, 앉은 자세에서 롤 다운)

롤링 라이커 볼 (Rolling Like a Ball)

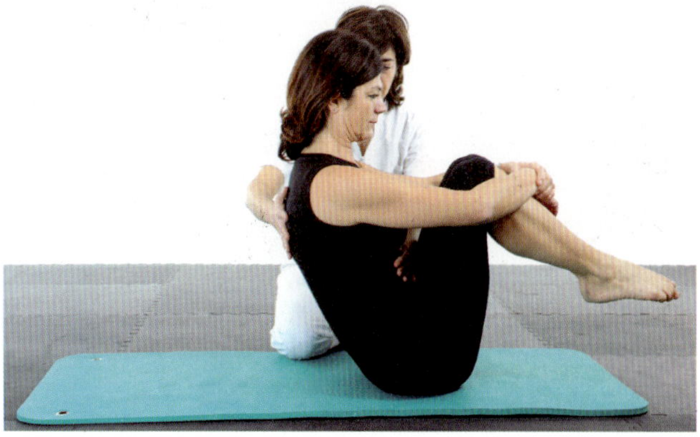

1. 궁둥뼈거친면으로만 앉은 자세에서 체중의 균형을 잡고 목과 척추를 굽힘하여 "C"자로 만든다. 무릎관절과 엉덩관절을 굽힘하여, 다리를 바닥으로부터 들어올린다. 이때 다리를 모으고 발목을 발바닥굽힘한다. 어깨뼈를 안정화시키고, 손으로 정강이 위쪽을 잡고 다리를 감싸 안는다.

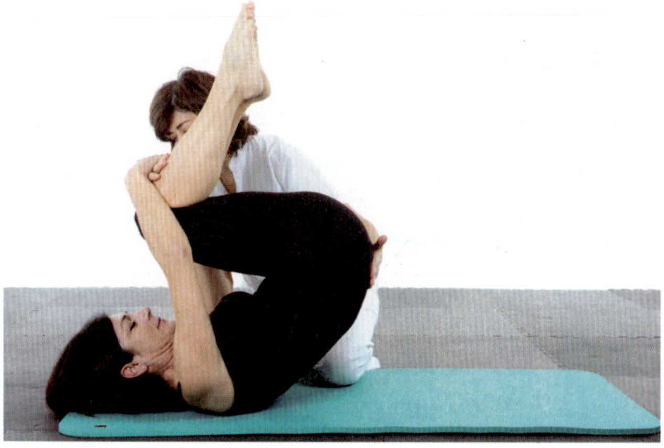

2. 척추를 "C"자 모양으로 유지하고 **들이쉬며**, 깊은 배근육의 수축을 활성화하여, 균형을 무너뜨리고 위쪽 등뼈가 바닥에 닿을 때까지 뒤쪽으로 먼저 구른다.

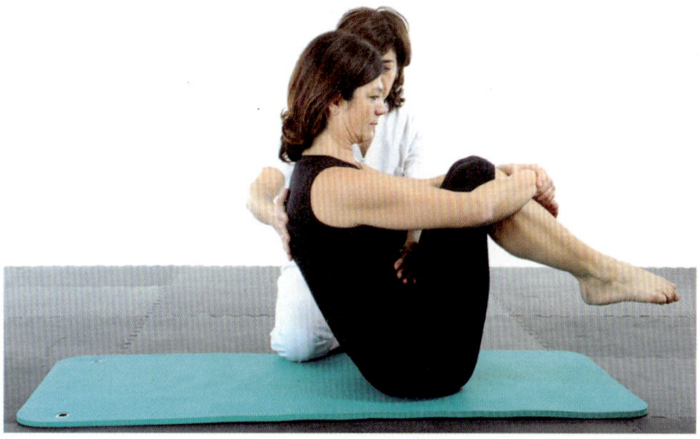

3. 척추를 "C"자 모양으로 유지하고 **내쉬면서**, 시작 자세로 되돌아올 때까지 앞쪽으로 구른다.

8-10회 반복

여러분은 계속 흔들거리는 흔들의자와 같다

진전

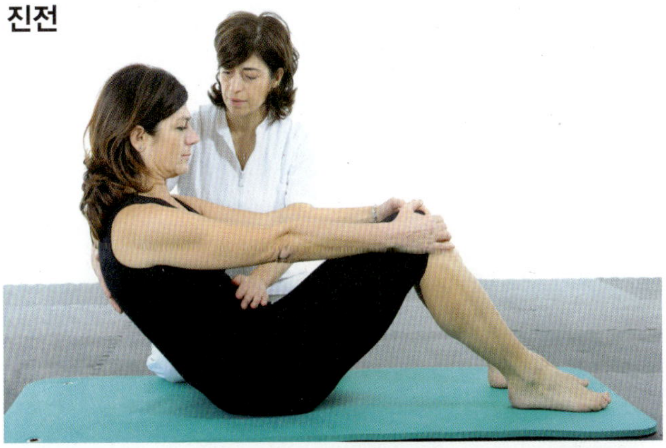

1 번째 : 발을 바닥에 붙인 상태에서, 배근육을 수축한다.

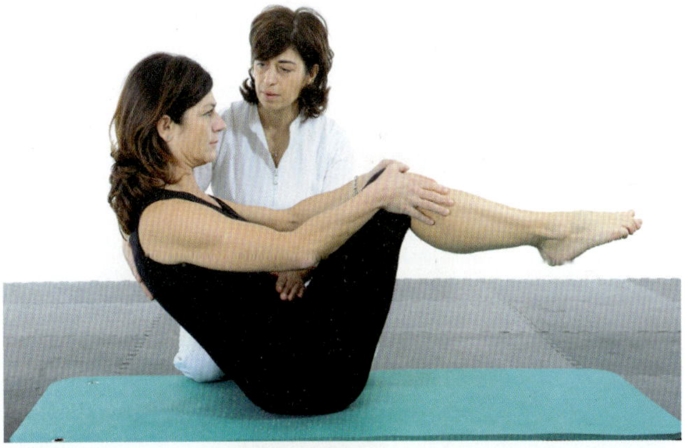

2 번째 : 발을 바닥에서 올리고, 골반으로 균형을 잡는다.

주요 목적

코어 안정화와 굽힘 시 척추 안정화, 굽힘 동안 HTN의 통합, 팔이음뼈의 안정화, 굽힘/폄 동안의 척추 가동, 코어 안정화와 골반과 팔이음뼈의 통합

진전

1 번째 : 발을 바닥에 붙이고, 양손으로 무릎을 잡으면서, 배근육을 수축하여 구르기를 시작한다. 골반의 뒤쪽 움직임을 이해하고, 전체 움직임을 시작하기 전에 척추를 가동시키고자 할 때 이 방법을 사용한다.

2 번째 : 골반으로 균형 잡기: 다리를 90° 로 굽힘하고, 양손으로 무릎을 잡은 후, 발을 바닥으로 들어올린다. 이때 다리를 약간 벌린다: 구르기 전에 골반 위치의 균형 조절에 대한 자각을 위해 이 방법을 사용한다.

3 번째 : 최종 형태

변형

1. **호흡 :** 뒤쪽으로 구를 때 내쉰다. 들이쉴 때 등뼈 차단을 가진 사람이나 들이쉴 때 어깨를 올림하는 사람의 척추 굽힘을 촉진하기 위해 이 방법을 사용한다.

노트

- 머리나 어깨로 움직임을 시작하지 않고, 원래 자세로 돌아올 때 다리를 사용하지 않는다(밀지 않는다).
- 목뼈까지 구르지 않고, 머리가 바닥에 닿지 않도록 한다.
- 구르기를 할 때 목을 과도하게 굽힘하지 않는다.
- 어깨를 이완한다.

치료사

치료사는 환자의 측면에 위치한다 : 율동을 제공하고 구르기를 돕는다. 최종 단계를 체크하고, 척추의 C자 모양을 조절한다.

통합

이 운동은 주로 다음을 활성화시킨다 :

- **깊은 코어 안정근 :** 배가로근과 골반바닥근, 가로막과 깊은 척추 안정근.
- **전체 안정근과 전체 가동근 :** 배곧은근과 배빗근, 어깨뼈 안정근

잘못된 운동 방법

- 뒤쪽으로 구르기를 시작할 때 목을 편다.
- 구르기를 할 때, 어깨를 올리거나 어깨뼈를 과도하게 내민다.
- 척추 굽힘을 유지할 때, 머리를 과도하게 굽히거나 내민다.
- 몸통을 들어올릴 때, 머리를 과도하게 굽히거나 내민다.
- 흔들거리는 움직임을 돌아올 때, 골반을 앞쪽경사 시킨다.
- 흔들거림을 할 때, 엉덩관절을 과도하게 굽힌다.
- 발의 뒤침이 일어난다.

주요 적응증/금기증/주의사항

적응증 : 척추 기능 재교육, 자세 재교육, 다발성 경화증
금기증 : 굽힘 시 통증, 골다공증, 임신, 척추원반 탈출증, 등뼈의 과도한 뒤굽음
주의사항 : 파킨슨병

물개 (Seal)

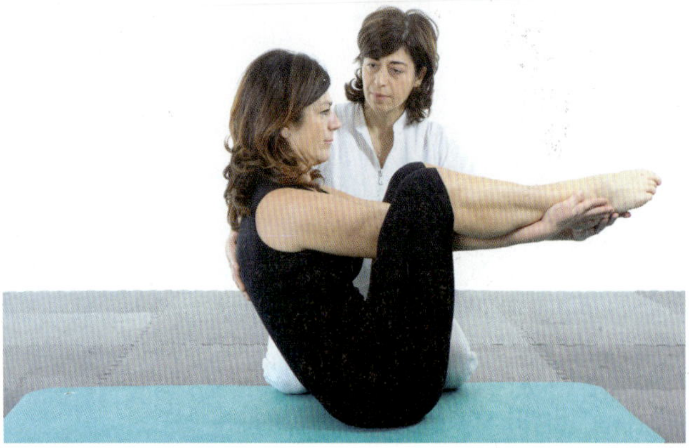

1. 궁둥뼈거친면으로만 앉은 자세에서 체중의 균형을 잡고 머리와 척추를 굽힘하여 "C"자로 만든다. 무릎관절과 엉덩관절을 굽힘하여, 다리를 바닥으로부터 들어올린다. 다리를 약간 가쪽돌림과 벌림하고, 발목을 발바닥굽힘한다. 양발의 안쪽면이 서로 닿도록 한다. 어깨뼈를 안정화시키고, 손을 종아리의 안쪽으로 집어넣고 발의 가쪽면을 잡는다.

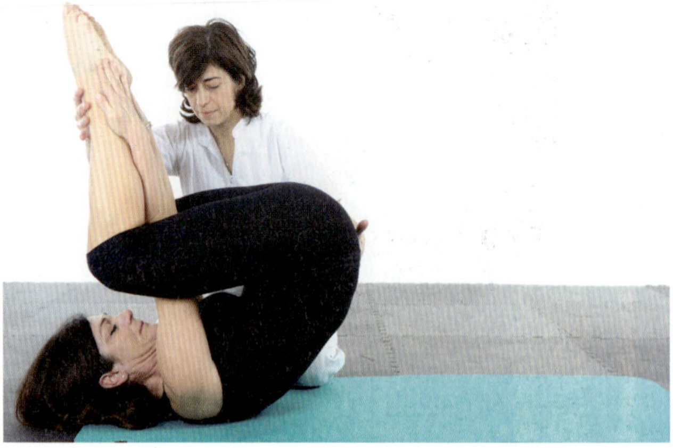

2. 척추를 "C"자 모양으로 유지하고 **들이쉬며**, 깊은 배근육을 강하게 수축하여 위쪽 등뼈가 바닥에 닿을 때까지 뒤쪽으로 먼저 구른다. 그 자세로 균형을 유지하고, 발바닥으로 3번 박수친다.

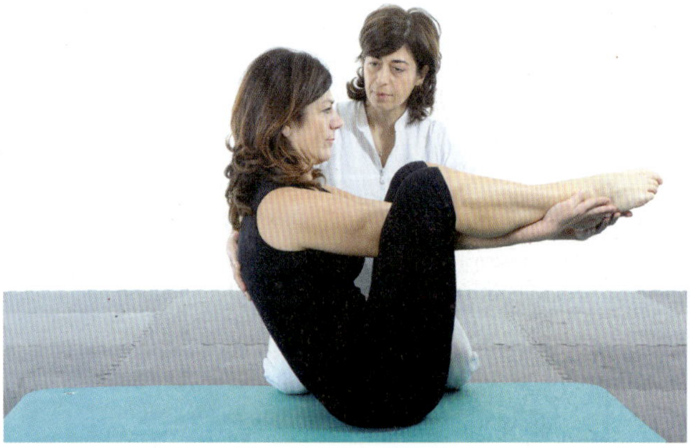

3. 척추를 "C"자 모양으로 유지하고 **내쉬면서**, 시작 자세로 되돌아올 때까지 앞쪽으로 구른다.
그 자세로 균형을 유지하고, 발바닥으로 3번 박수친다.

8-10회 반복

여러분은 지느러미로 박수를 치는 물개와 같다

진전 (Progressions)

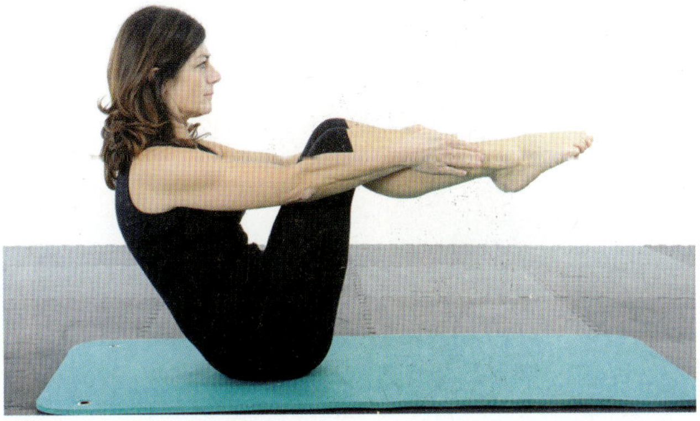

1 번째 : 손으로 종아리의 바깥면을 잡는다.

주요 목적

코어 안정화와 굽힘 시 척추 안정화, 굽힘 동안 HTN의 통합, 팔이음뼈의 안정화, 굽힘/폄 동안의 척추 가동, 코어 안정화, 골반과 어깨뼈의 균형

진전

1 번째 : 팔을 다리 바깥쪽에 배치한다: 어깨 병리를 가진 환자나 뻣뻣함이나 통증이 있는 환자에게 이 방법을 이용한다.
2 번째 : 팔을 다리 안쪽에 배치한다: 발바닥으로 한 번 박수치는 것으로 시작하여, 점진적으로 3번 박수칠 때까지 진전한다.

노트

- 머리부터 움직임을 시작하지 않는다.
- 앞쪽으로 돌아올 때 다리를 밀지 않는다.
- 목뼈까지 구르지 않는다.
- 머리가 지면에 닿지 않도록 한다.
- 구르기를 할 때 머리를 과도하게 굽힘하지 않는다.
- 어깨를 이완한다.

치료사

치료사는 환자의 측면에 위치한다: 율동을 제공하고 구르기를 돕는다. 최종 단계를 체크하고, 척추의 C자 모양을 조절한다.

통합

이 운동은 주로 다음을 활성화시킨다 :

- **깊은 코어 안정근 :** 배가로근, 골반바닥근, 깊은 척추 안정근, 가로막.
- **전체 안정근과 전체 가동근 :** 배곧은근과 배빗근, 엉덩관절의 가쪽돌림근과 모음근; 어깨뼈 안정근

잘못된 운동 방법

- 뒤쪽으로 구르기를 시작할 때 목을 편다.
- 구르기를 할 때, 어깨를 올림하나 어깨뼈를 과도하게 내밈한다.
- 뒤쪽으로 구르기를 할 때, 머리를 과도하게 굽힘하거나 내밈한다.
- 흔들기로부터 돌아올 때, 골반을 앞쪽경사시킨다.
- 구르기를 할 때, 무릎관절을 과도하게 굽힘한다.
- 발의 뒤침이 일어난다.

주요 적응증/금기증/주의사항

적응증 : 척추 기능 재교육, 자세 재교육, 다발성 경화증
금기증 : 골다공증, 임신, 척추원반 탈출증, 굽힘 시의 통증 증가, 등뼈의 과도한 뒤굽음
주의사항 : 파킨슨병(골반으로 균형 잡기, 발과의 협응)

스파인 스트레치 (Spine Stretch)

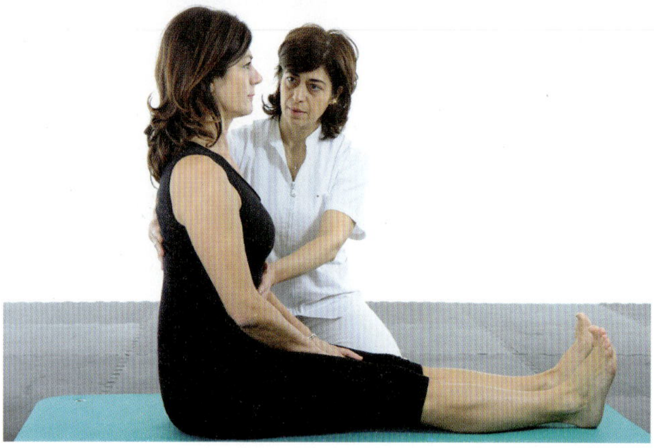

1. 앉은 자세에서 양팔을 이완하고 골반과 척추의 중립위를 찾는다. 다리를 엉덩관절 넓이보다 약간 더 넓게 벌린 후, 앞으로 쭉 뻗는다. 이때 발목을 발등굽힘한다.
이 자세에서 **들이쉬고**, 척추를 곧게 축성 신장(axial stretch)한다.

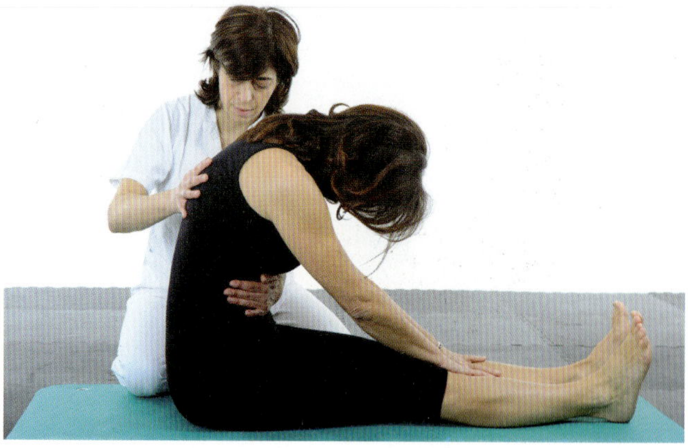

2. **내쉬면서**, 머리와 전체 척추를 하나하나씩 점진적으로 굽힌다. 이때 골반을 수직 자세로 유지한다. 양팔을 이완한 채 앞쪽으로 활주하면서 몸통을 굽힌다. **들이쉬며** 갈비뼈를 가쪽과 앞쪽으로 확장한다. 이 자세를 유지한 채, 배근육을 수축한다.

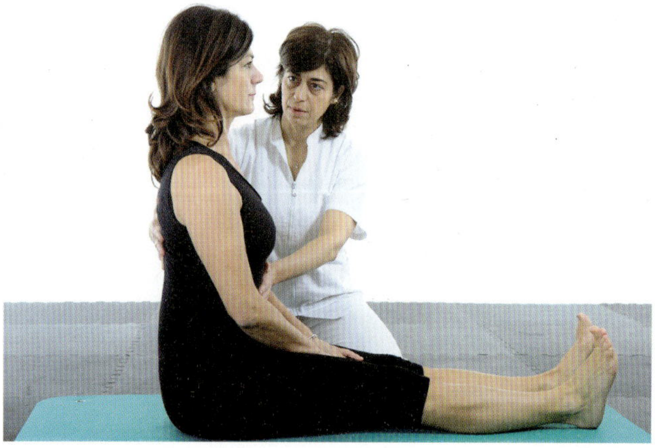

3. **내쉬면서**, 골반부터 시작하여 척추를 하나하나씩 펴면서 머리가 똑바른 자세를 취할 때까지 시작 자세로 되돌아온다.

3-5회 반복

테라스 난간을 굽어 보듯이 여러분의 몸통을 앞쪽으로 기울인다

변형 (Variations)

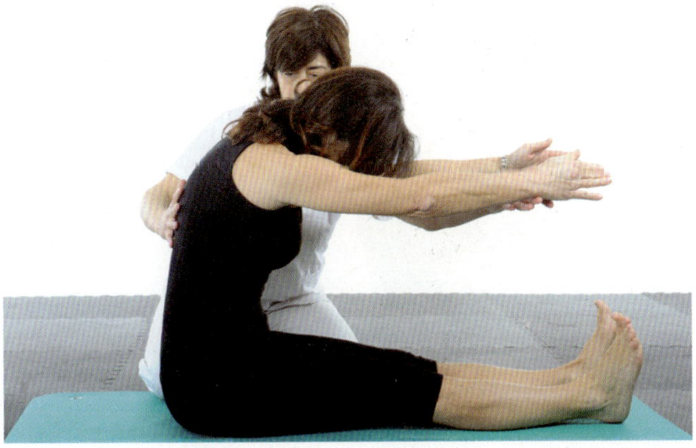

3. 양팔을 매트와 평행되게 앞쪽으로 들어올린다.

주요 목적

앉은 자세에서의 코어 안정화, 굽힘/폄 동안 HTN의 조직화, 팔이음뼈의 안정화, 굽힘/폄의 등뼈 가동, 앉은 자세에서의 코어 안정화와 몸통의 굽힘/폄의 통합.

진전

1 번째 : 높은 곳에 앉아서, 다리와 팔을 굽힌다: 허리가 뻣뻣한 사람이나 뒤넙다리근이나 엉덩관절 굽힘근이 단축된 사람을 위해 이 방법을 사용한다.
2 번째 : 높은 곳에 앉아서, 다리와 팔을 굽힌다.
3 번째 : 최종 형태

변형

1. 등을 벽이나 파트너에 기대고 앉는다: 올바른 척추 가동을 자각하기 위해 이 방법을 이용한다.
2. 척추를 중립위로 하고, 엉덩관절을 완전하게 굽힌다.
3. 전체 운동 동안 양팔을 매트와 평행하게 들어올린다.

노트

- 어깨를 들어올리지 않는다.
- 골반을 고정하는 동안, 척추를 앞쪽으로 신장한다.
- 등뼈가 다리로부터 멀어져서는 안 된다.
- 움직임이 숙달되면, 양팔을 평행하게 올린 상태에서 운동을 수행한다.

치료사

환자 뒤에 서서, 골반을 유지하고, 몸통 굽힘과 반대 쪽 방향으로 골반을 당김한다.

환자 측면에 위치한다 : 몸통이 다리를 포기하는지를 체크하고, 배근육 수축도 체크한다; 어깨 자세와 어깨뼈 안정화를 체크한다.

통합

이 운동은 주로 다음을 활성화시킨다 :

- **깊은 코어 안정근 :** 배가로근, 골반바닥근, 깊은 척추 안정근, 가로막.
- **전체 안정근과 전체 가동근 :** 배곧은근과 배빗근, 척추 폄근, 어깨뼈 안정근

잘못된 운동 방법

- 등뼈 굽힘 시 어깨를 올림하거나 어깨뼈를 과도하게 내밈한다.
- 등뼈 굽힘 시 머리를 과도하게 굽힘하거나 내밈한다.
- 불충분한 등뼈 굽힘
- 발의 뒤침이 일어난다.

주요 적응증/금기증/주의사항

적응증 : 척추 기능 재교육, 자세 재교육, 다발성 경화증, 하지마비.
금기증 : 골다공증, 굽힘 시 통증 증가
주의사항 : 파킨슨병(양팔을 들어올려 길게 신장한다.), 임신(다리를 벌림하고 굽힘한다.)

쏘우 (Saw)

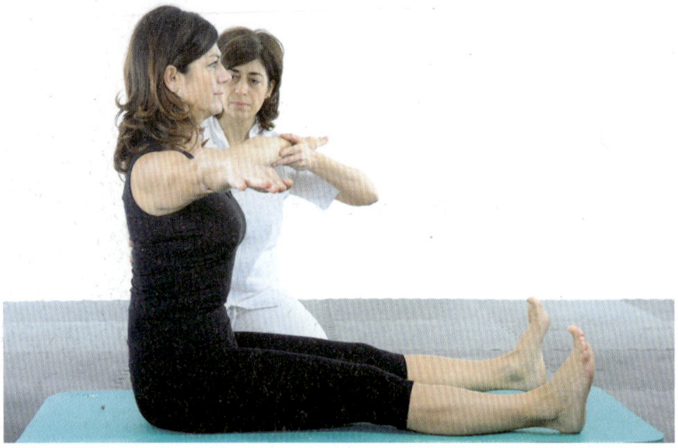

1. 앉은 자세를 취하고, 골반과 척추의 중립위를 찾는다. 다리를 엉덩관절 넓이보다 약간 더 넓게 벌리고, 다리를 쭉 뻗은 후 발목을 발등굽힘한다. 어깨뼈를 고정하고, 손바닥을 엎침한 채 양팔을 가쪽으로 벌림한다.

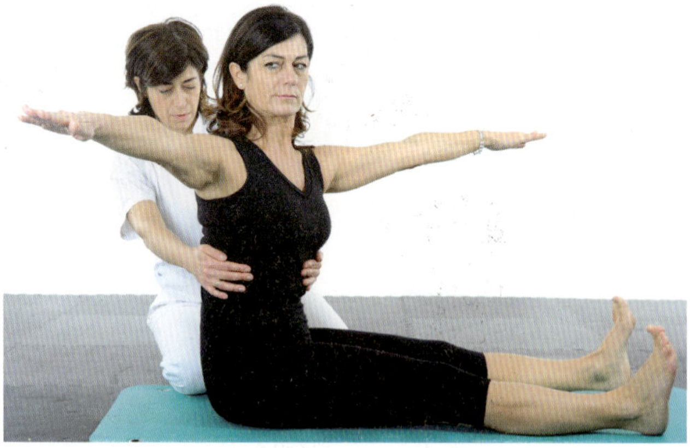

2. **들이쉬며**, 척추의 축성 신장을 수행한 후, 등뼈를 돌림한다. 이때 골반을 고정하고, 양팔의 벌림을 유지한다.

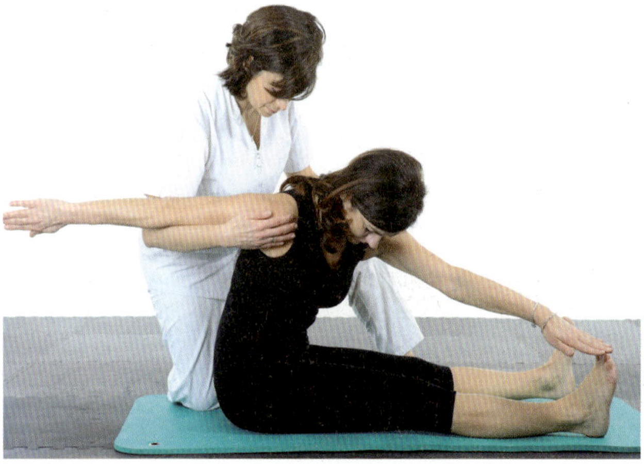

3. **내쉬면서**, 머리에서부터 척추뼈를 하나하나씩 굽힘하여, 여러분의 새끼손가락을 반대 쪽 새끼발가락에 닿게 한다. 이때 다른 팔은 뒤쪽으로 뻗는다.

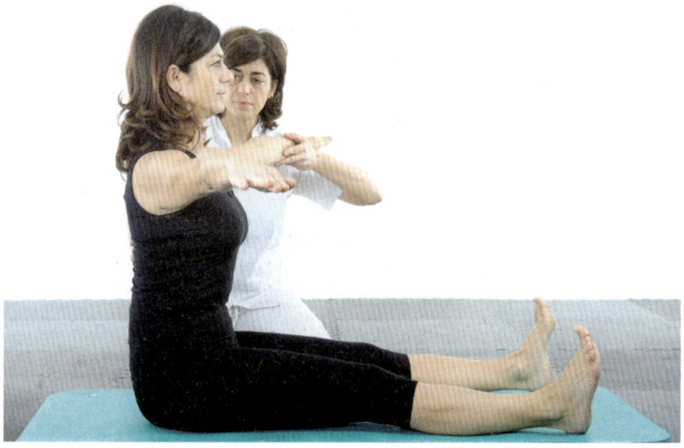

4. **들이쉬고**, 척추를 돌림과 폄하면서 시작 자세로 되돌아 온다. 골반에서 머리쪽으로 척추뼈를 하나하나씩 돌림한다.

좌 · 우 각각 3-5회 반복

여러분의 몸통은 해변에서 부서지기 직전에 솟아 올리는 파도의 능선과 같다

주요 목적

앉은 자세에서의 코어 안정화, 굽힘/폄/돌림 동안 HTN의 조직화, 팔이음뼈의 안정화, 굽힘/폄/돌림의 척추 가동, 앉은 자세에서의 코어 안정화와 몸통과 팔의 굽힘/폄/돌림의 통합.

진전

1 번째 : 다리를 굽힘하고 팔을 내림한 상태로 지지물 위에 앉는다.
2 번째 : 다리를 뻗고 팔을 내림한 상태로 지지물 위에 앉는다.
3 번째 : 다리를 뻗고 팔을 올림한 상태로 지지물 위에 앉는다.
4 번째 : 최종 형태

노트

- 어깨를 올림하거나 긴장하지 않고, 몸통을 굽힘하는 동안 어깨뼈를 고정한다.
- 볼기근육을 들어올리지 않는다.
- 돌림할 때 반대 쪽 다리를 앞쪽으로 신장하지 않도록 주의한다.
- 만약 다리의 신장이 과도하면, 무릎을 약간 굽힘하거나, 딱딱한 지지물 위에 앉는다.

치료사

환자 측면에 위치한다: 환자 팔을 잡고, ***견인을 강조하기 위해 당김한다:*** 어깨 위치와 어깨 고정을 체크하고, 머리를 바르게 교정하고, 몸통이 다리에서 멀어지는 지와 배근육의 수축을 체크한다.

환자의 뒤쪽에 위치한다: 가슴우리바닥을 잡고, 척추의 돌림을 돕는다.

통합

이 운동은 주로 다음을 활성화시킨다 :

- **깊은 코어 안정근 :** 배가로근과 골반바닥근, 가로막, 뭇갈래근 및 깊은 척추 안정근.
- **전체 안정근과 전체 가동근 :** 배곧은근과 배빗근, 척추 폄근, 어깨뼈 안정근

잘못된 운동 방법

- 몸통 돌림 대신에, 팔을 과도하게 벌림/모음한다.
- 자세를 유지하거나 운동을 할 때, 어깨를 올림하거나 어깨뼈를 과도하게 내밈한다.
- 돌림과 같은 방향으로 같은 쪽 다리를 뒤쪽으로 움직이면서 골반을 돌림한다.
- 발의 뒤침이 일어난다.

주요 적응증/금기증/주의사항

적응증 : 척추 기능 재교육, 자세 재교육, 다발성 경화증, 하지마비.
금기증 : 골다공증, 돌림과 굽힘 시 통증
주의사항 : LBP(지지물에 앉은 자세), 임신(제한된 굽힘으로 지지물에 앉은 자세), 파킨슨병(길게 신장)

스파인 트위스트 (Spine Twist)

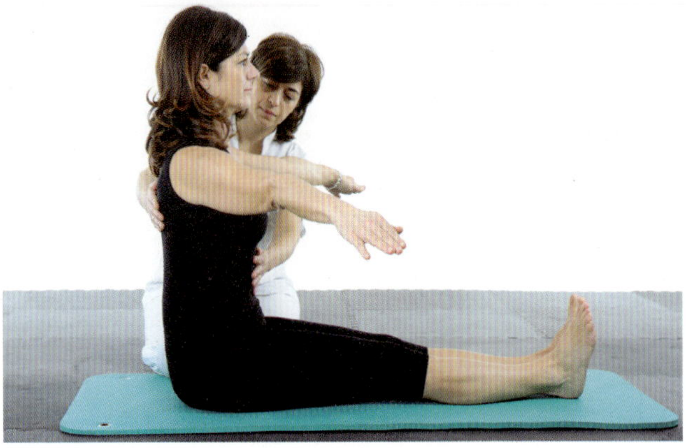

1. 앉은 자세를 취하고, 골반과 척추의 중립위를 찾는다. 다리를 모음하여 쭉 뻗은 후, 발목을 발등굽힘한다. 어깨뼈를 고정하고, 손바닥을 엎침한 채 양팔을 가쪽으로 벌림한다.
들이쉬며, 척추뼈의 축성 신장을 수행한다.

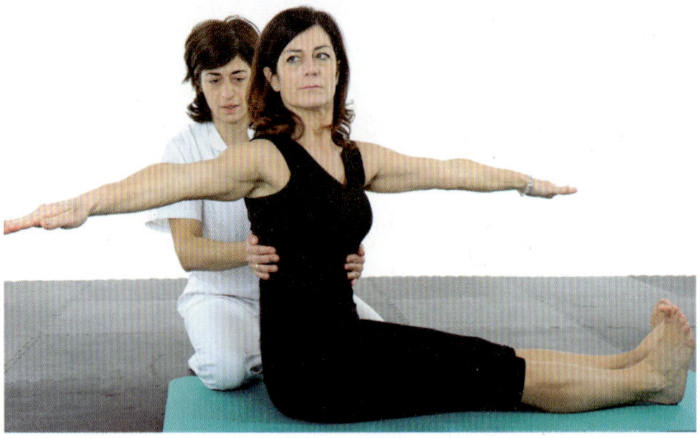

2. **3회 내쉬면서**, 척추를 돌림한다. 첫 번째 호흡 때 돌림을 하고, 2 번째와 3 번째 호흡 때는 돌림을 조금 더 증가시킨다.

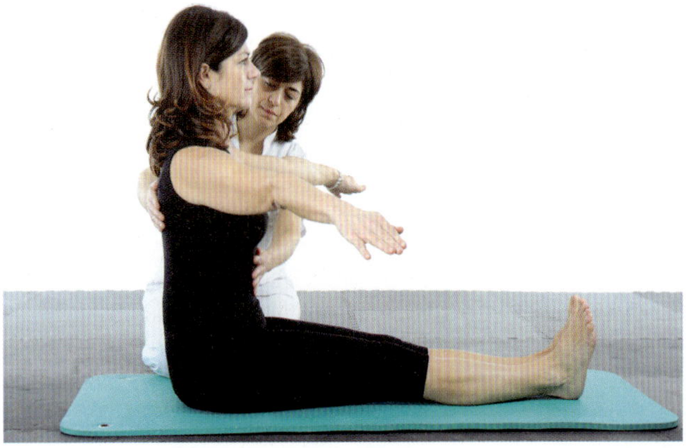

3. **들이쉬며**, 시작 자세로 돌아올 때 척추의 축성 신장을 수행한다.

좌 · 우 각각 3-5회 반복

물걸레를 쥐어짜듯이, 척추를 "비튼다"

변형 (Variations)

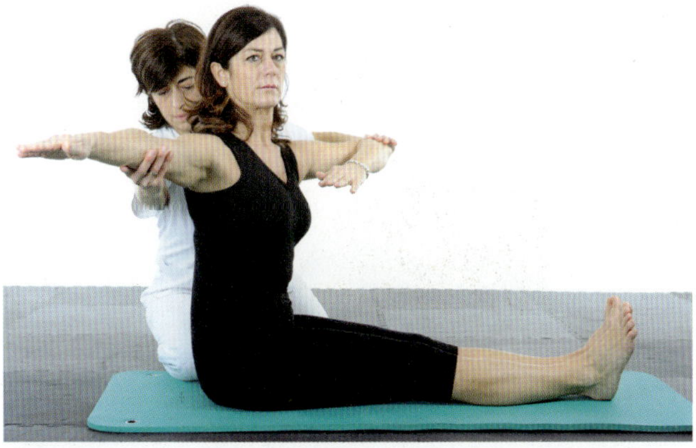

1. 팔꿈치를 굽힘하면서 돌림한다.

주요 목적

앉은 자세에서의 코어 안정화, 굽힘/폄 동안 HTN의 조직화, 팔이음뼈의 안정화, 굽힘/폄의 척추 가동, 앉은 자세의 코어 안정화와 몸통의 굽힘/폄의 통합.

진전

1 번째 : 다리를 굽힘과 벌림하고, 팔을 가슴에 배치한 상태로 높은 지지물 위에 앉는다.
2 번째 : 다리를 폄과 벌림하고, 팔을 가슴에 배치한 상태로 높은 지지물 위에 앉는다.
3 번째 : 다리를 폄과 모음하고, 팔을 내린 상태로 높은 지지물 위에 앉는다.
4 번째 : 최종 형태

변형

1. 팔꿈치를 굽힘하고 돌림한다.

노트

- 돌릴 때 어깨의 뒤쪽 부위가 앞쪽을 향하지 않도록 한다.
- 양쪽 발꿈치를 함께 붙인 상태로, 발꿈치를 정렬한다.
- 돌림을 할 때, 엉덩이가 앞쪽으로 향하지 않도록 한다.
- 매번 깊게 숨을 내쉰다.
- 바운딩 운동을 할 때 비틀림을 일으키지 않는다.

치료사

환자 뒤에 위치한다 : 양팔이 그대로 유지되어 있는지를 체크하고, 가슴우리를 잡고서 돌림하는데 도움을 준다. 움직임을 할 때, 호흡 자각을 체크한다.

통합

이 운동은 주로 다음을 활성화시킨다 :

- **깊은 코어 안정근 :** 배가로근, 골반바닥근, 가로막과 뭇갈래근.
- **전체 안정근과 전체 가동근 :** 배바깥빗근과 반대 쪽 배속빗근, 어깨뼈 안정근

잘못된 운동 방법

- 몸통을 돌림하지 않고, 팔을 과도하게 벌림/모음을 한다.
- 자세를 유지하거나 운동을 할 때, 어깨를 올림하거나 어깨뼈를 과도하게 내밈한다.
- 돌림하는 방향으로 같은 쪽 다리를 뒤쪽으로 움직이면서 골반을 돌림한다.
- 발의 뒤침이 일어난다.

주요 적응증/금기증/주의사항

적응증 : 척추 기능 재교육, 자세 재교육, 다발성 경화증, 하지마비.
금기증 : 골다공증, 돌림 시 통증 증가
주의사항 : 임신(1번 비틀기만), 파킨슨병(교대로 팔꿈치 굽힘), LBP(굽힘된 다리를 벌림함)

머메이드 (Mermaid)

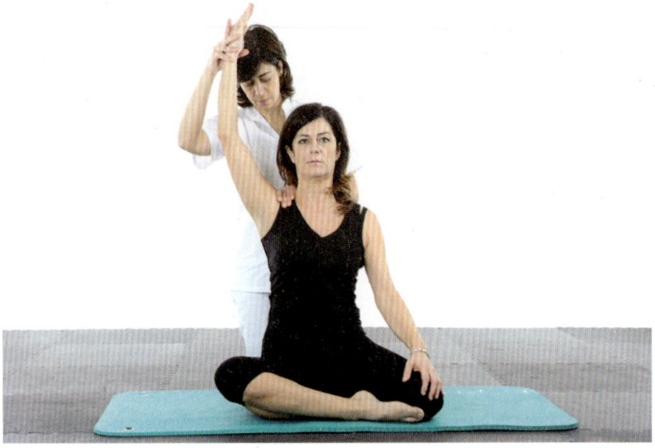

1. 앉은 자세에서 골반과 척추의 중립위를 찾는다. 만자무늬자세(swastika position)로 양쪽 다리를 굽힌다. 어깨뼈를 고정하고 한 팔을 머리 위로 들어올린다.
들이쉬며, 척추의 축성 신장을 수행한다.

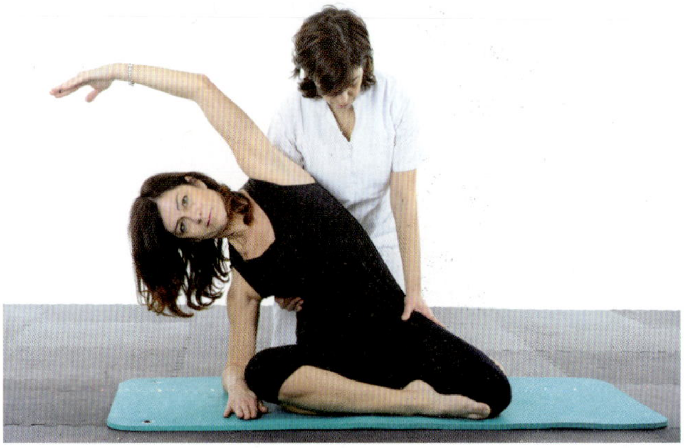

2. **내쉬면서**, 바닥에 놓인 손 쪽으로 몸통을 옆굽힘한다. 반대 쪽 팔을 머리 위로 들어올린다.

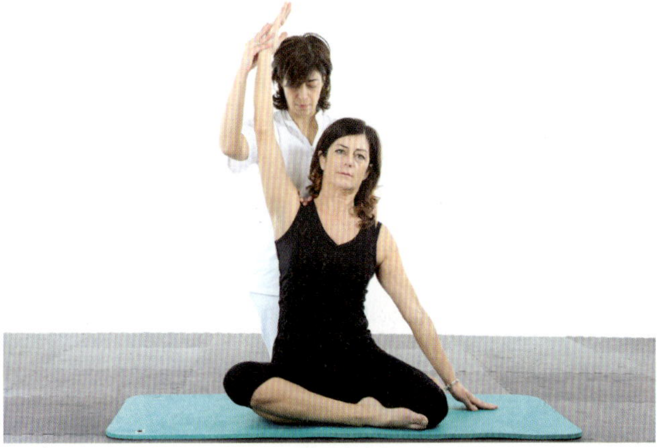

3. **들이쉬며**, 앉은 자세로 되돌아오고, 척추를 축성으로 신장한다.

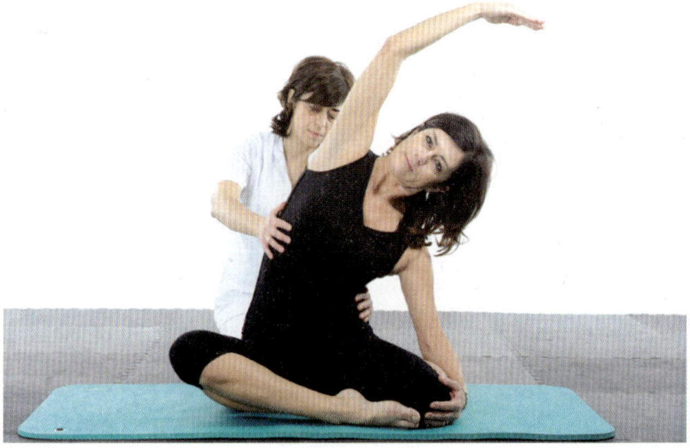

4. **내쉬면서** 반대 쪽으로 옆굽힘한다.
들이쉬며 척추를 축성 신장하고, 시작 자세로 돌아온다.

좌 · 우 각각 2-3회 반복

여러분은 물의 흐름에 따라 흔들리는 물 속의 식물과 같다

주요 목적

앉은 자세에서의 코어 안정화, 옆굽힘/폄 동안 HTN의 조직화, 팔이음뼈의 안정화, 옆굽힘/폄의 척추 가동, 앉은 자세에서의 코어 안정화와 몸통의 옆굽힘/폄과 팔의 모음/벌림의 통합.

진전

1 번째 : 앉은 자세

2 번째 : 최종 형태

노트

- 머리를 정렬하여 전방을 쳐다본다.
- 전체 운동을 하는 동안 척추의 신장을 유지한다.
- 어깨뼈를 고정하고, 어깨와 목을 이완한다.

치료사

환자 뒤에 위치한다 : 움직임을 통해 호흡을 강조하고, 골반 안정화를 돕고, 머리와 어깨의 위치를 체크한다.

통합

이 운동은 주로 다음을 활성화시킨다 :

- **깊은 코어 안정근 :** 배가로근, 골반바닥근, 가로막, 깊은 척추 안정근.
- **전체 안정근과 전체 가동근 :** 척추 옆굽힘근, 어깨뼈 안정근

잘못된 운동 방법

- 자세 유지와 움직임 동안에 어깨를 올림한다.
- 몸통 굽힘 동안, 과도한 머리의 가쪽 경사와 돌림이 일어난다.
- 옆굽힘 대신에 몸통의 가쪽 경사가 일어난다.
- 굽힘 시 반대 쪽 궁둥뼈거친면을 들어올린다.
- 지지하는 팔을 앞쪽이나 뒤쪽으로 지지한다.

주요 적응증/금기증/주의사항

적응증 : 척추 기능 재교육, 어깨 기능 재교육, 자세 재교육, 다발성 경화증, 하지마비, 임신.

금기증 : 무릎관절의 인대/반달판 병리

주의사항 : 파킨슨병(의자에 앉아서), 골다공증(의자에 앉아서, 가슴우리를 가동하기 위해 호흡을 하면서 약간 굽힘한다.)

초급 매트 운동

엎드린 자세에서의 진전

Basic Matwork

Progressions in Prone

엎드린 자세의 자각을 위한 운동 (Exercises for awareness in Prone)

엎드린 자세 (Prone lying)

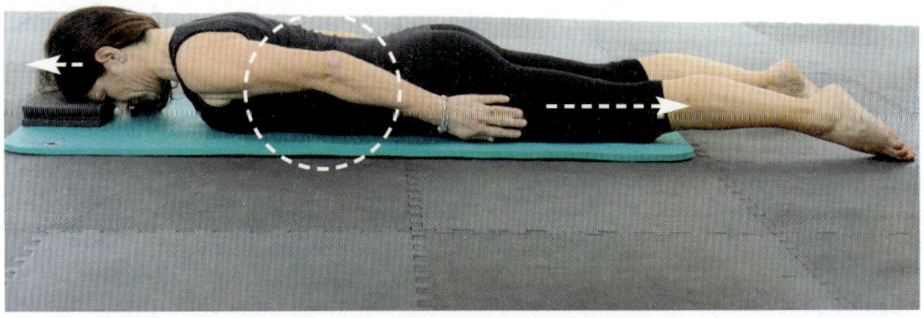

1. 엎드린 자세에서 이마를 양손 위에 배치하고, 어깨를 이완한다 (사진은 옆 모습을 잘 보여주기 위해 팔을 내리고 있는 상태이다). 양쪽 다리를 평행하게 엉덩관절 넓이 만큼 벌리고 약간 외회전 한다.
내쉬면서 척추를 축성 신장시키고, 배 밑에 공간이 생길만큼 배꼽을 척추 쪽으로 당겨 배가로근을 수축한다. 이때 골반바닥근을 함께 수축한다. 척추와 골반의 중립위를 찾는다.

2. **들이쉬며** 몸을 이완한다.

5회 반복

주요 목적

중립위를 확인하고 유지하는 능력을 평가한다. 배가로근과 골반바닥근의 수축을 인지하고 수행하는 능력을 평가한다. 배가로근과 골반바닥근을 활성화하여 갈비 호흡을 인지하고 수행하는 능력을 평가한다.

관찰

- 평상 시 환자 자세(환자가 "인지하는 중립위")를 확인한다.
- 환자의 안정화를 관찰한다.
- 배가로근/골반바닥근과 호흡의 협응 능력을 확인한다.
- 자세를 유지하는데 제한이 있는지를 확인한다.
- 중립위나 보상 자세에서 골반과 다른 신체 부위의 올바른 통합이 있는지를 관찰하고, 중립위에서 나타나는 자세 변화나 부가적인 움직임을 관찰한다.
- 운동(통증이 있는 방향 쪽으로)을 하는 동안 통증이 나타나는지를 확인한다.

노트

척추 중립위를 의식적으로 자각하고, 허리뼈 앞굽음을 변화시키지 않고 골반을 안정화시키는 회음바닥과 배가로근의 수축을 느낀다.

- 허리 부위에 개미들이 지나갈 수 있을 만큼의 작은 공간을 만들어내기 위해 배가로근을 수축한다.
- 볼기 주름이 수축하도록 엉덩관절의 움직임에 집중한다.
- 골반을 뒤쪽으로 경사하지 않는다.
- 볼기 근육을 수축하지 않는다.
- 어깨와 목 근육의 이완을 유지한다.
- 골반바닥근(PF)의 선택적 수축을 자각하기 위해 볼기 주름 바닥에 소프트 볼이나 테니스 공을 배치한다.

올바른 어깨뼈 위치의 인지 (Perception of the Correct Scapular Position)

엎드린 자세에서 한쪽 어깨뼈의 위치 (One scapula position in prone)

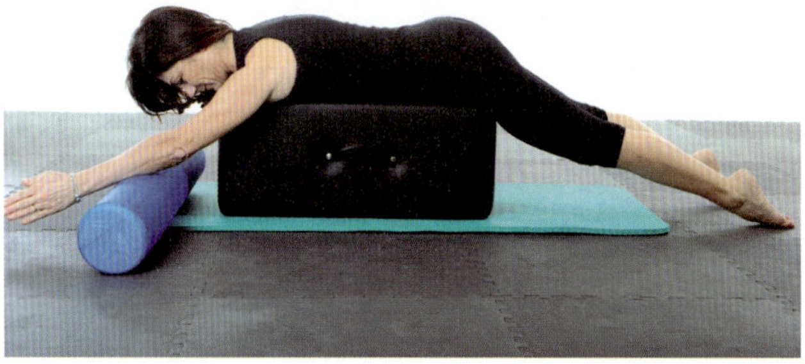

1. 상자 위에 엎드린 후, 골반과 척추의 중립위를 찾는다. 한쪽 팔을 머리 위로 벌림한 후, 그 손을 폼 롤러 위에 배치한다.

2. **들이쉬고**, 어깨뼈를 머리 쪽으로 활주하면서 폼 롤러를 앞쪽으로 움직인다.

내쉬고, 어깨뼈를 발 쪽으로 활주하면서 폼 롤러를 뒤쪽으로 움직인다.

엎드린 자세에서 어깨뼈 위치 (Scapular position in prone)

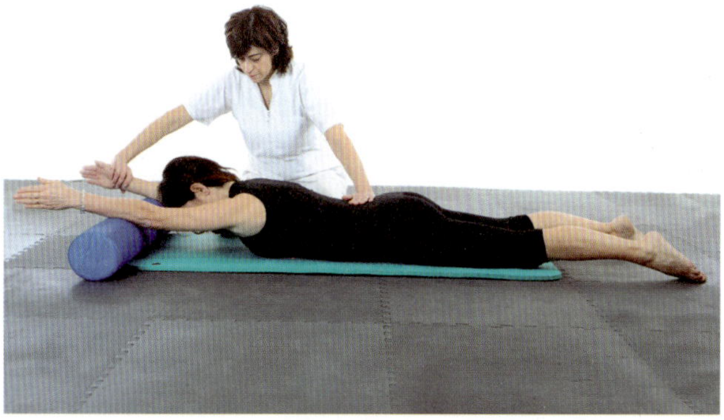

1. 엎드린 자세에서, 골반과 척추의 중립위를 찾는다. 머리와 가슴우리를 일직선으로 정렬하고, 어깨뼈를 고정한다. 이때 다리는 골반보다 약간 넓게 벌리고 약간 외회전하며, 발목을 발바닥굽힘한다. 양팔을 머리 위로 올리고, 아래팔을 폼 롤러 위에 배치한다. 이때 양쪽 손바닥을 서로 마주보게 한다.
이 자세에서 **들이쉰다**.

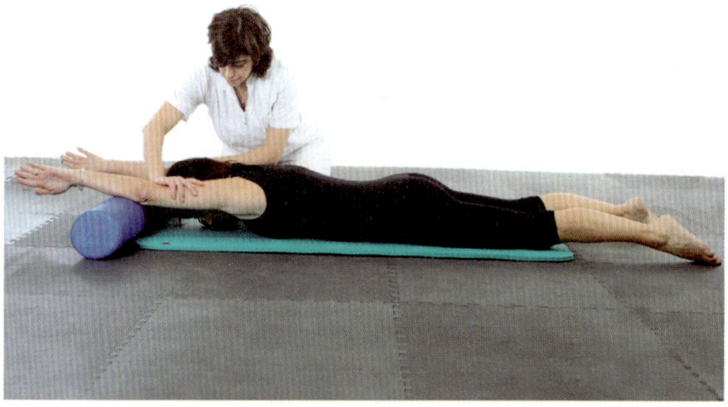

2. **내쉬면서**, 어깨뼈를 머리 쪽으로 활주하면서 앞쪽으로 폼 롤러를 움직인다; 이와 동시에 양쪽 팔을 안쪽돌림하여 손바닥이 바깥쪽을 향하도록 한다.

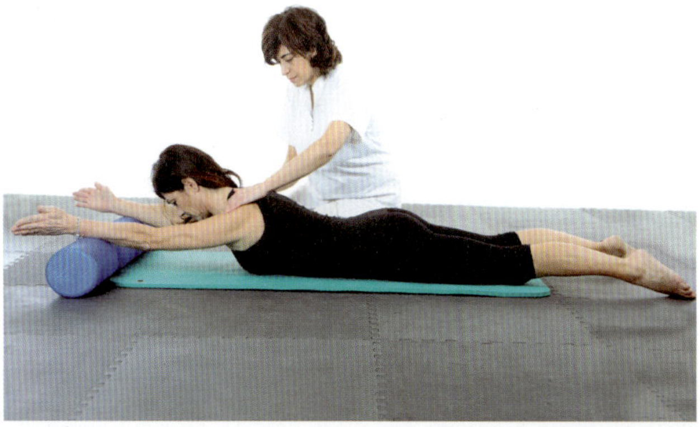

3. **들이쉬고**, 등뼈를 약간 폄하면서 어깨뼈를 발 쪽으로 활주하여 뒤쪽으로 폼 롤러를 움직인다; 이와 동시에 양쪽 팔을 가쪽돌림하여 손바닥이 안쪽을 향하도록 한다.

5회 반복

주요 목적

중립위를 확인하고 유지하는 능력을 평가한다.

관찰

- 환자의 평상 시 어깨뼈 위치(환자가 "인지하는 중립위")를 확인한다.
- 운동 제한을 확인한다.
- 배가로근/골반바닥근과 호흡을 협응하는 능력을 확인한다.
- 운동과 중립위나 보상 자세에서 골반과 다른 신체 부위의 올바른 통합이 있는지를 관찰하고, 운동과 중립위에서 나타나는 자세 변화나 부가적인 움직임을 관찰한다.
- 운동(통증이 있는 방향 쪽으로)을 하는 동안 통증이 나타나는지를 확인한다.

노트

- 운동을 시작하기 전에, 배가로근을 먼저 수축한다.
- 배근육을 수축하여 안쪽으로 당겨진 배를 유지한다.
- 골반을 앞쪽경사하지 않는다.
- 등뼈와 골반의 통합을 유지한다.

스퀴징 (Squeezing)

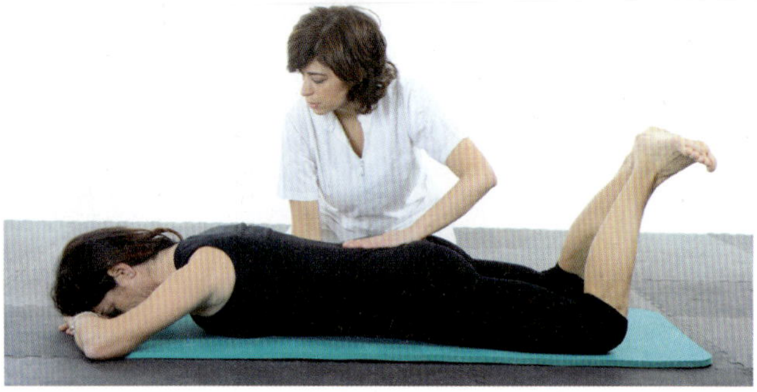

1. 엎드린 자세에서, 골반과 척추의 중립위를 찾는다. 다리를 엉덩관절보다 약간 넓게 벌림하고, 무릎을 90°로 굽힌한다. 그리고 발목을 발등굽힘하고, 양쪽 발꿈치가 서로 닿도록 한다. 어깨를 고정하고, 이마 밑에 양손을 겹쳐서 배치한다.
이 자세에서 **들이쉰다**.

2. **내쉬면서**, 골반을 안정화시키고 한쪽 발꿈치로 다른 쪽 발꿈치를 압박한다. **들이쉬며**, 발꿈치 사이의 긴장을 이완 한다. 이때 발꿈치는 서로 닿아 있어야 한다.

수정 (Modifications)

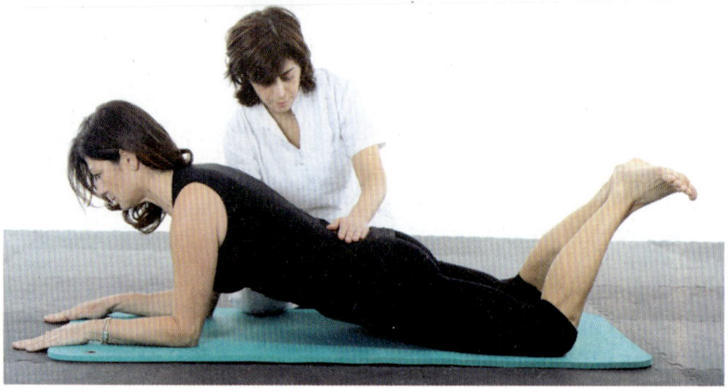

2. 골반을 들어올린다.

각각 8-10회 반복

주요 목적

코어를 안정화하고, HTN 정렬 사이의 통합을 교정하고, 팔이음뼈를 안정화시킨다.

수정

1. 발꿈치 사이에 공을 끼운다 : 양쪽 발꿈치로 서로 압박함으로써, 골반바닥근 수축의 자각을 위해 이 방법을 이용한다.
2. 골반을 들어올린다 : 엎드린 자세에서 중립위를 유지할 수 있는 사람을 위해 이 방법을 이용한다.

노트

- 운동을 시작하기 전에, 배가로근을 먼저 수축한다.
- 배근육을 수축하여 안쪽으로 당겨진 배를 유지한다.
- 골반을 앞쪽경사하지 않는다.
- 등뼈와 골반의 통합을 유지한다.

치료사

환자 옆에 위치한다 : 골반을 안정하게 유지하고, 양쪽 발꿈치를 서로 압박할 수 있는지를 체크한다. 자각을 더욱 증가시키기 위해 한쪽 발꿈치로 다른 쪽 발꿈치를 압박한다.

통합

이 운동은 주로 다음을 활성화시킨다 :

- **깊은 코어 안정근 :** 배가로근, 골반바닥근, 가로막, 뭇갈래근.
- **전체 안정근과 전체 가동근 :** 뒤넙다리근, 큰볼기근, 엉덩관절 가쪽돌림근, 배빗근, 어깨뼈 안정근

잘못된 운동 방법

- 자세를 유지하거나 운동을 할 때, 어깨를 올림한다.
- 발꿈치를 서로 압박할 때 골반을 앞쪽경사하거나 뒤쪽경사한다.
- 발꿈치를 서로 압박할 때 몸통을 굽힘한다.

주요 적응증/금기증/주의사항

적응증 : 골다공증, 파킨슨병, 척추 기능 재교육, 자세 재교육, 다발성 경화증
금기증 : 임신
주의사항 : 허리통증(배 밑에 베개를 배치함)

양쪽 발꿈치로 스펀지를 압박한 후, 스펀지가 떨어지지 않을 만큼 천천히 발꿈치의 힘을 뺀다

노트

싱글 레그 익스텐션 (Single Leg Extension)

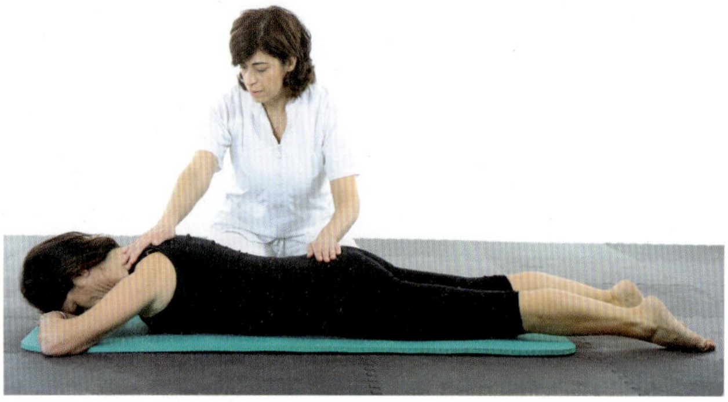

1. 엎드린 자세에서, 골반과 척추의 중립위를 찾는다. 어깨를 고정하고, 이마 밑에 양손을 겹쳐서 배치한다. 다리를 엉덩관절보다 약간 넓게 벌림하고, 엉덩관절을 약간 외회전하고 발목을 발바닥굽힘한다. 이 자세에서 **들이쉰다**.

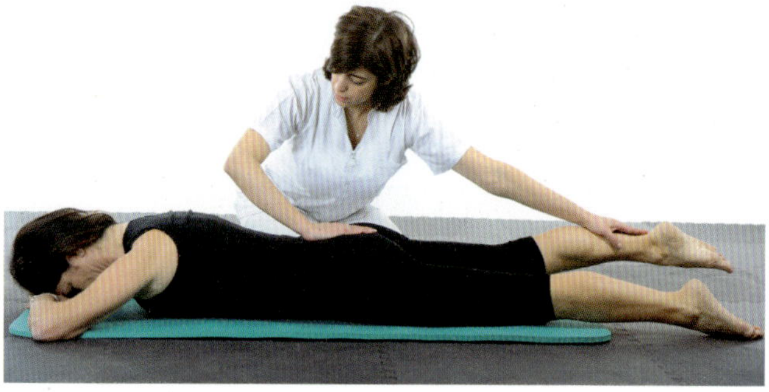

2. **내쉬면서**, 골반을 안정화하고, 지면 바닥과 거의 평행하도록 한쪽 다리를 들어올린다.

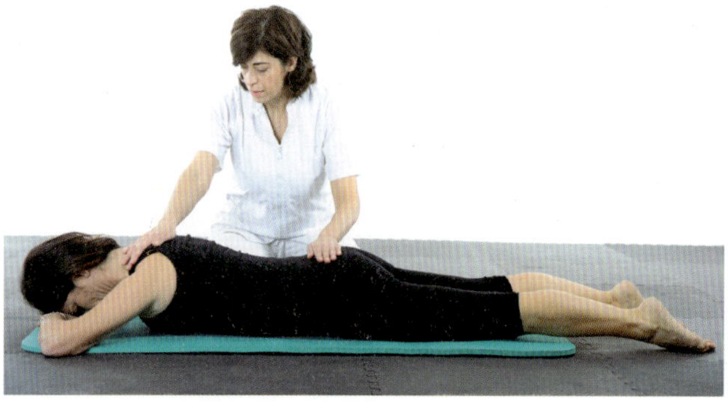

3. **들이쉬며**, 다리를 바닥 위에 내려놓는다.

좌 · 우 각각 6-8회 반복

다리를 지면으로부터 들어올리고, 발을 수평으로 놓인 물체 쪽으로 스트레칭한다

수정 (Modifications)

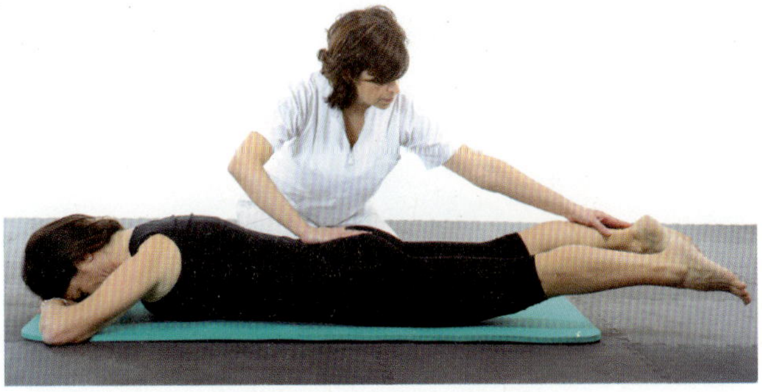

2. 매트로부터 양발을 모두 들어올린다.

주요 목적

코어를 안정화하고, HTN 정렬 사이의 통합을 교정하고, 팔이음뼈를 안정화시키고, 엉덩관절 폄을 가동하고, 코어 안정화와 다리 폄 사이를 통합한다.

수정

1. 쿠션 위에 엎드린다: 과도한 앞굽음에서 허리뼈 폄근의 동원을 피하거나, 또는 엉덩관절 굽힘근이 단축되어 있을 때 이 방법을 사용한다.
2. 매트로부터 양발을 들어올린다: 환자가 좋은 골반 안정성을 가지고 있다면, 이 방법을 이용한다.

노트

- 다리를 움직일 때 골반을 돌림하거나 들어올리지 않는다.
- 엉덩관절에서만 일어날 수 있도록, 움직임에 집중하다.
- 무릎을 굽힘하지 않는다.

치료사

환자 옆에 위치한다 : 골반을 안정하게 유지하고, 머리와 어깨 자세를 체크한다.

통합

이 운동은 주로 다음을 활성화시킨다 :

- **깊은 코어 안정근 :** 배가로근, 골반바닥근, 가로막, 뭇갈래근.
- **전체 안정근과 전체 가동근 :** 배빗근, 뒤넙다리근, 큰볼기근, 어깨뼈 안정근

잘못된 운동 방법

- 다리를 들어올린 자세를 유지하거나 다리를 들어올릴 때 어깨를 올림한다.
- 다리를 들어올릴 때 골반을 앞쪽경사하거나 뒤쪽경사한다.
- 다리를 들어올릴 때 몸통을 굽힘한다.
- 불충분한 엉덩관절 폄을 할 때, 무릎을 굽힘한다.

주요 적응증/금기증/주의사항

적응증 : 골다공증, 파킨슨병, 척추 기능 재교육, 자세 재교육, 다발성 경화증, 엉덩관절 기능 재교육

금기증 : 임신

주의사항 : 허리통증(배 밑에 베개를 배치함)

암 서클 프론 + 익스텐션 (Arms Circle Prone + Extension)

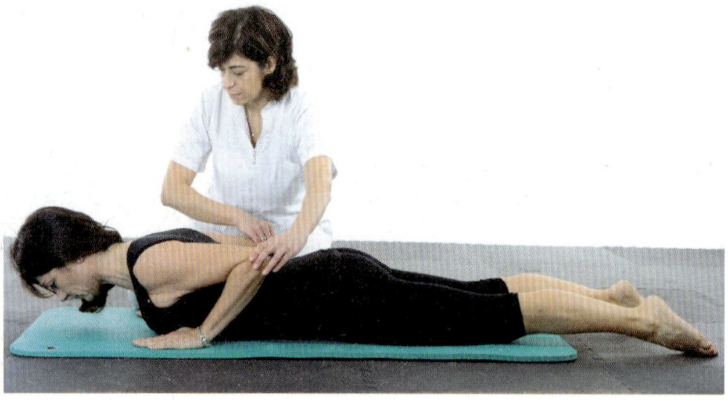

1. 엎드린 자세에서, 골반과 척추의 중립위를 찾는다. 그리고 머리를 들어올려 척추와 일직선 되게 만든다. 어깨를 고정하고, 양손을 어깨 높이의 바닥에 배치한다. 다리를 엉덩관절보다 약간 넓게 벌림하고, 엉덩관절을 약간 외회전한다. 그리고 발목을 발바닥굽힘한다.
이 자세에서 **들이쉰다**.

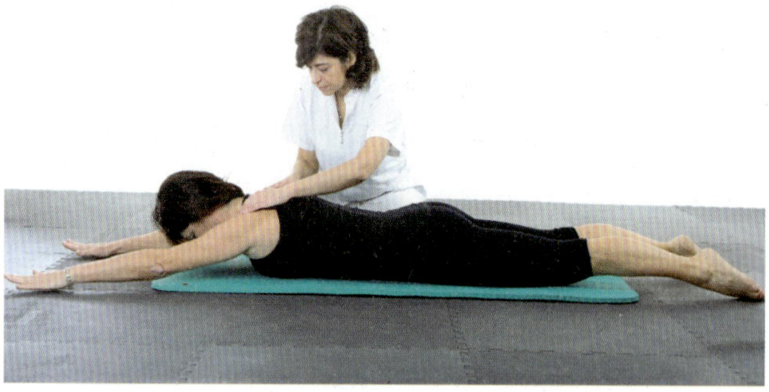

2. **내쉬면서**, 고정된 어깨를 유지하고, 양팔을 머리 위로 "V" 자처럼 벌림한다. 이때 손바닥을 엎침한다.

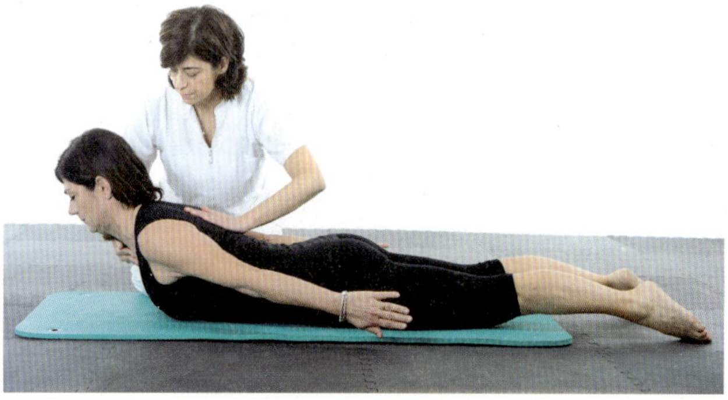

3. **들이쉬며**, 지면과 평행되게 척추를 축성 신장한다. 몸통을 바닥으로부터 들어올리고, 양팔을 몸통 옆에 배치하고, 손바닥을 안쪽으로 향하게 한다.

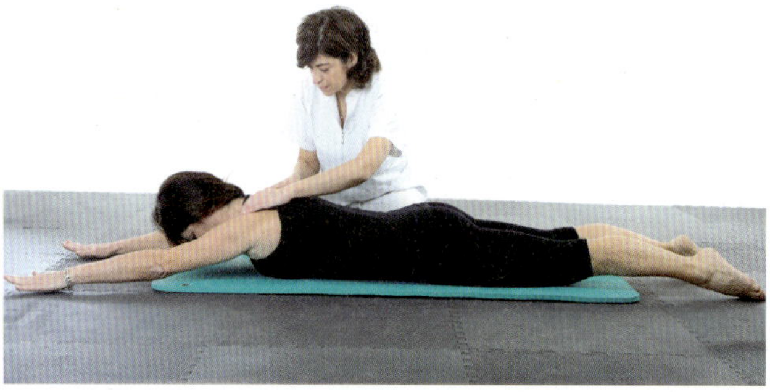

4. **내쉬면서**, 팔꿈치를 굽힘하여, 손바닥을 엎침한 채 양팔을 앞쪽으로 뻗는다. 몸통이 지면과 닿도록 약간 내린다. 이때 머리는 지면으로부터 떨어져야 한다.

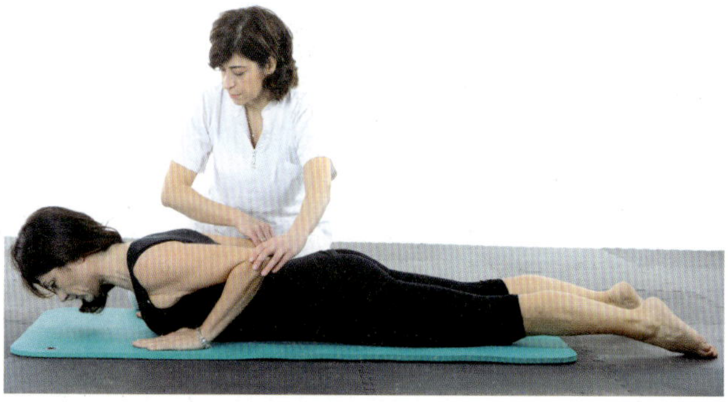

5. 끝으로, 양손을 시작 자세인 어깨 높이의 바닥에 배치하고, 몸통을 이완한다.

5-8회 반복

파도 위의 흔들리는 배처럼 몸통을 들어올렸다 내렸다 한다

진전 (Progressions)

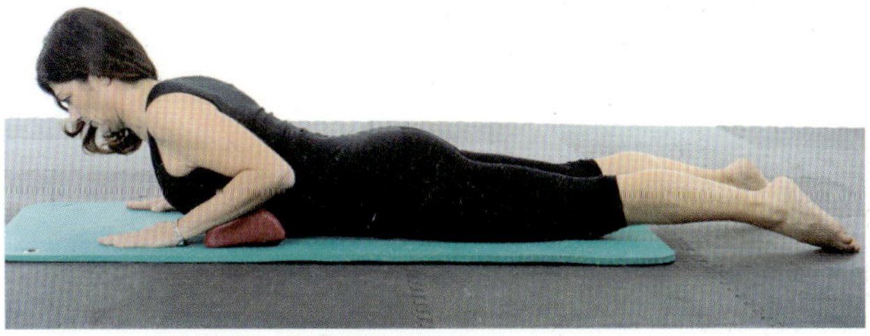

2번째 : 쿠션으로 폄을 보조한다.

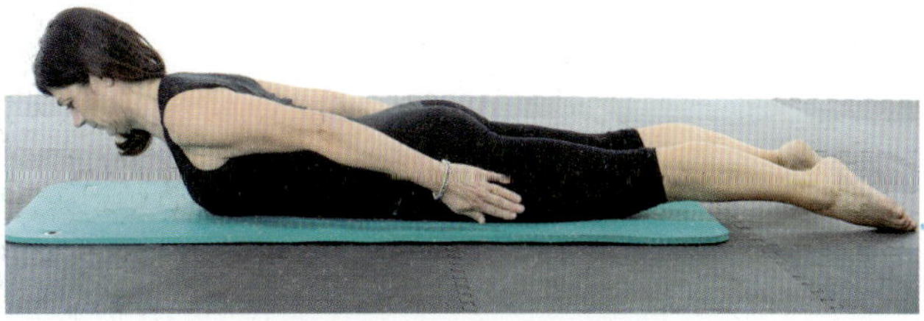

3 번째 : 팔을 몸통 옆으로 뻗어서 폄을 한다.

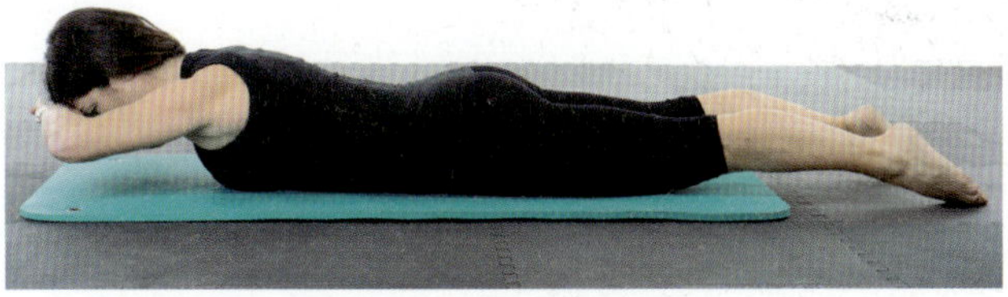

4 번째 : 양손을 이마 밑에 배치하고 폄한다.

주요 목적

엎드린 자세에서 코어를 안정화하고, 폄 자세에서 HTN 정렬 사이의 통합을 교정하고, 팔이음뼈를 고정하고, 폄에서 등뼈와 어깨를 가동하고, 코어 안정화와 몸통과 팔의 폄 사이를 통합한다.

진전

1 번째 : 이마를 바닥에 대고, 처음에는 한쪽 팔만 움직이고, 그 다음에는 양쪽 팔을 움직인다.
2 번째 : 폄을 돕기 위해 쿠션을 사용하거나 양손을 바닥에 배치한다.
3 번째 : 양팔을 몸통 옆에 배치하여 폄을 한다.
4 번째 : 이마 밑에 손을 배치하여 폄한다: 뻗은 팔로 체중부하를 준비하거나, 머리를 지속하기 위해 이 방법을 이용한다.
5 번째 : 최종 형태

노트

- 허리뼈를 펴하지 않는다.
- 목뼈를 과도하게 펴하지 않고 뒤통수를 신장한다.
- 등세모근을 긴장하지 않는다.
- 골반을 뒤쪽경사하지 않고, 배근육의 활성을 유지한다.

치료사

환자 옆에 위치한다 : 골반을 안정하게 유지하고, 어깨와 머리의 위치를 체크한다.

통합

이 운동은 주로 다음을 활성화시킨다 :

- **깊은 코어 안정근 :** 배가로근, 골반바닥근, 가로막, 깊은 척추 안정근.
- **전체 안정근과 전체 가동근 :** 척추 폄근, 배빗근, 어깨 안정근, 넓은등근 및 큰가슴근.

잘못된 운동 방법

- 팔을 올림한 자세를 유지하거나 팔을 올림할 때, 어깨를 올림한다.
- 몸통을 올림할 때 골반을 앞쪽경사시킨다.
- 몸통을 폄할 때 머리를 과도하게 폄한다.

주요 적응증/금기증/주의사항

적응증 : 척추 기능 재교육, 자세 재교육, 다발성 경화증, 하지마비, 어깨 기능 재교육
금기증 : 임신, 폄 시 통증 증가, 척추전방전위증
주의사항 : 허리통증(배 밑에 베개를 배치함, 바닥에 손을 배치함), 파킨슨병(폄에서만). 골다공증(손을 지면에 배치하고 폄할 때)

초급 매트 운동

옆으로 누운 자세에서의 진전

(머리를 바닥에 대고 전체 시리즈를 수행한다)

Basic Matwork

Progression in side Lying

(The whole series is carried out with the head resting on the ground)

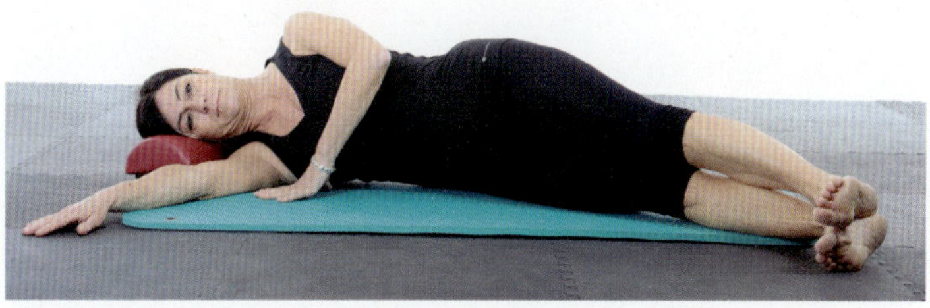

옆으로 누운 자세의 운동 자각 (Exercise Awareness in Side Lying)

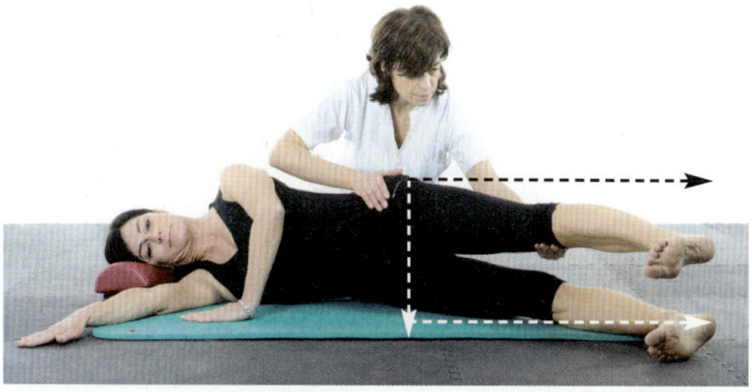

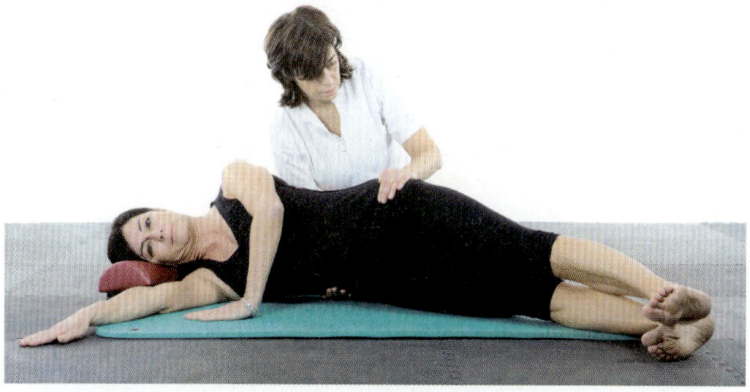

1. 옆으로 누운 자세에서, 아래 쪽 팔을 머리 위로 뻗고, 위쪽 팔을 몸통 앞에 배치한다. 양쪽 다리를 아래위로 서로 겹쳐서 뻗는다. 이때 발목을 발등굽힘한다.

이 자세에서 **들이쉰다.**

내쉬면서, 배꼽을 등쪽으로 당기듯이, 골반바닥근과 배가로근을 수축한다. 한쪽 다리를 엉덩관절 높이만큼 위로 들어 올린다. 양쪽 발꿈치를 서로 밀어내듯이, 발꿈치를 신장한다.

2. **들이쉬며,** 몸을 이완한다. 반대 쪽도 반복한다.

5회 반복

주요 목적

중립위를 확인하고 유지하는 능력을 평가한다. 배가로근과 골반바닥근의 수축을 인지하고 수행하는 능력을 평가한다. 배가로근과 골반바닥근을 활성화할 때 갈비뼈 호흡을 인지하고 수행하는 능력을 평가한다.

관찰

- 평상 시 환자 자세(환자가 "인지하는 중립위")를 확인한다.
- 환자의 안정화를 관찰한다.
- 배가로근/골반바닥근의 활성화와 호흡의 협응 능력을 확인한다.
- 자세를 유지하는데 제한이 있는지를 확인한다.
- 중립위나 보상 자세에서 골반과 다른 신체 부위의 올바른 통합이 있는지를 관찰하고, 중립위에서 나타나는 수정이나 부가적인 움직임을 관찰한다.
- 운동(통증이 있는 방향 쪽으로)을 하는 동안 통증이 나타나는지를 확인한다.

노트

좌우 ASIS가 지면바닥과 수직이 될 수 있도록, 골반을 중립위하고 옆으로 누워서 골반을 안정화한다.

- 허리 부위에 개미들이 지나갈 수 있을 만큼의 작은 공간을 만들어내기 위해 발꿈치를 멀리 신장한다.
- 가쪽 안정화에 집중하고, 골반이 안정될 때와 안정되지 못할 때의 차이점을 느낀다.
- 어깨와 목의 근육을 이완한다.
- 목이나 어깨에 긴장이 느껴지면 머리 밑에 소프트 볼이나 지지물을 받히고, 또 안정 자세에 대한 자각을 위해 허리 밑을 소프트 볼이나 지지물로 지지해 준다.

사이드 레그 오프닝
(Side Leg Opening)

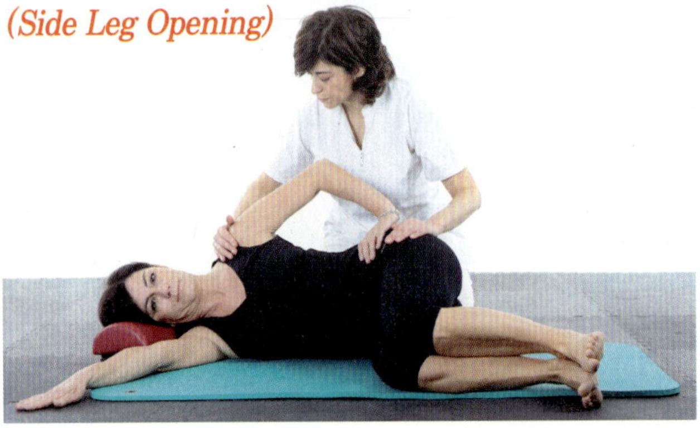

1. 옆으로 누운 자세에서, 어깨뼈를 고정하고 아래 쪽 팔을 머리 위로 뻗는다. 위쪽 팔은 골반 측면에 배치한다. 양쪽 다리를 아래위로 서로 겹쳐서 굽힘한다. 이때 발목을 발등굽힘한다. 이 자세에서 **들이쉰다**.

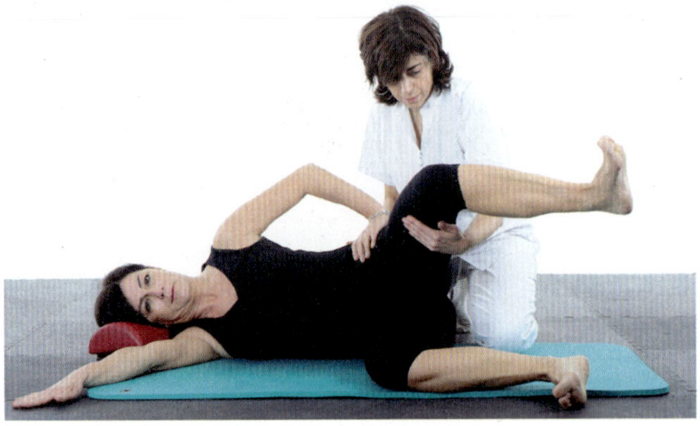

2. **내쉬면서** 배가로근, 골반바닥근을 수축하고, 골반을 안정화 상태로 유지하고 다리를 가쪽으로 벌림하면서 들어 올린다.

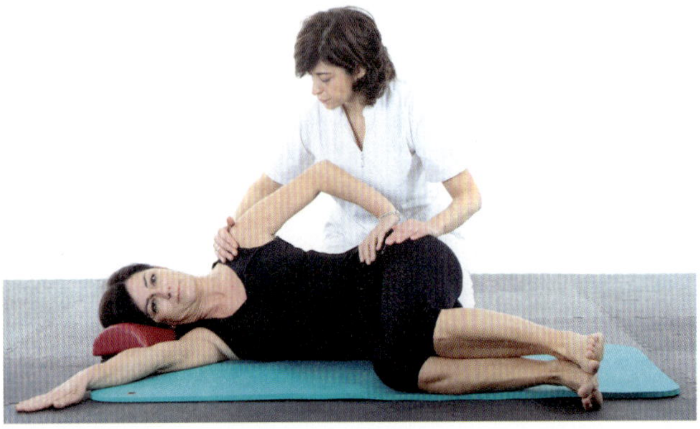

3. **들이쉬며**, 시작 자세로 되돌아간다.

좌 · 우 각각 5회 반복

주요 목적

옆으로 누운 자세에서 코어를 안정화시키는 능력을 평가하고, 다리를 분리한다.

관찰

- 환자의 평상 시 안정화 방법을 관찰한다.
- 움직임 제한을 관찰한다.
- 움직이는 동안 배가로근/골반바닥근의 수축을 유지하는지를 관찰한다.
- 배가로근/골반바닥근의 활성화와 움직임과 호흡의 협응 능력을 확인한다.
- 자세를 유지하는데 제한이 있는지를 확인한다.
- 운동 동안 여러 신체분절 사이에서 일어나는 올바른 통합을 관찰하거나, 운동 동안에 나타나는 자세 보상, 수정 및 부가적인 움직임을 관찰한다.
- 운동을 하는 동안 통증이 나타나는지를 확인한다.

노트

- 옆으로 누운 자세에서 골반을 안정화하고 엉덩관절을 구분하는 능력을 평가하기 위해 "Side Leg Opening"을 이용한다.
- 어깨와 목의 근육을 이완한다.
- 엉덩관절을 선택적으로 움직이지만, 골반을 움직여서는 안 된다.
- 엉덩관절의 움직임을 느낀다.

노트

사이드 킥 시리즈 (Side Kick Series)

안쪽과 바깥쪽 (In & Out)

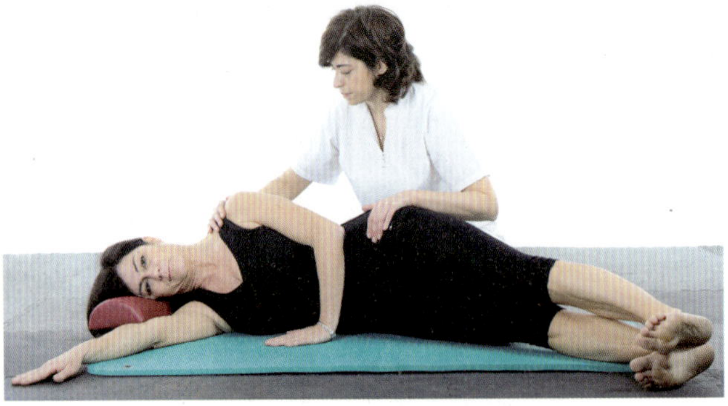

1. 옆으로 누운 자세에서, 어깨뼈를 고정하고 아래 쪽 팔을 머리 위로 뻗고, 위쪽 팔을 몸통 앞에 배치한다. 양쪽 다리를 아래위로 서로 겹쳐서 뻗는다. 이때 균형을 잡기 위해 다리를 약간 앞쪽으로 굽힘하고, 발목을 발등굽힘한다.
이 자세에서 **들이쉰다**.

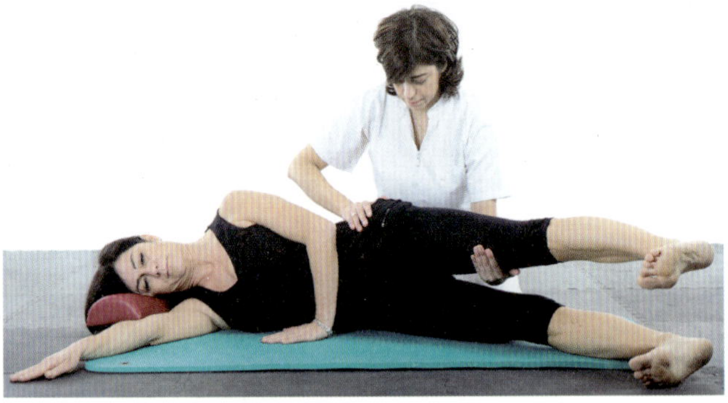

2. **내쉬면서**, 골반을 중립위로 유지하는 범위 내에서 위쪽 다리를 벌림한다.

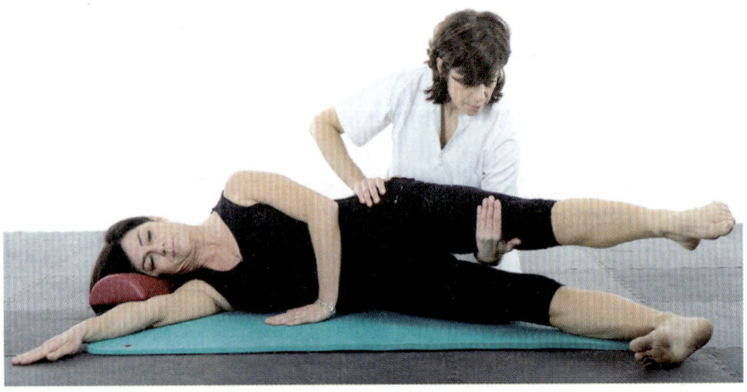

3. **들이쉬며**, 벌림된 다리를 유지하고, 엉덩관절을 가쪽 돌림하고 발목을 발바닥굽힘한다.

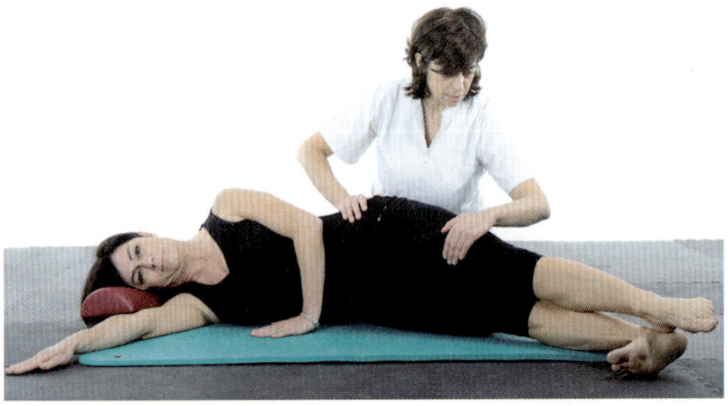

4. **내쉬면서**, 발바닥굽힘과 엉덩관절의 가쪽돌림을 유지한 채 다리를 내려 놓는다.

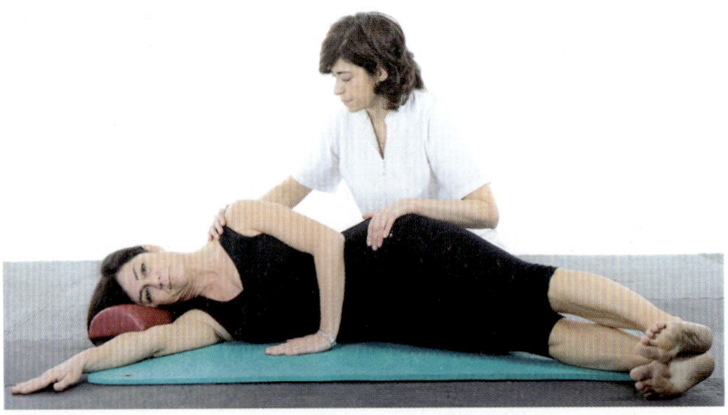

5. **들이쉬며**, 발목을 발등굽힘하고, 양쪽 다리를 평행하게 배치하는 시작 자세로 되돌아온다.

5회 반복 + 각각을 반대로 수행한다

주요 목적

옆으로 누운 자세의 코어 안정화, 모음/벌림의 엉덩관절 분리운동과 가동, HTN 정렬의 올바른 통합, 팔이음뼈 안정화, 코어 안정화와 다리 운동의 통합

진전

1 번째 : 발목의 협응 없이 머리를 바닥에 배치한다(목뼈의 중립위를 유지하기 위해 목 밑에 쿠션을 배치한다)

2 번째 : 최종 형태

변형

1. 아래 쪽 다리를 굽힌다: 안정화를 촉진시키고자 할 때 이 방법을 사용한다.
2. 호흡을 2 단계로 한다: 벌림과 가쪽돌림을 할 때 들이쉬고, 모음과 안쪽돌림을 할 때 내쉰다.

노트

- 다리를 뻗을 때 배근육의 수축을 유지한다.
- 목과 어깨 근육을 완전히 이완한다.
- 엉덩관절을 돌림할 때 다리의 높이를 변화시키지 않는다.

치료사

환자 뒤에 위치한다 : 골반을 안정화하고, 척추를 정렬한다. 그리고 올바른 돌림의 자각을 촉진한다.

통합

이 운동은 주로 다음을 활성화시킨다 :

- **깊은 코어 안정근 :** 배가로근, 골반바닥근, 가로막, 뭇갈래근.
- **전체 안정근과 전체 가동근 :** 배빗근, 척추 폄근, 엉덩관절의 벌림근/모음근, 가쪽돌림근/안쪽돌림근, 발등굽힘근/발바닥굽힘근, 어깨 안정근

잘못된 운동 방법

- 다리 자세를 유지할 때와 다리를 움직일 때, 어깨를 올림하고 어깨뼈를 내밈하여 위쪽 팔을 앞으로 움직인다.
- 다리를 들어올릴 때 골반을 기울인다.
- 다리를 가쪽돌림할 때 골반을 뒤쪽으로 기울이고, 가쪽돌림에서 원래 자세로 되돌아올 때 골반을 앞쪽으로 기울인다.
- 자세를 유지할 때 골반을 앞쪽경사나 뒤쪽경사시킨다.
- 아래 쪽 다리의 발을 뒤침한다.

주요 적응증/금기증/주의사항

적응증 : 임신, 파킨슨병, 척추 기능 재교육, 자세 재교육, 다발성 경화증, 엉덩관절 기능 재교육

금기증 : 움직임 시 통증 증가

주의사항 : 골다공증(작은 가동범위)

다리를 들어올릴 때 커다란 힘에 저항하는 것을 상상하고,
다리를 내릴 때 양쪽 모음근 사이에 놓인 큰 스프링을 찌끄러뜨린다는 상상을 해 본다

사이드 킥 시리즈 (Side Kick Series)

평행한 다리 자세와 가쪽돌림한 자세에서 발꿈치 부딪히기 (Parallel beats/external rotation)

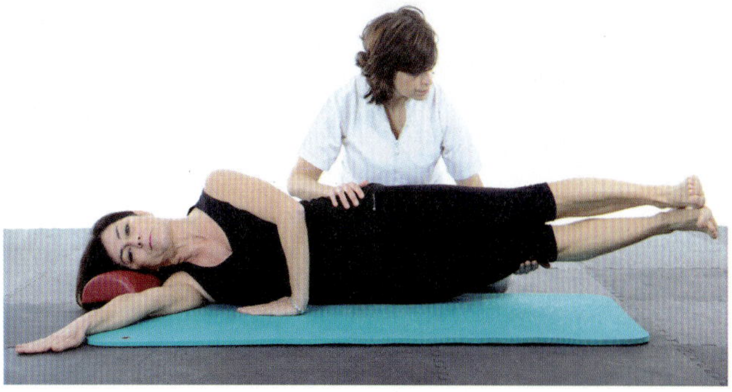

1. 옆으로 누운 자세에서, 어깨뼈를 고정하고 아래 쪽 팔을 머리 위로 뻗고, 위쪽 팔을 몸통 앞에 배치한다. 양쪽 다리를 아래위로 서로 겹쳐서 뻗는다. 이때 발목은 발등굽힘한다.

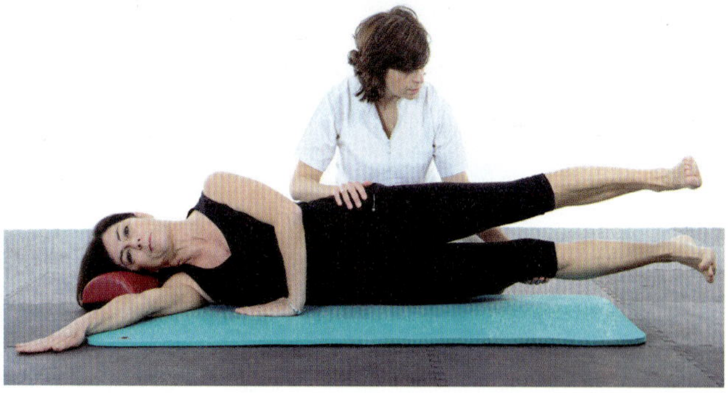

2. **들이쉬기**와 **내쉬기**를 하면서, 골반을 중립위로 유지하고, 양쪽 다리를 빠르게 모음한다.

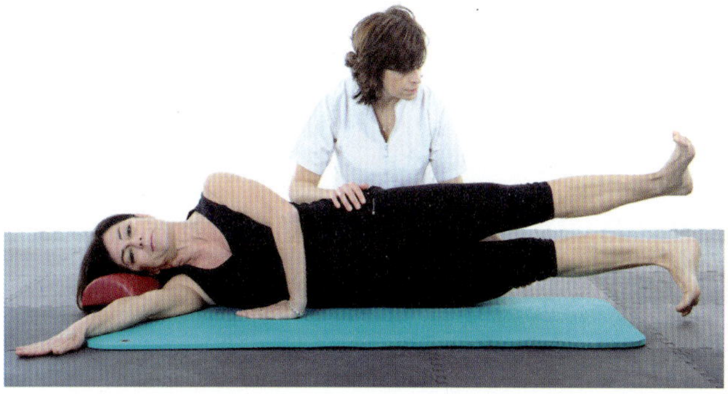

다른 방법 : 엉덩관절을 가쪽돌림하고 위의 방법을 수행한다.

시저 (Scissor)

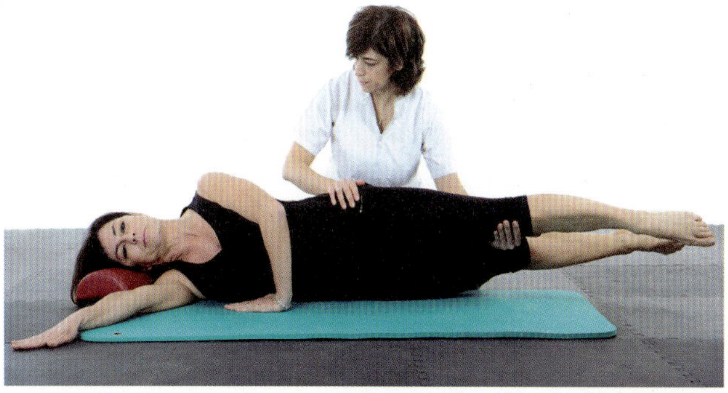

1. 옆으로 누운 자세에서, 어깨뼈를 고정하고 아래 쪽 팔을 머리 위로 뻗고, 위쪽 팔을 몸통 앞에 배치한다. 양쪽 다리를 아래위로 서로 겹쳐서 뻗는다. 이때 발목은 발바닥굽힘한다.

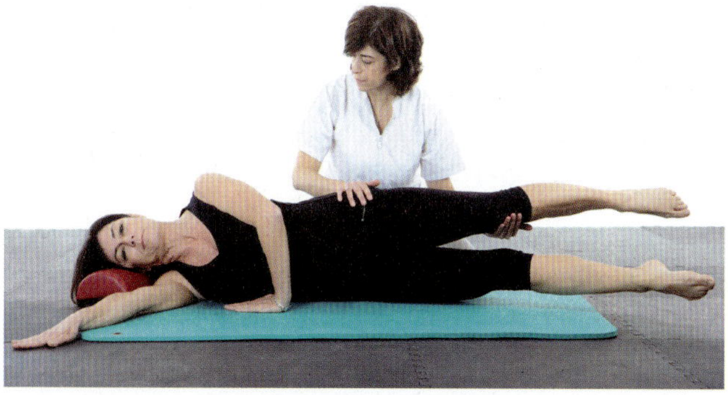

2. **들이쉬기**와 **내쉬기**를 하면서, 골반을 중립위로 유지하고, 양쪽 다리를 빠르고 짧은 진폭으로 앞뒤로 움직인다.

좌 · 우 각각 30회 반복

주요 목적 "발꿈치 부딪히기"

옆으로 누운 자세의 코어 안정화, 가쪽돌림/안쪽돌림에서의 엉덩관절 분리운동과 가동, HTN 정렬의 올바른 통합, 팔이음뼈 안정화, 코어 안정화와 다리 운동의 통합

주요 목적 "시저"

옆으로 누운 자세의 코어 안정화, 굽힘/폄의 엉덩관절 분리운동과 가동, HTN 정렬의 올바른 통합, 팔이음뼈 안정화, 코어 안정화와 다리 운동의 통합

진전

1 번째 : 준비: 양쪽 다리를 바닥에 배치하고 시작한다. 한쪽 다리를 엉덩관절 높이만큼 들어올리고, 그 다음 반대 쪽 다리도 들어 올린다. 한쪽 다리를 바닥에 먼저 내려 놓고, 다른 쪽 다리도 내려 놓는다.

2 번째 : 최종 형태

변형

1. 아래 쪽 다리를 굽힘한다: 안정화를 촉진시키고자 할 때 이 방법을 사용한다.

노트

- 배근육의 수축을 유지한다.
- 운동을 수행할 때 골반을 앞뒤로 움직이지 않는다.
- 목과 어깨의 근육을 완전히 이완한다.

치료사

환자 뒤에 위치한다 : 골반을 안정화하고, 척추를 정렬한다.

통합

이 운동은 주로 다음을 활성화시킨다 :

- **깊은 코어 안정근 :** 배가로근, 골반바닥근, 뭇갈래근, 가로막.
- **전체 안정근과 전체 가동근 :** 배빗근, 척추 폄근, 엉덩관절의 벌림근/모음근, 가쪽돌림근/안쪽돌림근, 굽힘근/폄근

잘못된 운동 방법

- 다리 자세를 유지할 때와 다리를 움직일 때, 어깨를 올림하고 어깨뼈를 내밈하여 위쪽 팔을 앞으로 움직인다.
- 다리를 들어올릴 때 골반을 기울인다.
- 다리를 들어올릴 때 골반을 뒤쪽과 앞쪽으로 기울인다.
- 다리로 시저를 할 때 골반을 앞뒤로 흔든다.
- 뒤쪽경사나 앞쪽경사로 골반 자세를 취한다.
- 발을 뒤침한다.

주요 적응증/금기증/주의사항

적응증 : 임신, 골다공증, 파킨슨병, 척추 기능 재교육, 자세 재교육, 다발성 경화증, 엉덩관절 기능 재교육

금기증 : 움직임 시 통증 증가

마치 모음근 사이에 작은 스프링을 끼운듯이 운동한다:
스프링을 스퀴즈 한 후 풀어준다

사이드 킥 시리즈 (Side Kick Series)

서클 (원그리기, Circles)

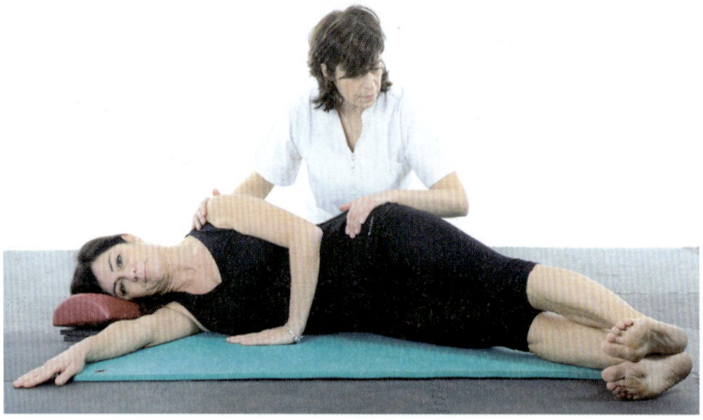

1. 옆으로 누운 자세에서, 어깨뼈를 고정하고 아래 쪽 팔을 머리 위로 뻗고, 위쪽 팔을 몸통 앞에 배치한다. 양쪽 다리를 아래위로 서로 겹쳐서 뻗는다. 이때 균형을 잡기 위해 다리를 약간 앞쪽 으로 굽힘하고, 발목을 발등굽힘한다.

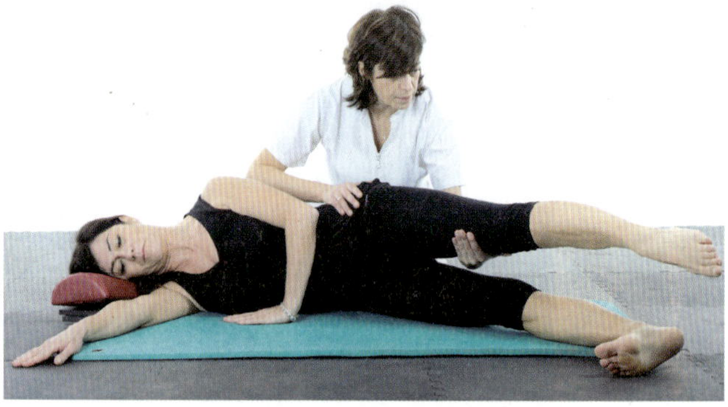

2. **들이쉬며**, 골반을 중립위로 유지한 채, 발목을 발바닥굽힘하고, 한쪽 다리를 벌림한다.

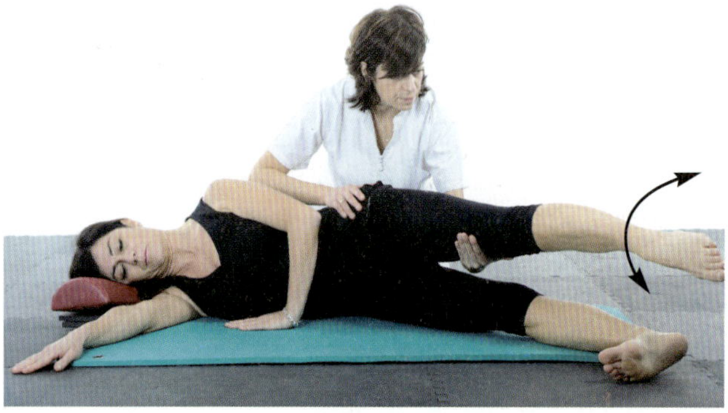

3. **내쉬며**, 다리를 바닥과 평행하게 유지하면서, 작은 원을 절반쯤 그린다.
들이쉬며, 나머지 원의 절반을 그린다. 방향을 바꾸어 반복해 본다.

5-10회 반복 + 각각을 반대로 수행한다

여러분의 발가락으로 작은 원을 그린다

주요 목적

옆으로 누운 자세의 코어 안정화, 휘돌림의 분리운동과 가동, HTN 정렬의 올바른 통합, 팔이음뼈 안정화, 코어 안정화와 다리 운동의 통합

변형

1. 아래 쪽 다리를 굽힌다: 안정화를 촉진시키고자 할 때 이 방법을 사용한다.

노트

- 배근육의 수축을 유지한다.
- 운동을 수행할 때 골반을 앞뒤로 움직이지 않는다.
- 목과 어깨 근육을 완전히 이완한다.

치료사

환자 뒤에 위치한다 : 골반을 안정화하고, 척추를 정렬한다.

통합

이 운동은 주로 다음을 활성화시킨다 :

- **깊은 코어 안정근 :** 배가로근, 골반바닥근, 뭇갈래근, 가로막.
- **전체 안정근과 전체 가동근 :** 배빗근, 척추 폄근, 엉덩관절의 벌림근/모음근, 가쪽돌림근/안쪽돌림근, 굽힘근/폄근, 어깨뼈 안정근

잘못된 운동 방법

- 다리 자세를 유지할 때와 다리를 움직일 때, 어깨를 올림하고 어깨뼈를 내밈하여 위쪽 팔
- 다리를 들어올릴 때 골반을 기울인다.
- 다리를 휘돌림할 때 골반을 뒤쪽과 앞쪽으로 흔든다.
- 뒤쪽경사나 앞쪽경사로 골반 자세를 취한다.
- 발을 뒤침한다.

주요 적응증/금기증/주의사항

적응증 : 임신, 골다공증, 파킨슨병, 척추 기능 재교육, 자세 재교육, 다발성 경화증, 엉덩관절 기능 재교육
금기증 : 움직임 시 통증 증가
주의사항 : 골다공증(작은 운동범위)

사이드 킥 시리즈 (Side Kick Series)

모음근 (Adductors)

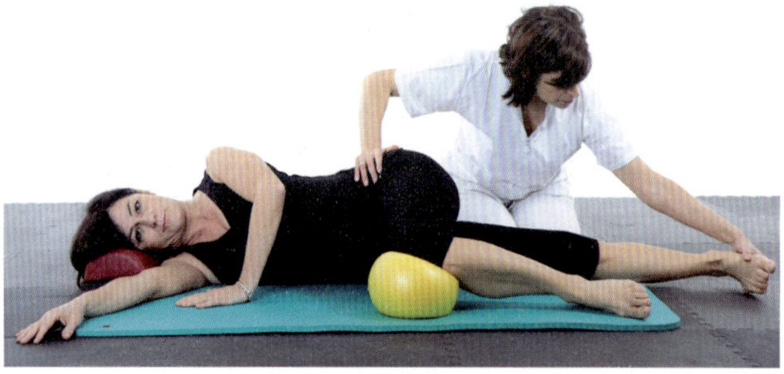

1. 옆으로 누운 자세에서, 어깨뼈를 고정하고 아래 쪽 팔을 머리 위로 뻗고, 위쪽 팔을 몸통 앞에 배치한다. 위쪽 다리를 굽힘하고, 그 무릎 밑에 소프트 볼을 배치한다. 그리고 아래 쪽 다리는 엉덩관절과 일직선 되게 뻗고, 발목을 발등굽힘한다.

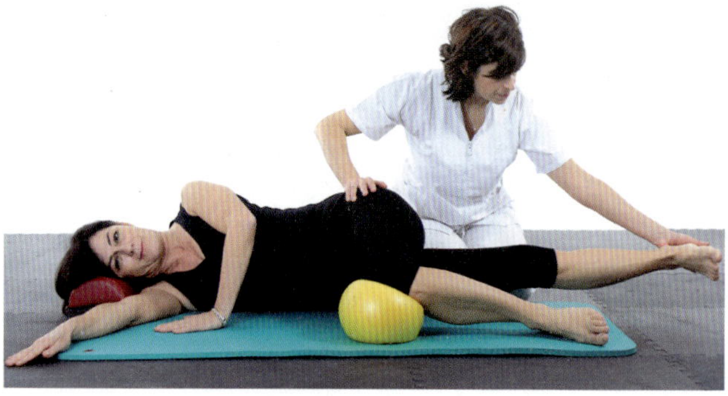

2. **들이쉬기**와 **내쉬기**를 하면서, 골반을 중립위로 유지하고, 아래 쪽 다리를 그대로 빠르게 모음한다.

서클 (Circles)

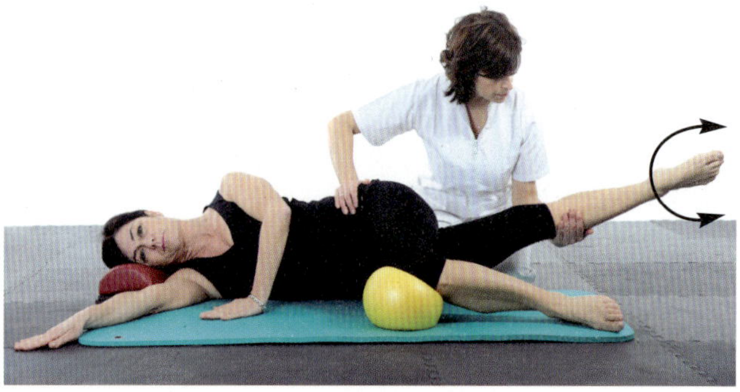

3. **들이쉬기**와 **내쉬기**를 하면서, 골반을 중립위로 고정하고, 아래 쪽 다리를 바닥으로부터 들어올려 작은 원을 그린다. 이때 발목을 발바닥굽힘한다.

좌 · 우 각각 20회 반복

여러분의 발가락으로 작은 원을 그린다

주요 목적

옆으로 누운 자세의 코어 안정화, 모음의 분리운동과 가동, HTN 정렬의 올바른 통합, 팔이음뼈 안정화, 코어 안정화와 다리 운동의 통합

노트

- 배근육의 수축을 유지한다.
- 운동을 수행할 때 골반을 앞뒤로 움직이지 않는다.
- 목과 어깨 근육을 완전히 이완한다.

치료사

환자 뒤에 위치한다 : 골반을 안정화하고, 척추를 정렬한다.

통합

이 운동은 주로 다음을 활성화시킨다 :

- **깊은 코어 안정근 :** 배가로근, 골반바닥근, 뭇갈래근, 가로막.
- **전체 안정근과 전체 가동근 :** 배빗근, 척추 폄근, 엉덩관절의 벌림근/모음근, 굽힘근/폄근, 어깨뼈 안정근

잘못된 운동 방법

- 다리 자세를 유지할 때와 다리를 움직일 때, 어깨를 올림하고 어깨뼈를 내밈하여 위쪽 팔
- 다리를 들어올릴 때 골반을 기울인다.
- 다리를 휘돌림할 때 골반을 뒤쪽과 앞쪽으로 흔든다.
- 뒤쪽경사나 앞쪽경사로 골반 자세를 취한다.
- 발을 뒤침한다.

주요 적응증/금기증/주의사항

적응증 : 기능 재교육, 자세 재교육, 다발성 경화증, 엉덩관절 기능 재교육, 골다공증
금기증 : 움직임 시 통증 증가
주의사항 : 무릎관절의 인대 병리와 반달판 병리(아래 쪽 다리)

사이드 킥 시리즈 (Side Kick Series)

사이드 킥 프론트 (Side Kick Front)

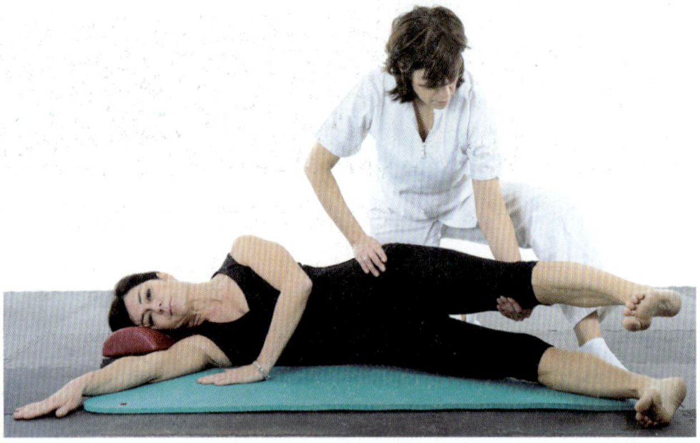

1. 옆으로 누운 자세에서, 어깨뼈를 고정하고 아래 쪽 팔을 머리 위로 뻗고, 위쪽 팔을 몸통 앞에 배치한다. 양쪽 다리를 아래위로 서로 겹쳐서 뻗는다. 이때 균형을 잡기 위해 다리를 약간 앞쪽으로 굽힘하고, 발목을 발등굽힘한다. 골반을 중립위로 고정하고, 위쪽 다리를 벌림한다.

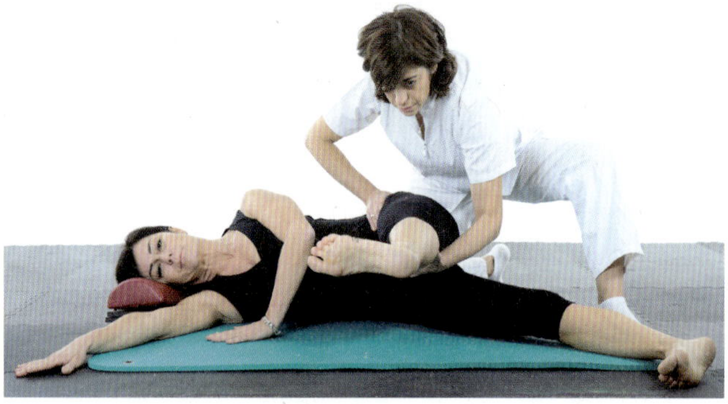

2. **들이쉬며**, 골반을 중립위로 유지하고, 마치 발차기를 하듯이 위쪽 다리를 앞쪽으로 굽힘한다.

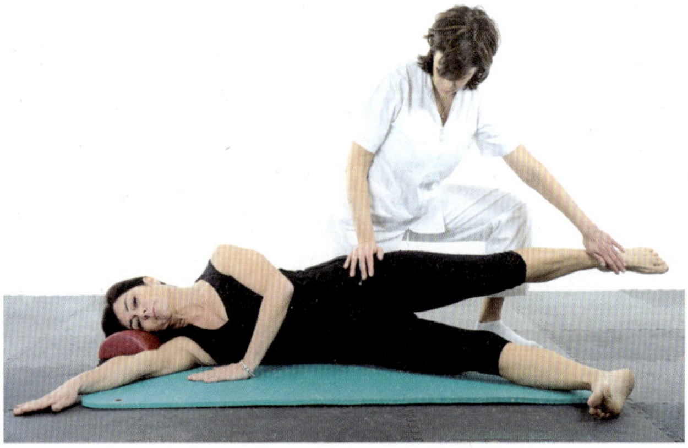

3. **내쉬면서**, 골반을 중립위로 유지하고, 발목을 발바닥 굽힌 채, 엉덩관절을 뒤쪽으로 뻗는다.

좌 · 우 각각 8-10회 반복

나머지 신체 부위를 고정하고,
다리를 바닥과 평행하게 앞뒤로 진동시킨다

변형 (Variations)

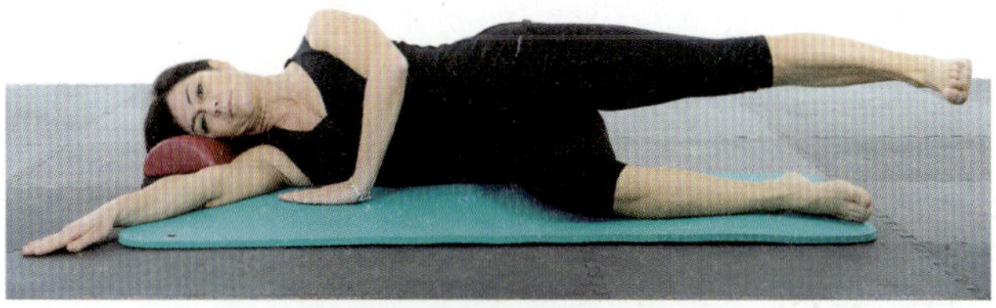

1. 아래 쪽 다리를 굽힘한다.

주요 목적

옆으로 누운 자세의 코어 안정화, 굽힘/폄의 엉덩관절 분리운동과 가동, HTN 정렬의 올바른 통합, 팔이음뼈 안정화, 코어 안정화와 다리 운동의 통합

진전

1 번째 : 발목의 협응 없이 최소 움직임

2 번째 : 최종 형태

변형

1. 아래 쪽 다리를 굽힘한다: 안정화를 촉진시키고자 할 때 이 방법을 사용한다.
2. 이중 킥(발차기) 동안 느리고 짧은 호흡

노트

- 다리를 뻗을 때 배근육의 수축을 유지한다.
- 목과 어깨 근육을 완전히 이완한다.
- 다리를 움직일 때 어깨를 앞뒤로 흔들지 않는다.
- 운동 동안 다리의 돌림이나 높이를 수정하지 않는다

치료사

환자 뒤에 위치한다 : 골반을 안정화하고, 척추를 정렬한다.

통합

이 운동은 주로 다음을 활성화시킨다 :

- **깊은 코어 안정근 :** 배가로근, 골반바닥근, 뭇갈래근, 가로막.
- **전체 안정근과 전체 가동근 :** 배빗근, 척추 폄근, 엉덩관절의 벌림근, 굽힘근/폄근, 발목의 발등굽힘근/발바닥굽힘근, 어깨뼈 안정근

잘못된 운동 방법

- 다리 자세를 유지할 때와 다리를 움직일 때, 어깨를 올림하고 어깨뼈를 내밈하여 위쪽 팔을 앞으로 움직인다.
- 다리를 들어올릴 때 골반을 기울인다.
- 엉덩관절을 굽힘할 때 골반을 뒤쪽경사하고, 엉덩관절을 폄할 때 골반을 뒤쪽경사한다.
- 엉덩관절을 굽힘과 폄할 때 엉덩관절을 안쪽돌림한다.
- 발을 뒤침한다.

주요 적응증/금기증/주의사항

적응증 : 임신, 파킨슨병, 척추 기능 재교육, 자세 재교육, 다발성 경화증, 엉덩관절 기능 재교육

금기증 : 움직임 시 통증 증가

주의사항 : 골다공증(작은 가동범위)

사이드 킥 시리즈 (Side Kick Series)

바이사이클 (Bicycle) + 리버스 (Reverse)

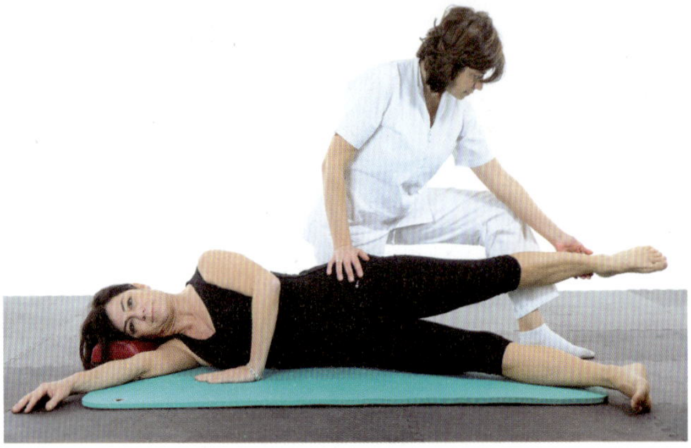

1. 옆으로 누운 자세에서, 어깨뼈를 고정하고 아래 쪽 팔을 머리 위로 뻗고, 위쪽 팔을 몸통 앞에 배치한다. 양쪽 다리를 아래위로 서로 겹쳐서 뻗는다. 이때 균형을 잡기 위해 다리를 약간 앞쪽으로 굽힘하고 발목을 발등굽힘한다. 골반을 중립위로 고정하고, 발목을 발바닥굽힘한 채, 위쪽 다리를 벌림과 폄한다.

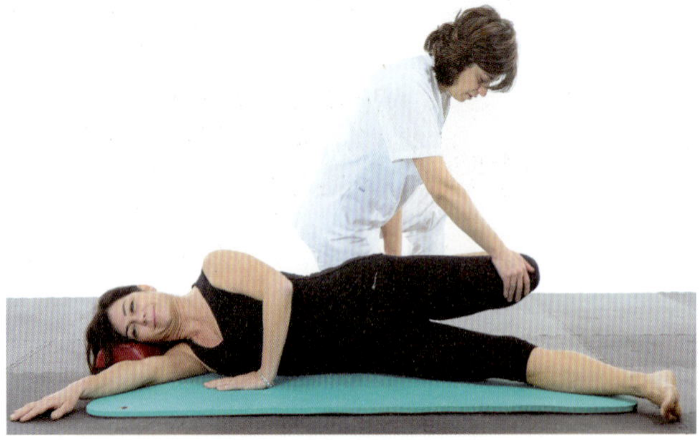

2. **들이쉬며**, 골반을 중립위로 유지하고, 무릎을 굽힘하고,

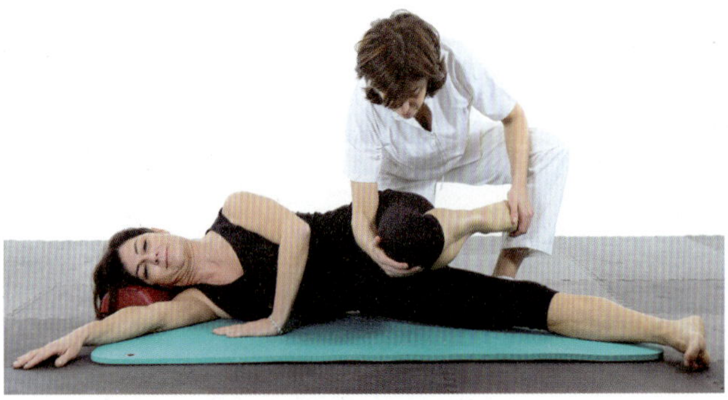

3. 그 다음 엉덩관절을 굽힘한다.

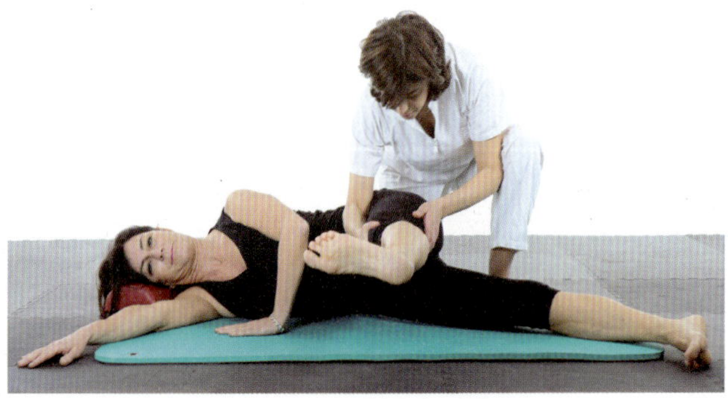

4. **내쉬면서**, 무릎을 폄하고, 발목을 발등굽힘한다.

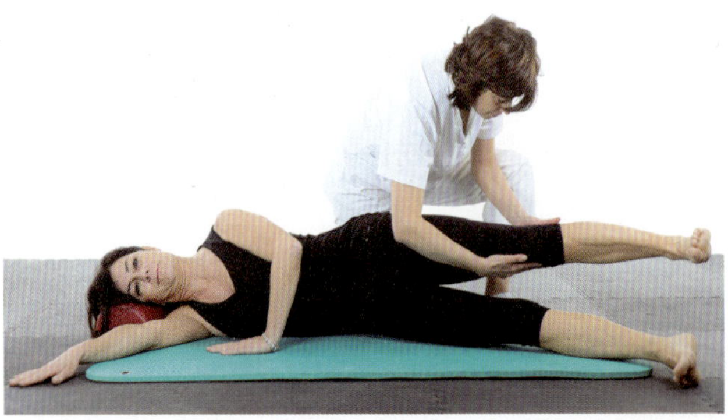

5. 골반을 고정하고, 발목을 발등굽힘한 채 엉덩관절을 뒤로 폄한다.

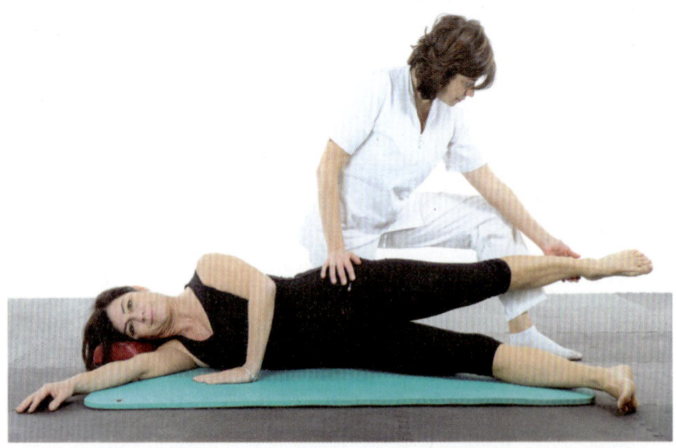

6. 그런 다음 발목을 발바닥굽힘한다. 시작 자세에서 다시 운동을 반복 수행한다.

5회 반복 + 각각을 반대로 수행한다

변형 (Variations)

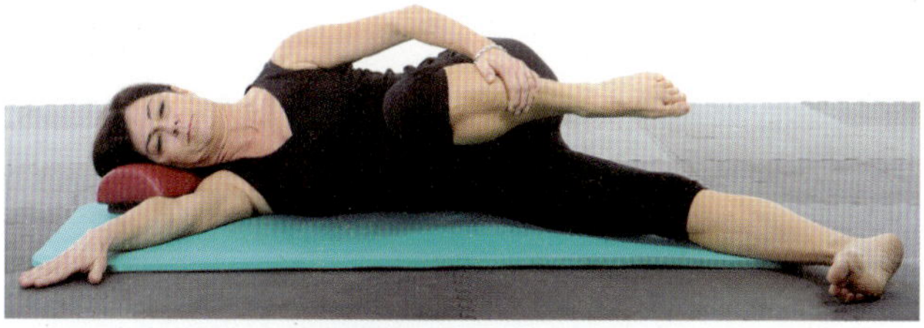

2. 다리 운동을 보조한다.

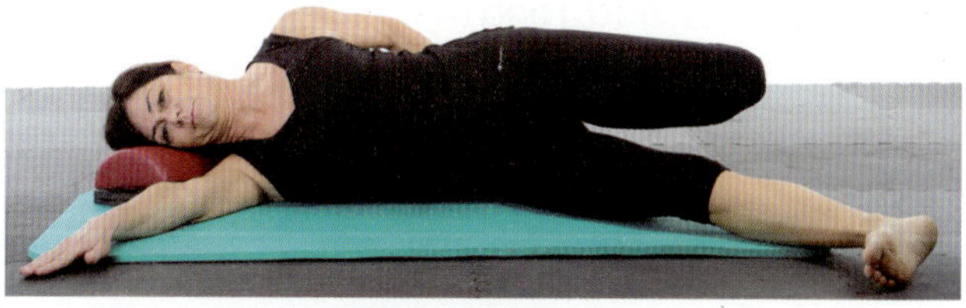

3. 넙다리네갈래근/허리근의 신장

주요 목적

옆으로 누운 자세의 코어 안정화, 굽힘/폄의 엉덩관절 분리운동과 가동, HTN 정렬의 올바른 통합, 팔이음뼈 안정화, 코어 안정화와 다리 운동의 통합

진전

1 번째 : 발목의 협응 없이 최소 움직임
2 번째 : 발목의 협응과 함께 최소 움직임
3 번째 : 최종 형태

변형

1. 아래 쪽 다리를 굽힘한다: 안정화를 촉진시키고자 할 때 이 방법을 사용한다.
2. 다리 운동 보조
3. 넙다리네갈래근/허리근의 신장

노트

- 다리를 뻗을 때 배근육의 수축을 유지한다.
- 목과 어깨 근육을 완전히 이완한다.
- 다리를 움직일 때 어깨를 앞뒤로 흔들지 않는다.
- 운동 동안 다리의 돌림이나 높이를 수정하지 않는다.

치료사

환자 뒤에 위치한다 : 골반을 안정화하고, 척추를 정렬한다.

통합

이 운동은 주로 다음을 활성화시킨다 :

- **깊은 코어 안정근 :** 배가로근, 골반바닥근, 뭇갈래근, 가로막.
- **전체 안정근과 전체 가동근 :** 배빗근, 척추 폄근, 엉덩관절의 벌림근, 굽힘근/폄근, 발목의 발등굽힘근/발바닥굽힘근, 어깨뼈 안정근

잘못된 운동 방법

- 다리 자세를 유지할 때와 다리를 움직일 때, 어깨를 올림하고 어깨뼈를 내밈하여 위쪽 팔을 앞으로 움직인다.
- 다리를 올리거나 엉덩관절을 굽힘할 때 골반을 기울인다.
- 엉덩관절을 굽힘할 때 골반을 뒤쪽경사하고, 엉덩관절을 폄할 때 골반을 뒤쪽경사한다.
- 엉덩관절을 굽힘과 폄할 때 엉덩관절을 안쪽돌림한다.
- 발을 뒤침한다.
- 엉덩관절을 굽힘할 때 무릎을 굽힘하고, 엉덩관절을 폄할 때 무릎을 폄한다.

주요 적응증/금기증/주의사항

적응증 : 임신, 파킨슨병, 척추 기능 재교육, 자세 재교육, 다발성 경화증, 엉덩관절 기능 재교육
금기증 : 움직임 시 통증 증가
주의사항 : 골다공증(작은 가동범위), 인대 이완이나 반달판 병리

큰 바퀴를 가진 자전거의 페달을 밟는다는 상상을 한다

사이드 킥 시리즈 (Side Kick Series)

그랜드 론드 (Grand rond)

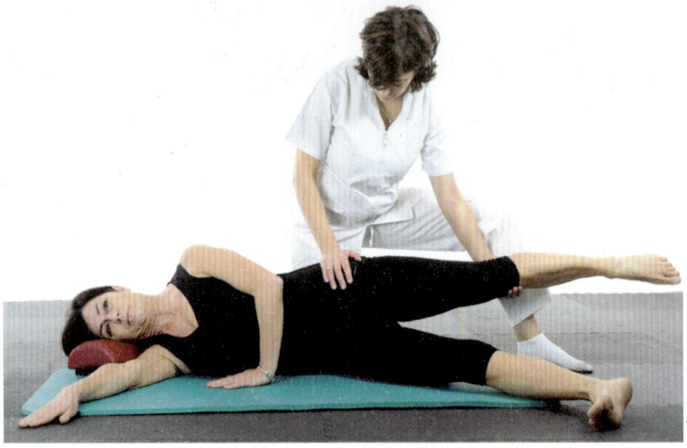

1. 옆으로 누운 자세에서, 어깨뼈를 고정하고 아래 쪽 팔을 머리 위로 뻗고, 위쪽 팔을 몸통 앞에 배치한다. 양쪽 다리를 아래위로 서로 겹쳐서 뻗는다. 이때 균형을 잡기 위해 다리를 약간 앞쪽으로 굽힘하고 발목을 발등굽힘한다. 골반을 중립위로 고정하고, 발목을 발바닥굽힘한 채, 위쪽 다리를 벌림과 폄한다.

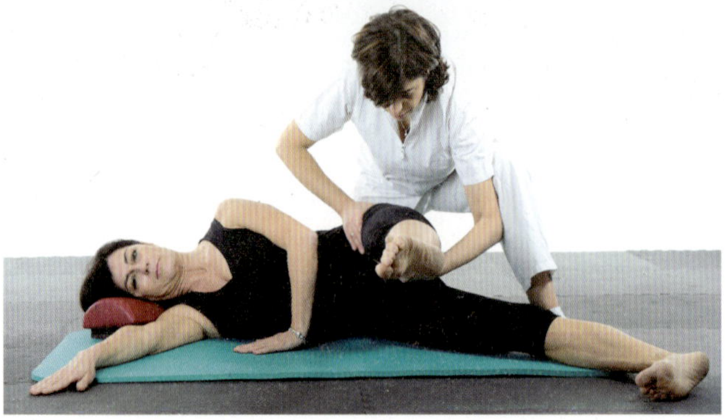

2. **들이쉬며**, 골반을 중립위로 유지하고, 큰 원을 그리듯이 다리를 앞으로 가져간다.

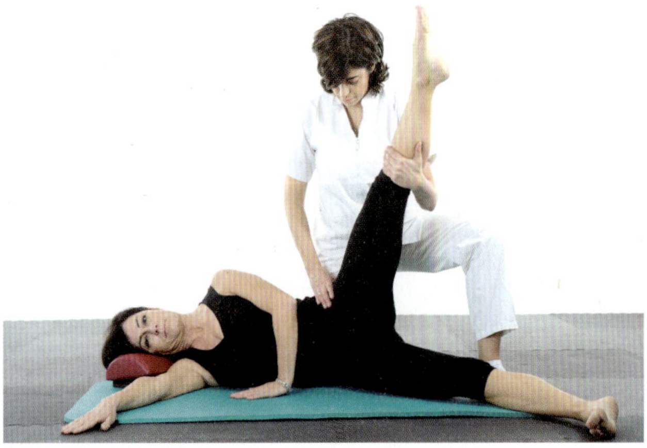

3. 그 다음 엉덩관절을 가쪽돌림하고, 그 다리를 들어올린다.

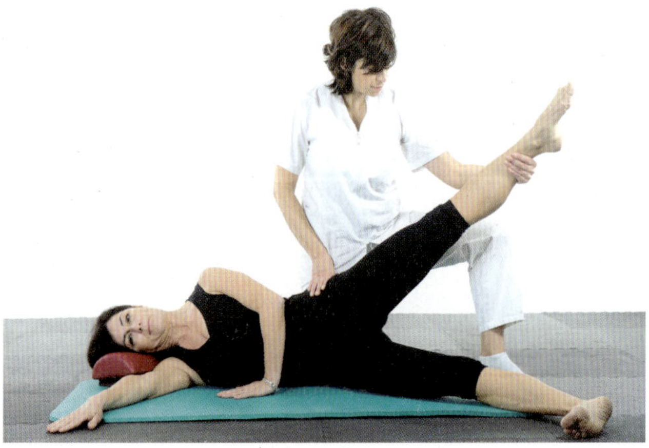

4. **내쉬면서**, 그 다리를 가쪽돌림한 채로 내림한다.

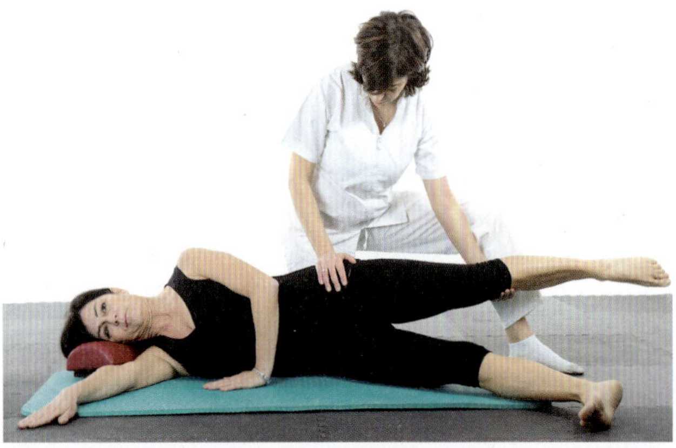

5. 시작 자세로 돌아올 때까지, 돌림 방향을 바꾸면서 반복 수행한다.

좌 · 우 각각 3회 반복

주요 목적

옆으로 누운 자세의 코어 안정화, 휘돌림의 엉덩관절 분리운동과 가동, HTN 정렬의 올바른 통합, 팔이음뼈 안정화, 코어 안정화와 다리 운동의 통합

변형

1. 아래 쪽 다리를 굽힌한다: 안정화를 촉진시키고자 할 때 이 방법을 사용한다.

노트

- 배근육의 수축을 유지한다.
- 원을 그릴 때 골반을 앞뒤로 움직이지 않는다.
- 목과 어깨 근육을 완전히 이완한다.

치료사

환자 뒤에 위치한다 : 골반을 안정화하고, 척추를 정렬한다.

통합

이 운동은 주로 다음을 활성화시킨다 :

- **깊은 코어 안정근 :** 배가로근, 골반바닥근, 뭇갈래근, 가로막
- **전체 안정근과 전체 가동근 :** 배빗근, 척추 폄근, 엉덩관절의 벌림근, 굽힘근/폄근; 어깨뼈 안정근

잘못된 운동 방법

- 다리 자세를 유지할 때와 다리를 움직일 때, 어깨를 올림하고 어깨뼈를 내밈하여 위쪽 팔을 앞으로 움직인다.
- 다리를 들어올리거나 엉덩관절을 굽힘할 때 골반을 기울인다.
- 엉덩관절을 굽힘하고 벌릴 때 골반을 뒤쪽경사한다.
- 엉덩관절을 굽힘할 때 엉덩관절을 안쪽돌림한다.
- 발을 뒤침한다.

주요 적응증/금기증/주의사항

적응증 : 임신, 파킨슨병, 척추 기능 재교육, 자세 재교육, 다발성 경화증, 엉덩관절 기능 재교육
금기증 : 움직임 시 통증 증가
주의사항 : 골다공증(작은 가동범위)

다리는 공중에서 큰 원을 그리는 페인트붓과 같다

중급 매트 운동

누운 자세/앉은 자세에서의 진전

Intermediate Matwork

Progressions in Supine/Sitting

노트

더블 레그 스트레치 (Double Leg Stretch)

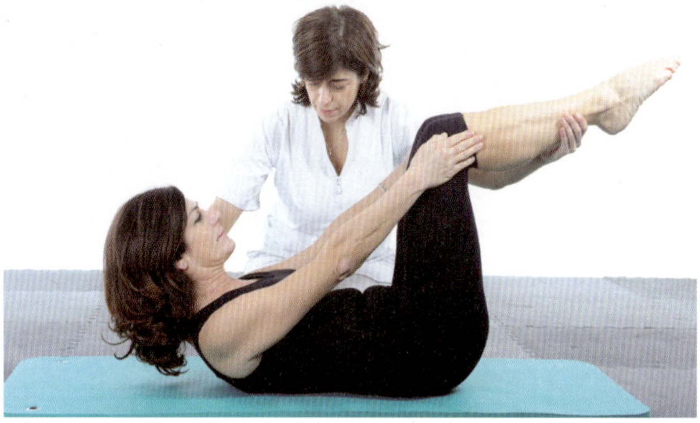

1. 누운 자세에서 골반과 척추의 중립위를 찾는다. 어깨뼈각이 떨어질 때까지 상체를 들어올리고, 양쪽 다리의 엉덩관절과 무릎관절을 90°로 굽힌다. 어깨를 안정화하고 양손을 다리의 바깥면에 배치한다. 이 자세에서 **들이쉰다**.

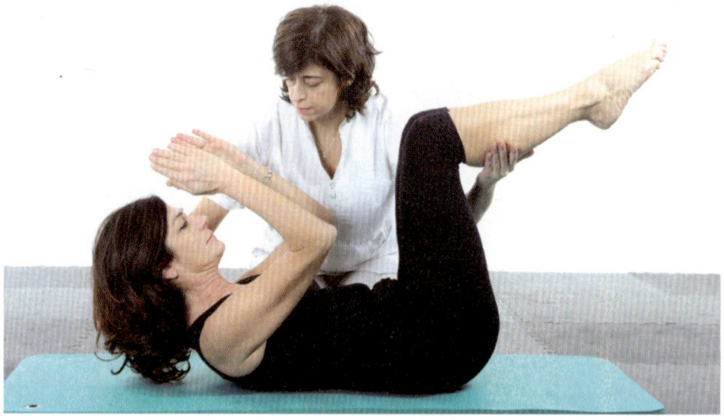

2. **내쉬고**, 어깨뼈를 안정화하고, 팔꿈치를 굽힌다.

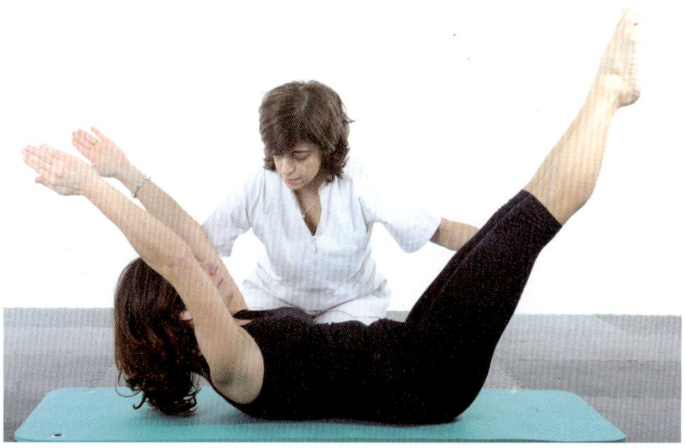

3. 그 다음, 양팔을 머리 위로 뻗고 동시에 골반을 중립위로 유지하고 양쪽 다리를 높이 뻗는다.

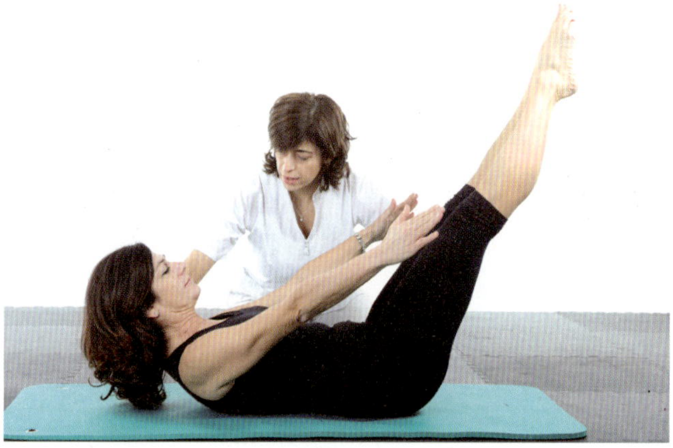

4. **들이쉬며**, 양쪽 팔을 내림한다.

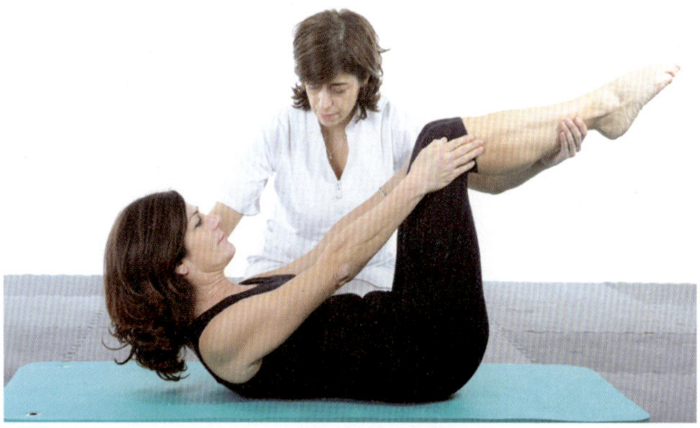

5. 그런 다음, 양쪽 무릎관절과 엉덩관절을 동시에 90°로 굽힘하고, 시작 자세로 되돌아온다.

8-10회 반복

주요 목적

코어 안정성 + 깊은 안정근의 근력 증가, 굽힘/폄의 엉덩관절 분리운동과 가동, 굽힘 시 HTN 정렬의 올바른 통합, 팔이음뼈 안정화, 다리의 휘돌림 가동, 코어 안정화와 팔다리 운동의 통합

진전

1 번째 : 등뼈 지지(배근육 수축 보조), 다리를 바닥에 배치하고, 팔 협응만 한다.
2 번째 : 등뼈 지지, 팔/다리와 호흡의 협응
3 번째 : 최종 형태

변형

1. 머리를 매트 위에 : 목 굽힘근의 긴장과 약증을 가진 사람의 경우, 팔과 다리의 움직임 협응을 강화하기 위해 이것을 수행한다. 양쪽 엉덩관절을 90°, 또는 약간 더 굽힘하고, 무릎을 쭉 뻗은 상태로 유지한다.

노트

- 팔을 머리 위로 가져갈 때 머리와 어깨를 내림하지 않는다.
- 팔과 다리를 움직이는 동안, 몸통을 고정한다.
- 배근육을 안쪽으로 당김하듯이 수축한다.
- 중립위를 유지하고, 다리를 여러분이 할 수 있을 만큼 높이 뻗는다.

치료사

어깨 위치 : 율동을 제공하고, 팔을 원 그리듯이 움직인다.
선 자세 : 약간의 견인을 제공하여 여러분 쪽으로 다리를 당긴다.
환자 옆에 위치한다 : 골반과 몸통의 안정화를 체크한다.

통합

이 운동은 주로 다음을 활성화시킨다 :

- **깊은 코어 안정근 :** 배가로근(지구력을 증진시키기 위해 장시간 수축한다), 골반바닥근, 가로막, 뭇갈래근
- **전체 안정근과 전체 가동근 :** 배곧은근, 배빗근, 엉덩관절 굽힘근, 무릎관절의 굽힘근/폄근, 어깨뼈 안정근, 어깨관절의 굽힘근/폄근, 벌림근/모음근

잘못된 운동 방법

- 다리를 폄할 때 골반을 앞쪽경사한다.
- 팔을 머리 위로 가져가서 폄을 할 때, 등뼈를 폄한다.
- 배곧은근의 불충분한 동원이나 과도한 동원이 있을 때 배가로근을 활성화한다.
- 팔을 움직일 때 어깨를 올림하거나 어깨뼈를 내밈한다.
- 등뼈를 올림한 채로 유지할 때, 머리를 과도하게 굽힘하거나 내밈한다.
- 등뼈의 불충분한 굽힘이 있을 때 머리를 과도하게 굽힘하거나 내밈한다.
- 팔을 원 그리듯이 움직일 때, 무릎의 굽힘 대신에 다리를 휘돌림한다.

주요 적응증/금기증/주의사항

적응증 : 척추, 무릎 및 엉덩관절의 기능 재교육, 자세 재교육, 다발성 경화증
금기증 : 굽힘 시 통증 증가, 등뼈의 과도한 뒤굽음
주의사항 : LBP(등뼈 지지와 팔/다리의 협응), 파킨스병(머리를 바닥에 배치함), 골다공증(머리를 바닥에 배치함), 임신(머리를 바닥이나 지지물에 배치함), 목뼈 통증(머리를 바닥이나 지지물에 배치함)

몸 전체를 바닥에 견고하게 유지한 상태에서,
양쪽 팔과 다리를 반대 방향으로 스트레칭한다

시저(Scissor)

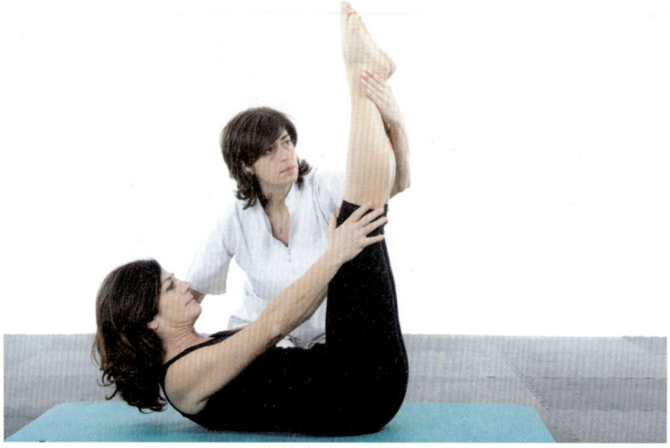

1. 누운 자세에서 골반과 척추의 중립위를 찾는다. 어깨뼈 아래각이 떨어질 때까지 상체를 들어올리고, 양쪽 다리를 붙여서 지면과 수직되게 들어올린다. 이때 발목을 발바닥굽힘한다. 어깨를 안정화하고 양손을 뻗어 다리의 바깥면에 배치한다.
이 자세에서 **들이쉰다**.

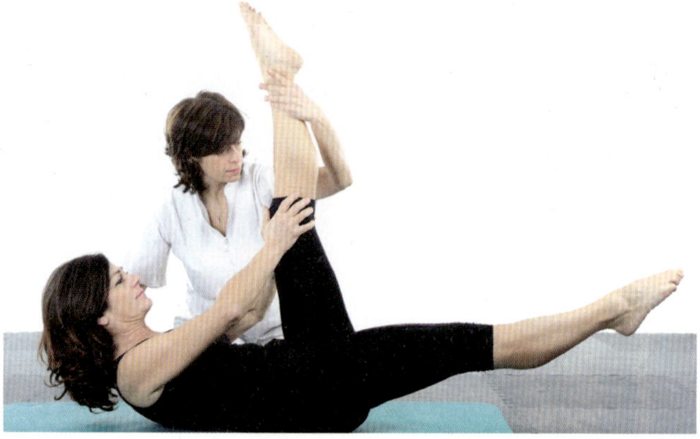

2. **내쉬며**, 한쪽 다리는 바닥으로, 반대 쪽 다리는 얼굴 쪽으로 움직인다.

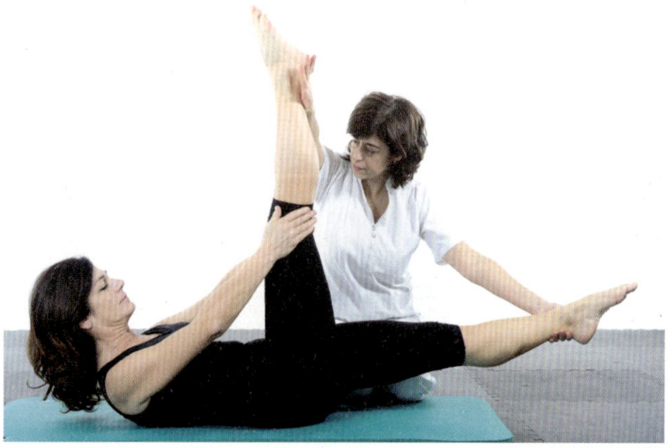

3. **들이쉬며**, 다리 위치를 2번 바꾼다. 다시 **내쉬며** 다리 위치를 2번 바꾼다.

8-10회 반복

양쪽 다리는 날카로운 가위의 날 같다

변형 (Variations)

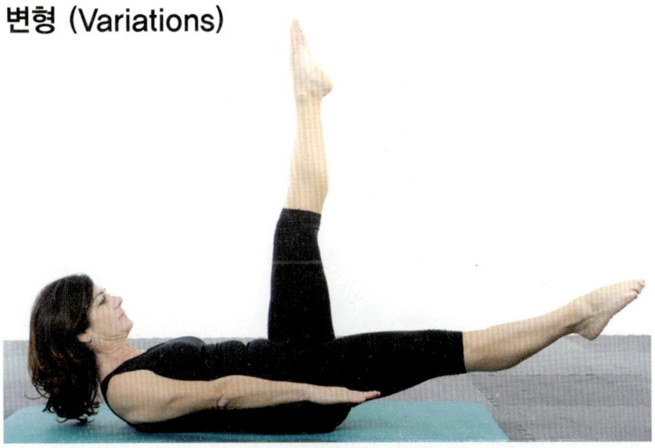

2. 양팔을 몸통 옆에 배치한다.

주요 목적

코어 안정성 + 깊은 안정근의 지구력 증가, 굽힘/폄의 엉덩관절 분리운동과 가동, 굽힘 시 HTN 정렬의 올바른 통합, 팔이음뼈 안정화, 다리의 휘돌림 가동, 코어 안정화와 다리 운동의 통합과 협응

진전

1 번째 : 등뼈 지지, 다리를 약간 굽힘 2 번째 : 등뼈 지지, 다리를 뻗음 3 번째 : 최종 형태

변형

1. 다리를 약간 굽힘함 : 뒤넙다리근의 단축 때문에 골반 안정성을 유지하기 어려울 때 이 방법을 사용한다.
2. 양팔을 몸통 옆에 배치함 : 몸통 안정성의 난이도를 증가시키고자 할 때 이 방법을 사용한다.
3. 짧은 호흡을 함 : 호흡과 운동 사이의 협응을 촉진하기 위해 이 방법을 사용한다.
4. 손으로 매직 서클을 잡고, 가슴 높이까지 들어올린다 : 팔이음뼈 안정성의 자극을 위해 이 방법을 사용한다.

노트

- 다리를 움직일 때, 몸통을 고정한다.
- 두 번째 "시저"를 할 때 가동범위를 증가시킨다.
- 목과 어깨의 근육을 이완한다.
- 배근육을 안쪽으로 당기듯이 수축한다.
- 골반을 안정화하고, 엉덩관절로부터 다리가 멀어지도록 신장한다.

치료사

선 자세 : 약간의 견인을 제공하여 여러분 쪽으로 다리를 당기면서, 율동을 제공한다.
환자 옆에 위치한다 : 다리의 움직임과 골반과 몸통의 안정화를 체크한다.

통합

이 운동은 주로 다음을 활성화시킨다 :

- **깊은 코어 안정근 :** 배가로근(지구력을 증진시키기 위해 장시간 수축한다), 골반바닥근, 가로막, 뭇갈래근
- **전체 안정근과 전체 가동근 :** 배곧은근, 배빗근, 엉덩관절 굽힘근, 어깨뼈 안정근

잘못된 운동 방법

- 엉덩관절을 굽힘할 때 골반을 뒤쪽경사한다.
- 배곧은근의 불충분한 동원이나 과도한 동원이 있을 때 배가로근을 활성화한다.
- 팔을 움직일 때 어깨를 올림하거나 어깨뼈를 내밈한다.
- 등뼈를 올림한 채로 유지할 때, 머리를 과도하게 굽힘하거나 내밈한다.
- 등뼈의 불충분한 굽힘이 있을 때 머리를 과하게 굽히거나 내민다.
- 엉덩관절을 굽힘할 때 무릎을 굽힘한다.

주요 적응증/금기증/주의사항

적응증 : 척추, 무릎 및 엉덩관절의 기능 재교육, 자세 재교육, 다발성 경화증
금기증 : 굽힘 시 통증 증가, 등뼈의 과도한 뒤굽음
주의사항 : LBP(등뼈 지지), 파킨스병(머리를 바닥에 배치함), 골다공증(머리를 바닥에 배치함), 임신(머리를 바닥이나 지지물에 배치함), 목뼈 통증(머리를 바닥이나 지지물에 배치함)

크리스 크로스 (Criss Cross)

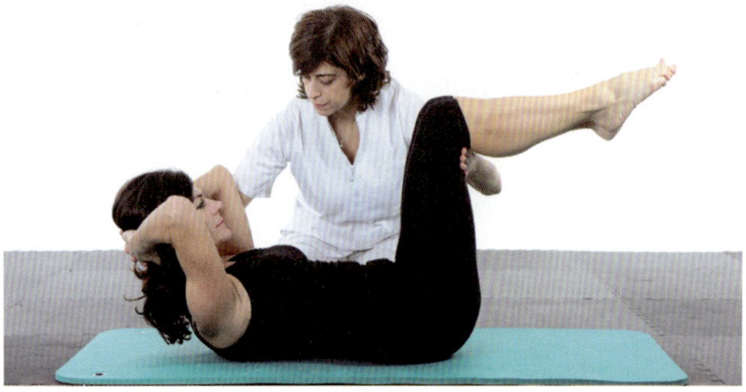

1. 누운 자세에서 골반과 척추의 중립위를 찾는다. 어깨뼈를 안정화하고 양손을 머리 뒤로 배치한다. 어깨뼈의 끝이 지면으로부터 떨어질 때까지 상체를 들어올리고, 양쪽 다리의 엉덩관절과 무릎관절을 90° 로 굽힌다.
이 자세에서 **들이쉰다**.

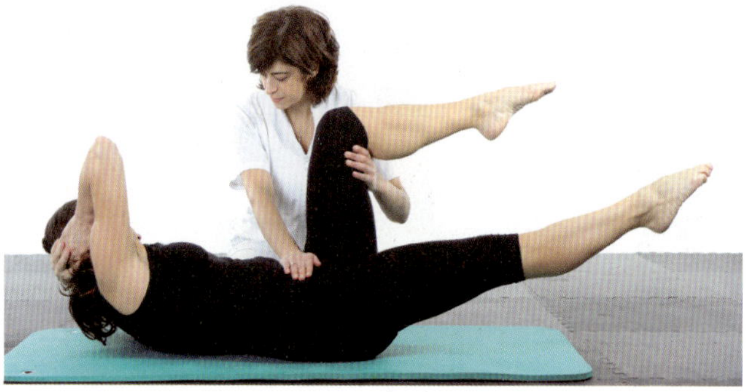

2. **내쉬며** 골반을 안정화한 후, 한쪽 다리를 아래 쪽으로 뻗고, 몸통을 굽힌된 다리 쪽으로 돌린다.
몸통과 다리의 위치를 반대로 바꿀 때 **들이쉰다**.

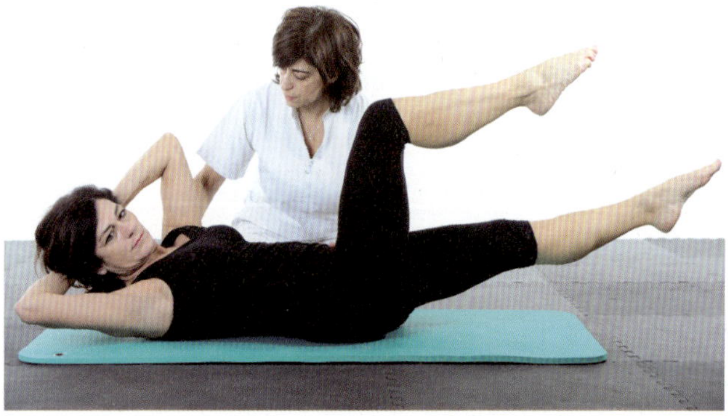

3. 이번에는 **내쉬며** 다리의 위치를 서로 바꾸고, 굽힌된 다리 쪽으로 몸통을 돌린다.
몸통과 다리의 위치를 반대로 바꿀 때 **들이쉰다**.

8-10회 반복

커다란 자석의 힘이 상체를 들어올려 반대 쪽 무릎으로 당긴다

진전 (Progressions)

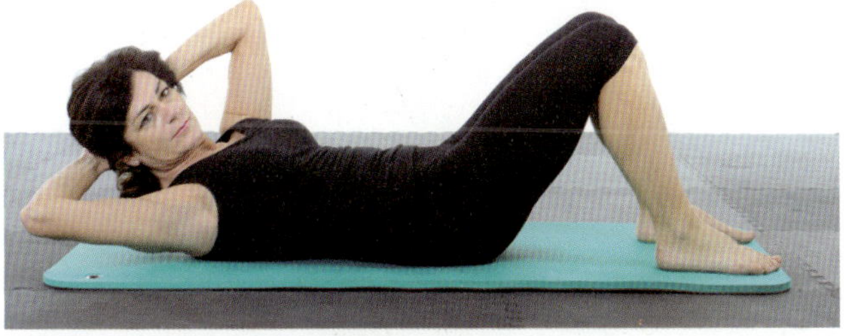
1 번째 : 무릎을 세운 자세

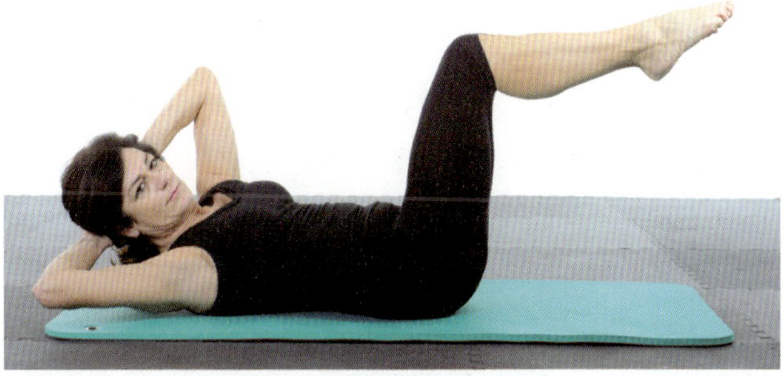
2 번째 : 90° 다리 자세

주요 목적

코어 안정성 + 깊은 안정근의 지구력 증가, 굽힘/폄의 엉덩관절 분리운동과 가동, 굽힘/돌림 시 HTN 정렬의 올바른 통합, 팔이음뼈 안정화, 척추 굽힘/돌림의 가동, 코어 안정화와 다리의 통합과 협응

진전

1 번째 : 등뼈 지지, 다리를 약간 굽힘
2 번째 : 90° 다리 자세, 몸통만 돌림함
3 번째 : 등뼈지지, 몸통/호흡의 협응
4 번째 : 최종 형태

변형

1. 무릎을 세우고, 무릎 사이에 매직 서클을 끼운다 : 몸통의 돌림과 배빗근의 작용을 강조하기 위해 이 방법을 사용한다.

노트

- 팔꿈치를 벌리고, 어깨뼈를 고정한다.
- 몸통을 돌림할 때, 팔꿈치가 지면에 닿아서는 안 된다.
- 양손으로 목을 당겨서는 안 된다.

치료사

선 자세 : 약간의 견인을 제공하여 여러분 쪽으로 다리를 당기면서, 율동을 제공한다.
환자 옆에 위치한다 : 몸통 돌림을 강조한다.

통합

이 운동은 주로 다음을 활성화시킨다:

- **깊은 코어 안정근 :** 배가로근(지구력을 증진시키기 위해 장시간 수축한다), 골반바닥근, 가로막, 뭇갈래근.
- **전체 안정근과 전체 가동근 :** 배곧은근, 배빗근, 엉덩관절 굽힘근/폄근, 어깨뼈 안정근

잘못된 운동 방법

- 엉덩관절을 굽힘할 때 골반을 뒤쪽경사한다.
- 배곧은근의 불충분한 동원이나 과도한 동원이 있을 때 배가로근을 활성화한다.
- 몸통을 돌림할 때 어깨를 올림하거나 어깨뼈를 내밈한다.
- 등뼈를 올림한 채로 유지할 때, 머리를 과도하게 굽힘하거나 내밈한다.
- 등뼈의 불충분한 굽힘이 있을 때 머리를 과도하게 굽힘하거나 내밈한다.

주요 적응증/금기증/주의사항

적응증 : 척추, 무릎 및 엉덩관절의 기능 재교육, 자세 재교육, 다발성 경화증
금기증 : 굽힘 시 통증 증가, 등뼈의 과도한 뒤굽음, 파킨스병, 골다공증, 목뼈 통증
주의사항 : LBP(발바닥을 지면에 붙인다), 임신(발바닥을 지면에 붙인다.)

업 앤 다운 (Up & Down)

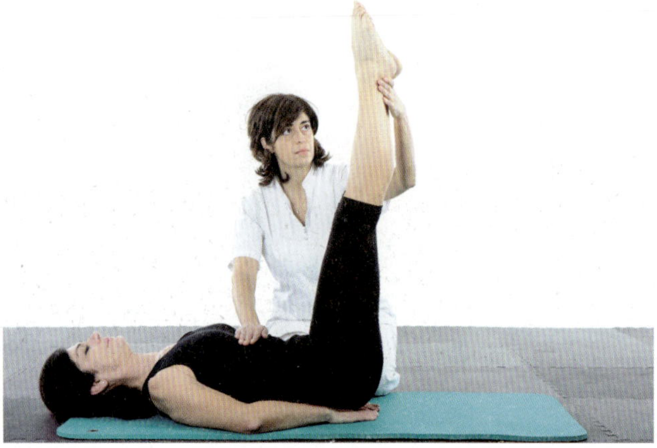

1. 누운 자세에서 골반과 척추의 중립위를 찾는다. 어깨뼈 아래각이 떨어질 때까지 상체를 들어올리고, 양쪽 다리를 붙여서 지면과 수직되게 들어올린다. 이때 발목을 발바닥굽힘한다. 어깨를 안정화하고 양손을 겹쳐서 엉치뼈 밑에 배치한다.
이 자세에서 **들이쉰다**.

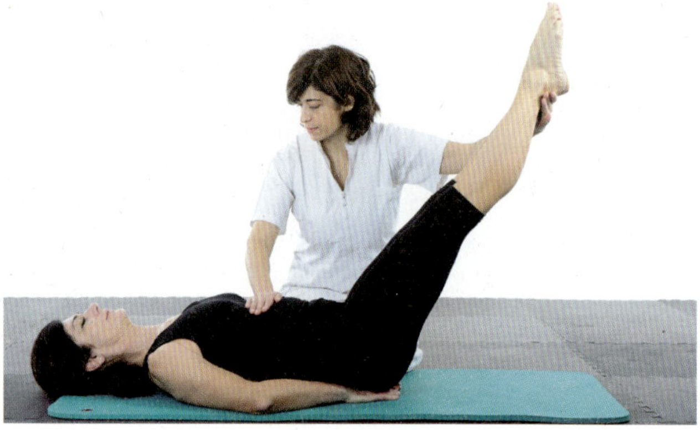

2. **내쉬고**, 골반을 안정화시킨 채, 여러분이 할 수 있을 만큼 양쪽 다리를 지면쪽으로 내림한다.

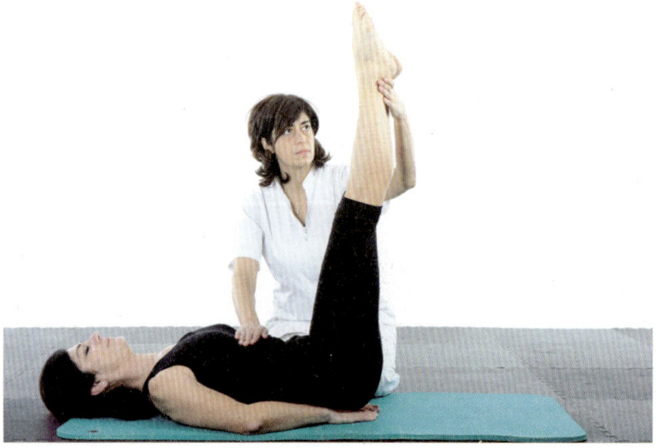

3. **들이쉬며**, 다리를 시작 자세로 움직인다.

6-8회 반복

다리는 음악의 박자를 맞추는 메트로놈의 진자와 같다

진전 (Progressions)

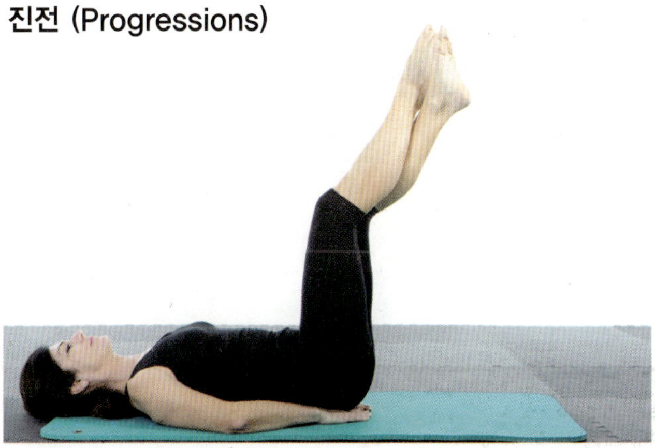

1 번째 : 발목을 교차한다.

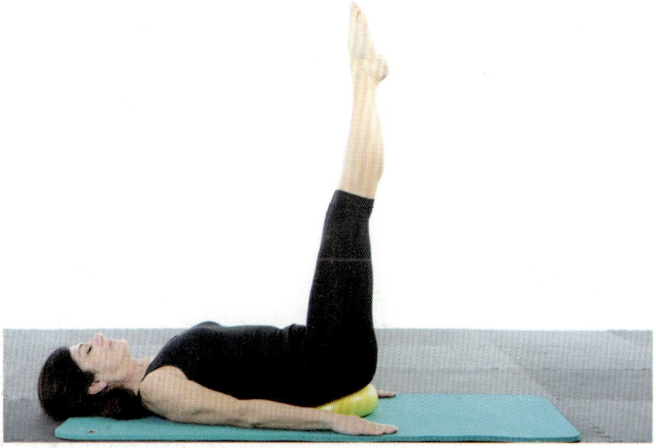

2 번째 : 엉치뼈 밑에 소프트 볼을 배치한다.

주요 목적

코어 안정성 + 깊은 안정근의 지구력 증가, 굽힘/폄의 엉덩관절 분리운동과 가동, HTN 정렬의 올바른 통합, 팔이음뼈 안정화, 코어 안정화와 다리 운동의 통합

진전

1 번째 : 다리를 약간 굽힘하고, 발목을 교차함
2 번째 : 엉치뼈 밑에 소프트 볼을 배치함
3 번째 : 최종 형태

노트

- 다리를 움직일 때 몸통을 잘 유지한다.
- 목과 어깨의 근육을 이완한다.
- 배근육을 안쪽으로 당기듯이 수축한다.
- 골반을 안정화하고, 엉덩관절로부터 다리가 멀어지도록 신장한다.

치료사

환자 옆에 위치한다 : 배가로근의 수축과 골반 안정성을 체크한다.
선 자세 : 다리를 약간 유지하고, 몸 쪽으로 되돌아갈 때 약간 도움을 준다.

통합

이 운동은 주로 다음을 활성화시킨다 :

- **깊은 코어 안정근 :** 배가로근(지구력을 증진시키기 위해 장시간 수축한다), 골반바닥근, 가로막, 뭇갈래근.
- **전체 안정근과 전체 가동근 :** 배곧은근, 배빗근, 엉덩관절 굽힘근, 어깨뼈 안정근

잘못된 운동 방법

- 엉덩관절을 굽힘할 때 골반을 뒤쪽경사하고, 엉덩관절을 폄할 때 골반을 앞쪽경사한다.
- 배곧은근의 불충분한 동원이나 과도한 동원이 있을 때 배가로근을 활성화한다.
- 다리를 움직일 때 어깨를 올림하거나 어깨뼈를 내밈하고, 또 팔을 과도하게 안쪽돌림한다.
- 다리를 움직일 때 목뼈를 폄한다.
- 엉덩관절을 굽힘할 때 무릎을 굽힘한다.

주요 적응증/금기증/주의사항

적응증 : 척추와 엉덩관절의 기능 재교육, 자세 재교육, 다발성 경화증, 파킨스병
금기증 : 운동 시 통증 증가
주의사항 : LBP(소프트 볼), 골다공증, 임신

넥 풀 (Neck Pull)

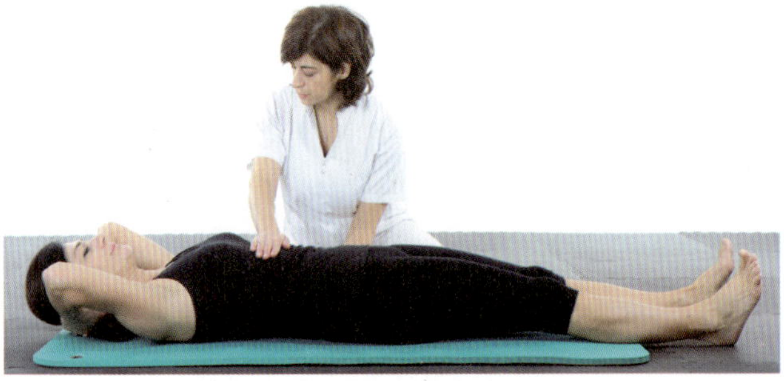

1. 누운 자세에서 골반과 척추의 중립위를 찾는다. 어깨뼈를 고정하고, 양손을 머리 뒤에 배치한다. 엉덩관절 넓이만큼 다리를 벌림하여 쭉 뻗고, 발목을 발등굽힘한다.
들이쉬며 어깨뼈를 고정하고 팔꿈치를 벌림한다. 어깨뼈끝이 지면으로부터 떨어질 때까지 점진적으로 척추를 굽힘한다.

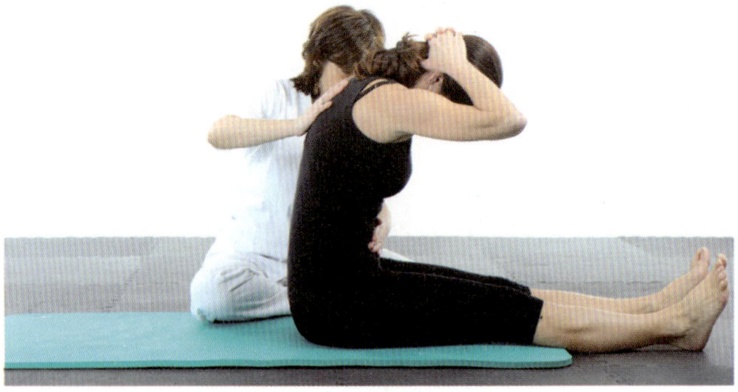

2. **내쉬며** 몸통이 앞쪽으로 굽힘되는 완전히 않은 자세를 취할 때까지 척추를 하나하나씩 계속 굽힘한다.

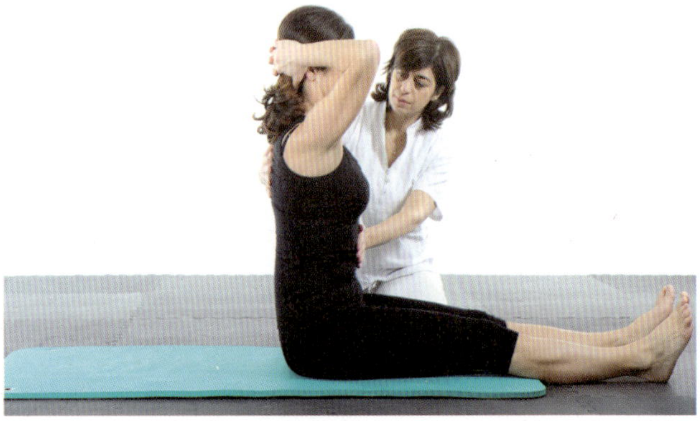

3. **들이쉬며**, 중립위를 찾을 때까지 꼬리뼈에서부터 시작해 척추를 하나하나씩 폄한다. 그리고 척추뼈를 축성 신장을 한다.

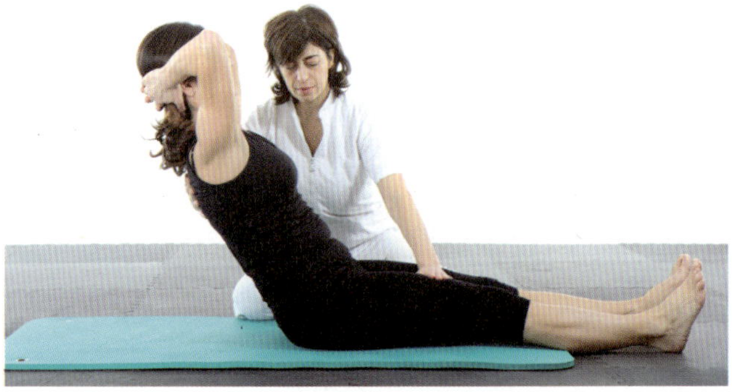

4. **내쉬며**, 어깨뼈를 안정화하고 팔꿈치를 벌림한 상태로, 그리고 척추의 중립위를 유지하면서 여러분이 할 수 있을만큼 몸통을 지면 쪽으로 천천히 내림한다.

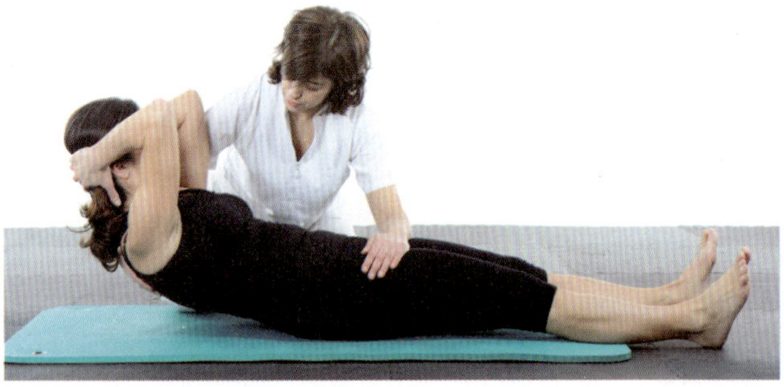

5. 그런 다음, 시작 자세로 완전히 돌아갈 때까지 허리뼈를 굽힘하고 척추뼈를 하나하나씩 바닥으로 완전히 내림한다.

5회 반복

척추를 굽힘하기 전과 지면으로 되돌아가기 전에
마치 하늘을 나는 천사가 뒤쪽으로 다이빙하는 모습을 상상해 본다

주요 목적

코어 안정성, 굽힘/폄의 엉덩관절 분리운동, 굽힘/폄 시 HTN 정렬의 올바른 통합, 팔이음뼈 안정화, 척추의 굽힘/폄 가동, 코어 안정화와 몸통 굽힘/폄의 통합

진전

1 번째 : 다리를 굽힘/폄하고 앉은 자세에서 부분적으로 롤 다운한다 : 배가로근의 수축을 유지할 수 있을 때까지 양손을 머리 뒤로 배치하고, 작은 롤 다운을 수행한다. 그런 다음, 다시 시작 자세로 돌아간다.

2 번째 : 등을 곧게 편한 앉은 자세 : 양손을 머리 뒤로 배치하고 척추와 골반의 중립위를 유지할 수 있을 때까지 뒤쪽으로 조금만 움직인다. 그런 다음 시작 자세로 돌아간다.

3 번째 : 최종 형태

변형

1. 롤 다운 동안 팔꿈치를 모으고, 롤 업할 때 양팔을 앞으로 뻗는다 : 배근육의 수축을 돕기 위해 이 방법을 사용한다.
2. 무릎을 굽힘한다 : 척추가 뻣뻣하고 뒤넙다리근이 단축되어 있을 때 허리뼈에 가해지는 부하를 줄이기 위해 이 방법을 사용한다.
3. 굽힘된 무릎 사이에 매직 서클을 끼운다 : 골반의 안정화를 위해 이 방법을 사용한다.
4. 무릎이나 발목 사이에 소프트 볼을 끼운다 : 골반바닥근의 자각과 모음근과 골반바닥근의 통합을 위해 이 방법을 사용한다.

노트

- 척추 운동 동안 각각의 척추뼈를 분리하여 가동시킨다.
- 목과 어깨의 근육을 이완한다.
- 몸통을 굽힘할 때 다리의 무너짐을 피한다.

치료사

환자 옆에 위치한다 : 배가로근 수축(배꼽을 안쪽으로 당기듯이)의 자각과 운동 동안의 척추, 목 및 어깨의 자세를 체크한다.

통합

이 운동은 주로 다음을 활성화시킨다 :

- **깊은 코어 안정근 :** 배가로근, 골반바닥근, 가로막, 깊은 척추 안정근.
- **전체 안정근과 전체 가동근 :** 배곧은근, 배빗근, 엉덩관절 굽힘근, 척추 폄근, 어깨뼈 안정근

잘못된 운동 방법

- 몸통을 들어올릴 때, 골반을 뒤쪽경사한다.
- 몸통을 들어올릴 때 어깨를 올림하고 팔꿈치를 움직인다. 그리고 과도하게 어깨뼈를 내밈한다.
- 몸통을 들어올릴 때, 머리를 과도하게 굽힘하거나 내밈한다.
- 배곧은근의 불충분한 동원이나 과도한 동원이 있을 때 배가로근을 활성화한다.
- 몸통을 들어올리거나 시작 자세로 되돌아올 때 팔을 들어올린다.
- 배근육의 수축 대신, 몸통을 들어올리기 위해 허리 근육을 동원한다.
- 발을 뒤침한다.

주요 적응증/금기증/주의사항

적응증 : 척추 기능 재교육, 자세 재교육, 다발성 경화증, 하지마비
금기증 : 굽힘 시 통증 증가, 파킨스병, 골다공증, 척추사이원반 탈출증, 목뼈 통증
주의사항 : 임신

롤 오버 (Roll Over)

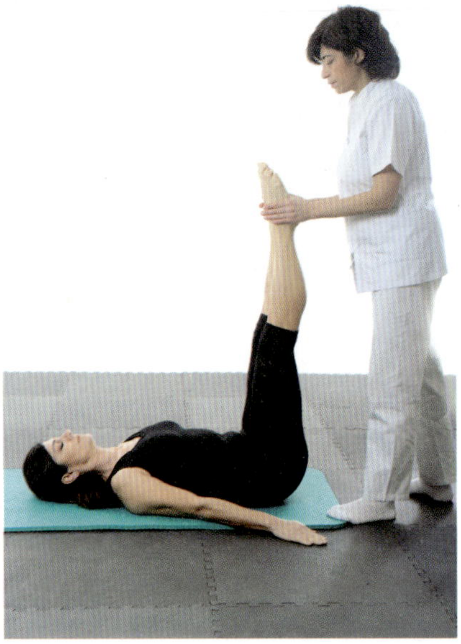

1. 누운 자세에서 골반과 척추의 중립위를 찾는다. 어깨뼈 아래각이 떨어질 때까지 상체를 들어올리고, 양쪽 다리를 붙여서 지면과 수직되게 들어올린다. 이때 발목을 발바닥굽힘한다. 어깨를 안정화하고 양팔을 몸통 옆에 배치한다.

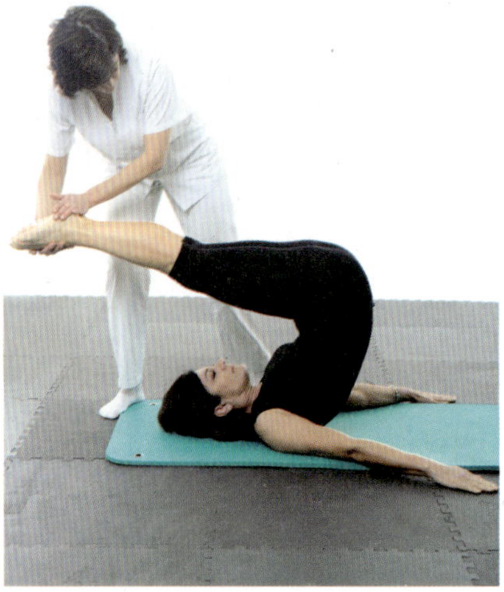

2. **내쉬며**, 다리가 머리를 넘어가도록 엉덩관절을 굽힘하고 어깨뼈까지 척추를 하나하나씩 들어올려 바닥에서 떨어지도록 한다.

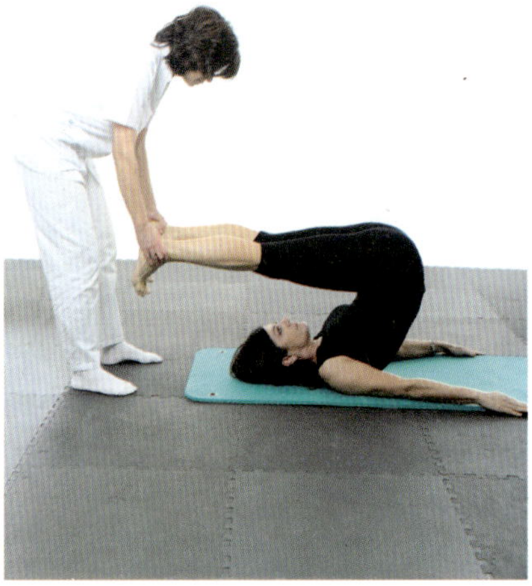

3. **들이쉬며** 엉덩관절 넓이만큼 다리를 벌림하고 발목을 발등굽힘한다.

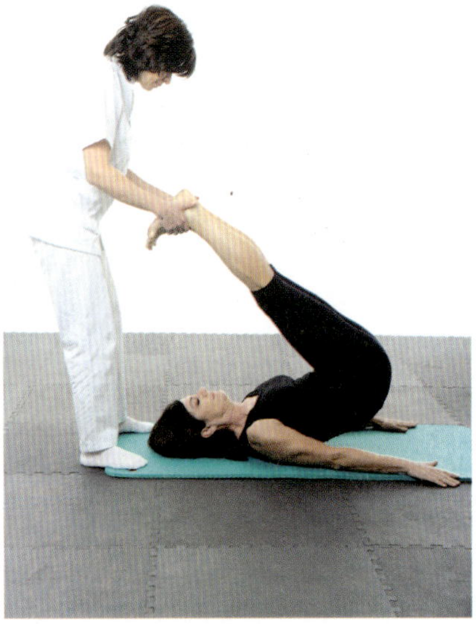

4. **내쉬며**, 척추뼈를 하나하나씩 지면으로 내려놓는다.

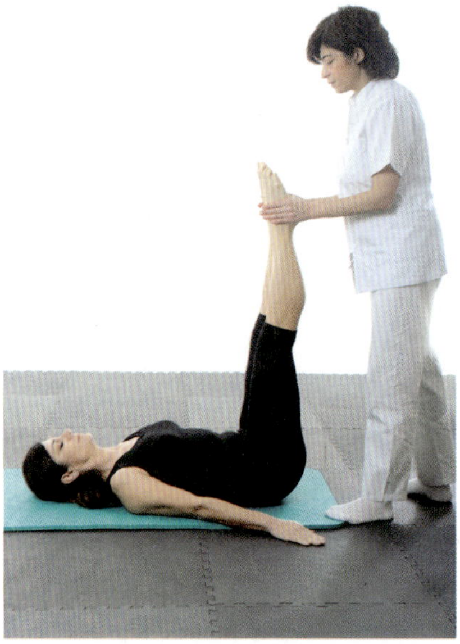

5. **들이쉬며**, 양쪽 다리를 모으고 발바닥굽힘하여 시작 자세로 되돌아온다. 다리를 벌림하고 발등굽힘한 자세를 시작 자세로 위의 동작을 반복해 본다.

6-8회 반복

양쪽 발은 자석과 같다. 즉, 척주의 반대 방향에서 양발을 머리 위로 당긴다

진전 (Progressions)

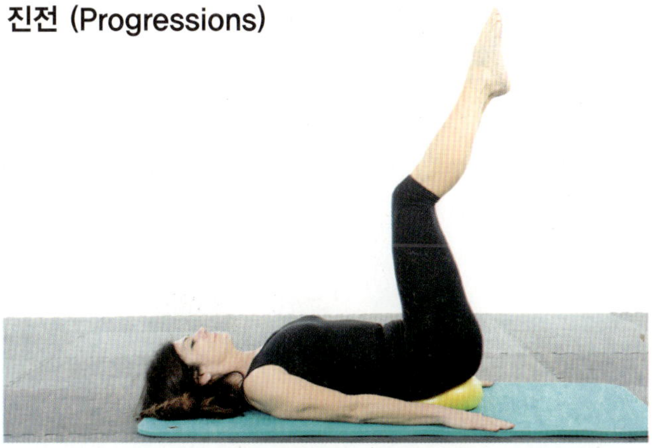

1 번째 : 골반 밑에 소프트 볼을 배치하고, 무릎을 약간 굽힌 자세.

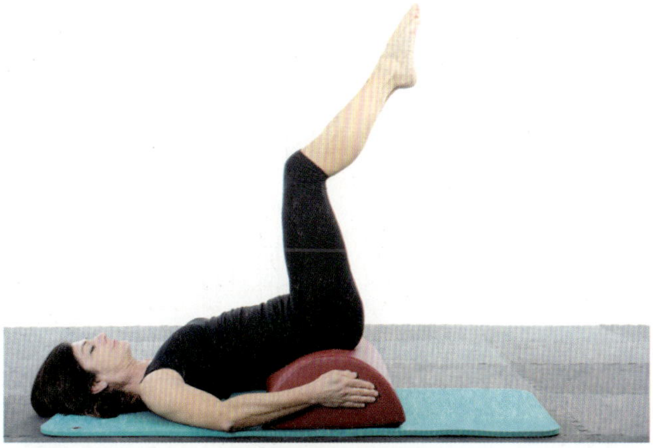

2 번째 : 골반 밑에 반원통을 배치하고, 무릎을 약간 굽힌 자세.

주요 목적

코어 안정성, 굽힘/폄의 엉덩관절 분리운동, 굽힘/폄 시 HTN 정렬의 올바른 통합, 팔이음뼈 안정화, 척추의 굽힘/폄 가동, 코어 안정화와 몸통 굽힘/폄과 다리 운동의 통합

진전

1 번째 : 양쪽 무릎을 굽히고 발목을 교차한 자세에서, 배근육만 수축한다: 허리뼈를 굽힘으로서 골반을 바닥으로부터 약간 올린다. 배근육의 올바른 동원을 자각하기 위해 이 방법을 사용한다(엉치뼈 밑에 소프트 볼을 배치하여 배근육 동원을 촉진한다).
2 번째 : 양쪽 무릎을 굽힘하고 골반 밑에 반원통을 배치한다: 시작 자세로 돌아가는 동안 골반의 조절과 골반을 들어올리는 능력을 촉진하기 위해 이 방법을 사용한다.
3 번째 : 다리를 폄하고 골반 밑에 반원통을 배치한다.
4 번째 : 다리/발목의 협응 없이 다리를 폄한다.
5 번째 : 최종 형태

변형

1. 굽힘된 무릎 사이에 매직 서클을 끼운다 : 모음근의 활성화 수축 증가와 배근육을 동원하기 위해 이 방법을 사용한다.
2. 무릎이나 발목 사이에 소프트 볼을 끼운다 : 골반바닥근의 자각과 모음근과 골반바닥근의 통합을 위해 이 방법을 사용한다.

노트

- 척추뼈를 하나하나씩 움직인다.
- 목뼈가 아니라 등뼈로 하중을 이동한다.
- 배근육의 수축을 유지한다.
- 전체 운동 동안 어깨뼈 내밈 없이 어깨뼈를 고정한다.

치료사

환자 앞에 위치한다 : 양발을 지지하여, 발을 머리 위로 가져가는데 도움을 준다.
환자 옆에 위치한다 : 배가로근 수축을 체크하고, 몸통이 무너지는 것을 피하고, 어깨와 머리의 자세를 교정한다.
환자 뒤에 위치한다 : 다리를 지지하고, 발목과 다리의 운동을 협응한다.

통합

이 운동은 주로 다음을 활성화시킨다 :
- **깊은 코어 안정근 :** 배가로근, 골반바닥근, 가로막, 깊은 척추 안정근.
- **전체 안정근과 전체 가동근 :** 배곧은근, 배빗근, 엉덩관절 굽힘근, 어깨뼈 안정근

잘못된 운동 방법

- 다리를 머리 위로 올릴 때, 어깨뼈 내밈과 어깨를 올림한다.
- 다리를 머리 위로 올릴 때, 과도한 머리 굽힘과 내밈이 일어난다.
- 배곧은근의 불충분한 동원이나 과도한 동원이 있을 때 배가로근을 활성화한다.
- 다리를 머리 위로 올릴 때, 손목의 굽힘이 일어난다.
- 다리를 머리 위로 올릴 때나 시작 자세로 되돌아갈 때, 골반 경사가 일어난다.

주요 적응증/금기증/주의사항

적응증 : 척추 기능 재교육, 자세 재교육, 다발성 경화증
금기증 : 굽힘 시 통증 증가, 골다공증, 임신, 파킨스병
주의사항 : LBP(반원통 배치), 앞쪽 어깨관절 불안정

오픈 레그 락커 (Open Leg Rocker)

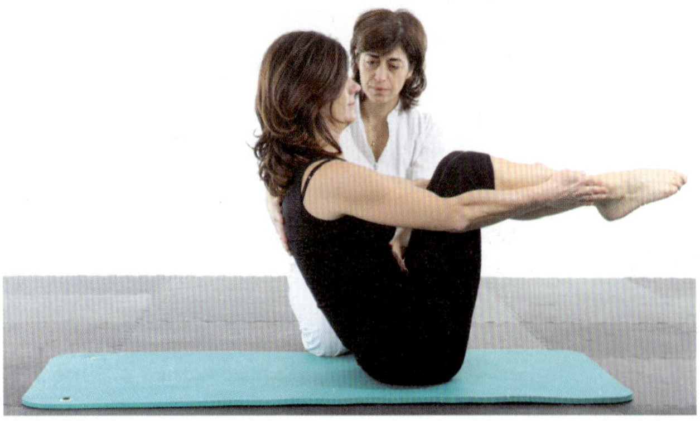

1. 궁둥뼈거친면으로만 앉은 자세에서 체중의 균형을 잡고, 척추를 굽힘하여 "C"자로 만들고, 다리를 지면으로부터 들어 올린다. 이때 다리를 약간 벌림과 가쪽돌림한다. 그리고 발목을 발바닥굽힘하여 양발의 안쪽면이 서로 닿도록 한다. 어깨뼈를 안정화시키고, 손을 발목의 가쪽면에 배치한다.

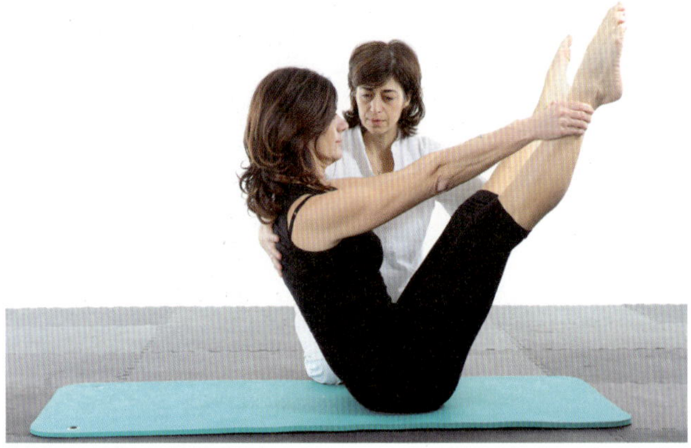

2. **들이쉬며** 다리를 뻗는다.

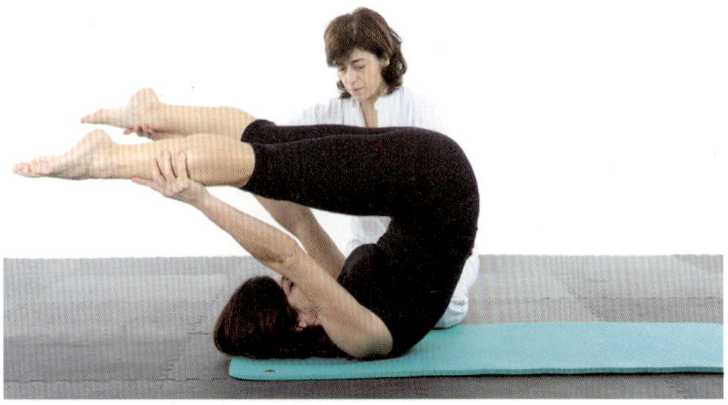

3. **내쉬며** 척추의 "C"자를 유지한 채, 깊은 배근육을 수축하여, 위쪽 등뼈가 지면에 닿도록 뒤쪽으로 구르기를 시작한다.

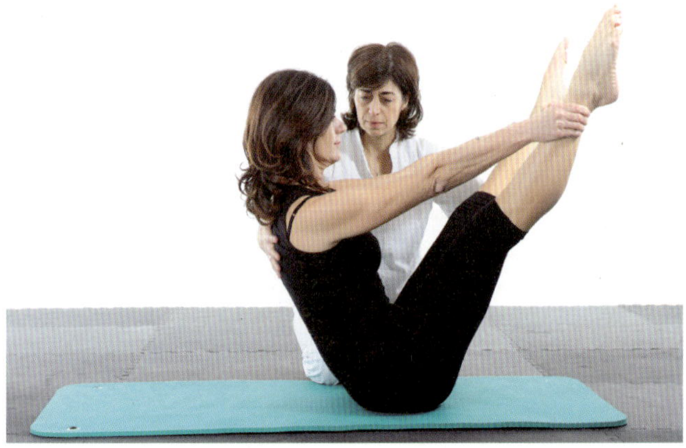

4. **들이쉬며** 척추의 안정화를 유지하고, 앞쪽으로 밀기를 시작할 만큼 깊은 배근육을 수축한다. 이런 동작을 반복하고, 시작 자세로 되돌아온다.

8-10회 반복

몸통과 다리 사이에 큰 공을 끼우고 있지만, 공을 힘을 이용해 스퀴징하고 있지 않는다고 상상한다

주요 목적

코어 안정성 + 척추 굽힘의 안정성(구르기를 할 때), 굽힘의 엉덩관절 분리운동과 가동, HTN 정렬의 올바른 통합, 팔이음뼈 안정화, 코어 안정화와 골반과 팔이음뼈의 통합과 평형

진전

1 번째 : 양쪽 다리를 굽힘하여 궁둥뼈거친면으로 균형을 잡는다.
2 번째 : 양쪽 다리를 굽힘/폄하여 궁둥뼈거친면으로 균형을 잡는다.
3 번째 : 구르기를 할 때 다리를 약간 굽힘한다.
4 번째 : 최종 형태

변형

1. 움직임 내내 무릎의 굽힘을 유지한다 : 뒤넙다리근이 단축되었을 때, 이 방법을 사용한다.
2. 발가락을 잡는다 : 뒤쪽으로 구르기를 하기 전에, 발목을 발등굽힘하고 발가락을 잡는다 (척추 압박 없이 동작을 원활하게 할 수 있는 사람에게만 적용한다).
3. 무릎 사이에 매직 서클을 끼운다 : "V" 자세에서 골반 안정화의 자각을 위해 이 방법을 사용한다.

노트

- 어깨를 들어올리지 않는다.
- 움직임 내내 배가로근을 수축한다.
- 목뼈가 아니라 등뼈에서 흔들림이 일어나도록 한다.
- "V" 자세를 취할 때, 균형을 잡기 위해 허리뼈를 약간 굽힘한다.
- 어깨뼈의 고정을 유지한다.

치료사

환자 옆에 위치한다 : 배가로근 수축을 체크하고, 앞쪽으로 움직일 때 균형을 돕는다.

통합

이 운동은 주로 다음을 활성화시킨다 :

- **깊은 코어 안정근 :** 배가로근, 골반바닥근, 가로막, 깊은 척추 안정근.
- **전체 안정근과 전체 가동근 :** 배곧은근, 배빗근, 척추 폄근, 엉덩관절 벌림근/모음근, 어깨뼈 안정근

잘못된 운동 방법

- 뒤쪽으로 구르기를 시작하기 위해 목을 폄한다.
- 구르기를 할 때 어깨를 올림하거나 어깨뼈를 과도하게 내밈한다.
- 척추의 굽힘을 유지할 때 과도한 등뼈 굽힘이나 목의 내밈을 일으킨다.
- 흔들기 동작으로 돌아갈 때, 골반의 앞쪽경사한다.
- 흔들기를 할 때 과도하게 엉덩관절을 굽힘한다.

주요 적응증/금기증/주의사항

적응증 : 척추 기능 재교육, 자세 재교육, 다발성 경화증
금기증 : 골다공증, 임신, 척추사이원반 탈출, 굽힘 시 통증 증가
주의사항 : 파킨스병(골반의 평형)

게 자세 (Crab)

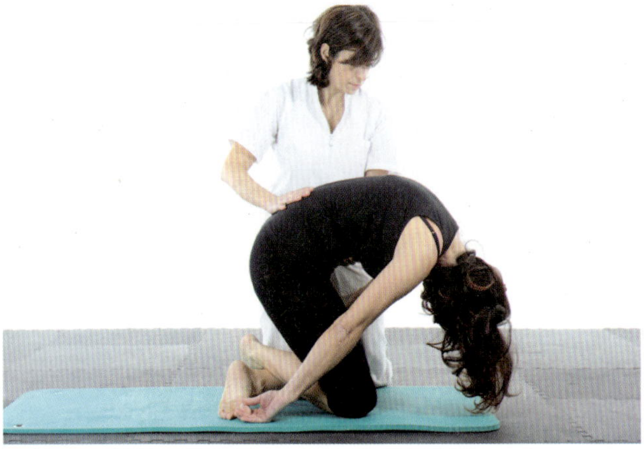

1. 발목을 교차하고 무릎 꿇은 자세를 취한 후, 척추를 굽힘하여 "C"자로 만든다. 양팔로 자신의 엄지 발가락을 잡는다.

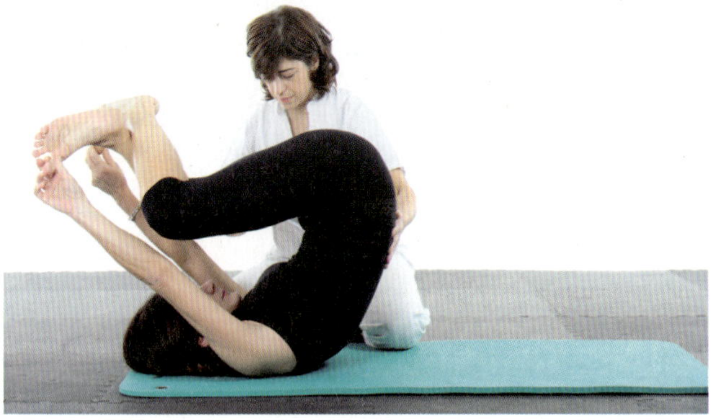

2. **들이쉬며**, 체중을 뒤쪽으로 이동시켜 뒤쪽으로 구르기를 한다. 이때 몸통과 다리 사이의 안정된 거리와 척추의 "C"자를 유지한다.

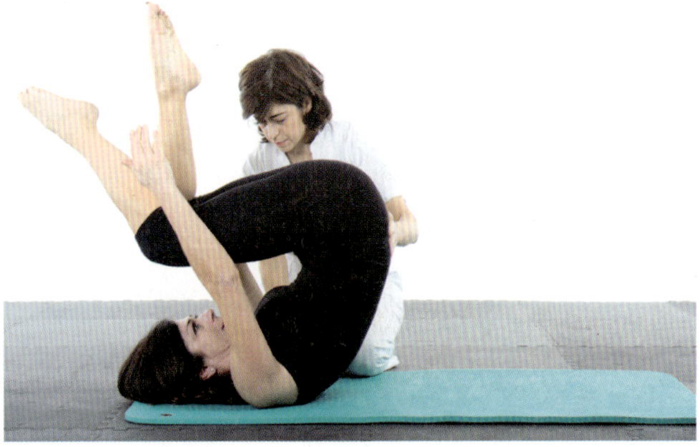

3. 어깨뼈를 균형을 잡고, 다리를 반대 쪽으로 교차한 후 다시 손으로 엄지발가락을 잡는다.

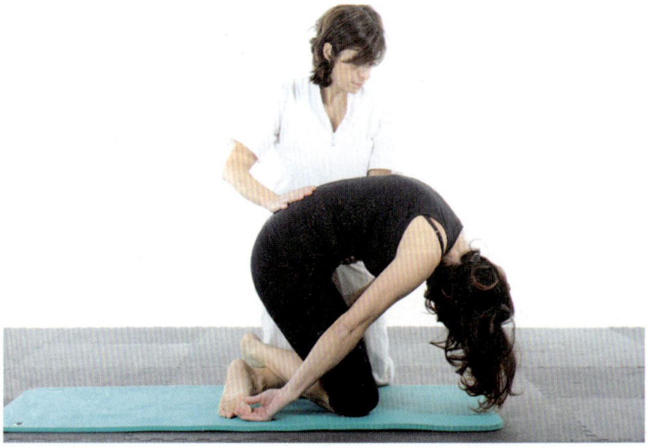

4. **내쉬며** 시작 자세로 돌아오기 위해 앞쪽 구르기를 한다. 이때도 몸통과 다리 사이의 안정된 거리와 척추의 "C"자를 유지하도록 노력한다.

3-6회 반복

여러분이 할 수 있을 만큼 배근육을 안쪽으로 수축하여, 몸통과 다리 사이에 커다란 비누방울을 유지하고 있다고 상상해 본다

진전 (Progressions)

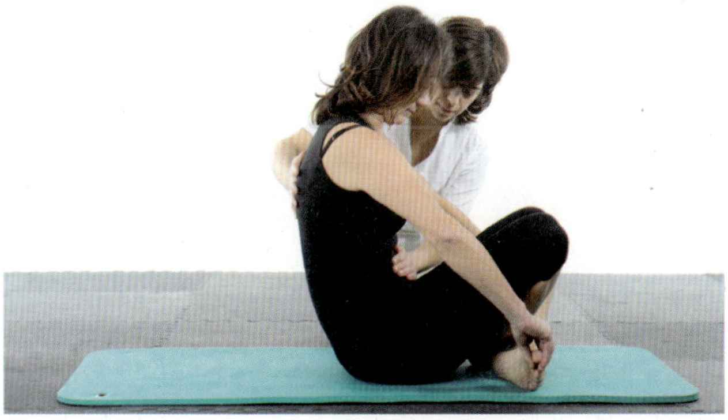

1 번째 : 앉은 자세의 시작 자세

주요 목적

코어 안정성 + 척추 굽힘의 안정성, 굽힘의 엉덩관절 분리운동과 가동, 굽힘 시 HTN 정렬의 올바른 통합, 팔이음뼈 안정화, 코어 안정화와 골반과 팔이음뼈의 통합과 평형, 팔과 다리의 협응

진전

1 번째 : 다리의 자세를 바꾸지 않고, 앉은 자세에서 시작 : 뒤쪽 구르기를 촉진시키고자 하거나, 배근육의 수축을 유지하고자 하거나, "C"자 척추를 유지시키고자 할 때 이 방법을 이용한다.

2 번째 : 다리의 자세를 바꾸고, 앉은 자세에서 시작

3 번째 : 최종 형태

노트

- 머리로 움직임을 시작하지 않는다.
- 다리를 앞쪽이나 뒤쪽으로 밀지 않는다.
- 목까지 구르기를 하지 않는다.
- 머리가 바닥에 닿지 않도록 한다.
- 운동 동안 목을 과도하게 굽힘하지 않는다.
- 어깨를 이완한다.

치료사

환자 옆에 위치한다 : 척추의 "C"자 자세와, 어깨와 목의 자세를 체크한다.

통합

이 운동은 주로 다음을 활성화시킨다 :

- **깊은 코어 안정근 :** 배가로근, 골반바닥근, 가로막, 깊은 척추 안정근.
- **전체 안정근과 전체 가동근 :** 배곧은근, 배빗근, 척추 폄근, 엉덩관절 가쪽돌림근과 모음근, 어깨뼈 안정근

잘못된 운동 방법

- 뒤쪽으로 구르기를 시작하기 위해 목을 폄한다.
- 구르기를 할 때 어깨를 올림하거나 어깨뼈를 과도하게 내밈한다.
- 척추의 굽힘을 유지할 때 과도한 등뼈 굽힘이나 목의 내밈을 일으킨다.
- 흔들기 동작으로 돌아갈 때, 골반의 앞쪽경사한다.
- 흔들기를 할 때 과도하게 엉덩관절을 굽힘한다.

주요 적응증/금기증/주의사항

적응증 : 척추 기능 재교육, 자세 재교육, 다발성 경화증

금기증 : 골다공증, 임신, 척추사이원반 탈출, 굽힘 시 통증 증가

주의사항 : 파킨스병(다리 자세만 바꾼다)

중급 매트 운동

엎드린 자세에서의 진전

Intermediate Matwork

Progressions in Prone

노트

싱글 레그 킥 (Single Leg Kick)

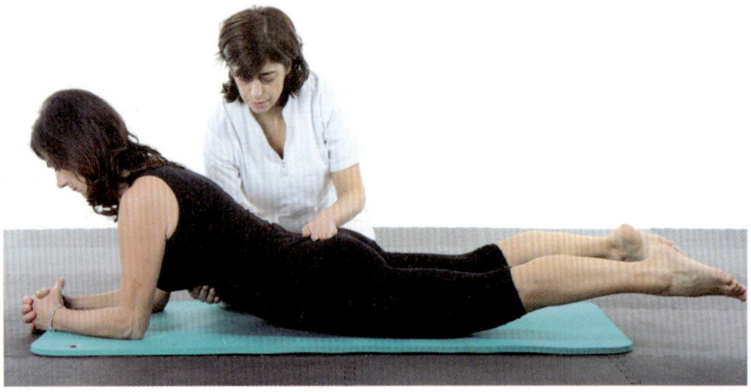

1. 엎드린 자세에서 어깨뼈를 안정화하고, 몸통을 들어올리고 아래팔을 바닥에 배치한다. 이때 양손을 깍지껴 너클 부위를 잡는다. 양쪽 다리를 골반보다 약간을 벌림한 후, 엉덩관절을 약간 가쪽돌림하고 발목을 발바닥굽힘한다. 두덩뼈만 지면바닥에 닿도록 하기 위해, 엉덩관절을 펴하여 발을 지면으로부터 들어올리고, ASIS를 지면바닥으로부터 들어올린다.
이 자세에서 **들이쉰다**.

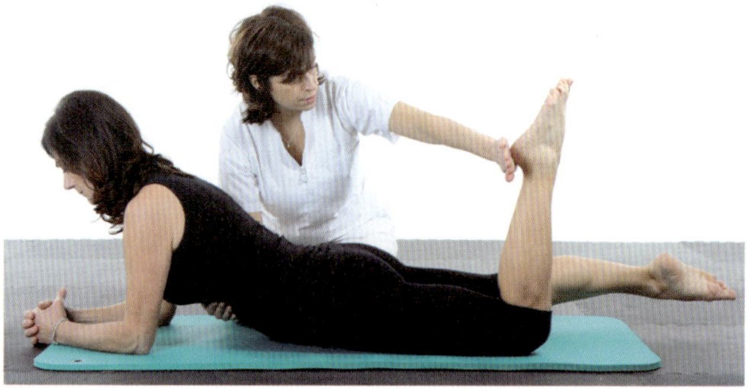

2. **내쉬고**, 골반과 척추의 안정화를 유지하면서, 한쪽 무릎을 2번 굽힘한다. 첫 번째는 발목을 발바닥굽힘한 채 발차기를 하고,

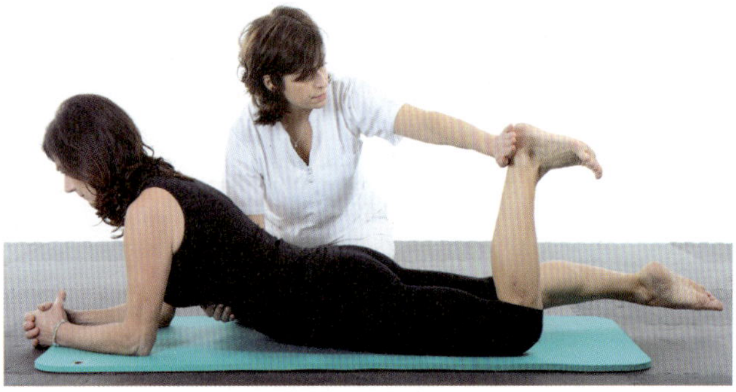

3. 두 번째 발차기는 발목을 발등굽힘한 채 이루어진다.

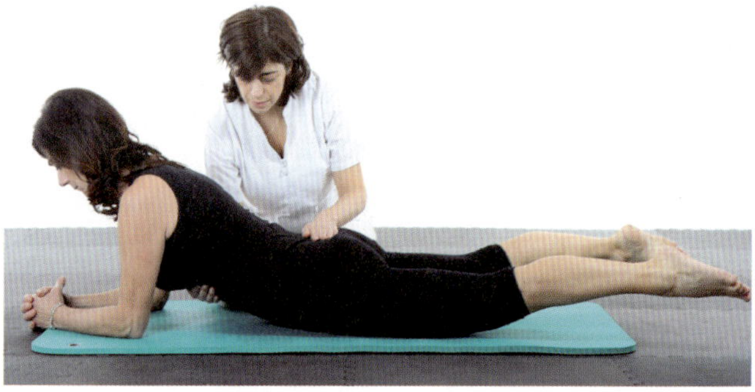

4. **들이쉬고**, 무릎을 펴하고, 발목을 발바닥굽힘한 채로 시작 자세로 되돌아간다. 다른 쪽 다리도 반복한다.

5-8회 반복

몸은 화살을 쏘기 위해 활을 당기는 것과 같다

진전 (Progressions)

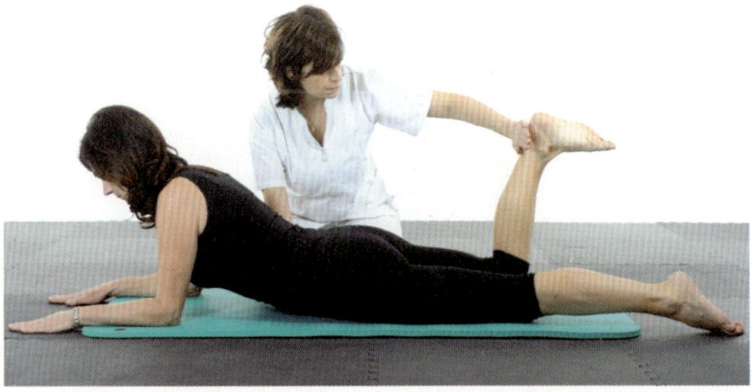

2 번째 : 양쪽 다리를 바닥에 내려 놓는다.

주요 목적

엎드린 자세의 코어 안정성 + 폄 자세의 척추 안정성, 폄의 엉덩관절 분리운동, 폄 시 HTN 정렬의 올바른 통합, 팔이음뼈 안정화, 코어 안정화와 다리 굽힘/폄의 통합

진전

1 번째 : 이마 밑에 양손을 배치한다 : 무릎 굽힘 동안 중립위에서 코어 안정화의 자극을 증가시키기 위해 이 방법을 사용한다.
2 번째 : 다리를 바닥에 내려 놓는다 : 허리 근육의 동원 없이 허리-골반의 코어 안정성을 촉진시키기 위하거나 또는 허리뼈의 과동한 앞굽음이 있을 때 이 방법을 사용한다.
3 번째 : 최종 형태

노트

- 매트 위에 두덩뼈를 부착한다.
- 무릎 굽힘 동안의 운동 조절을 향상시킨다.
- 어깨를 들어올리지 않고, 또 어깨뼈를 모음하지 않는다.

치료사

환자 옆에 위치한다 : 배가로근의 수축과 골반의 중립위, 어깨와 머리의 정렬을 체크한다.

통합

이 운동은 주로 다음을 활성화시킨다 :

- **깊은 코어 안정근 :** 배가로근, 골반바닥근, 가로막, 깊은 척추 안정근.
- **전체 안정근과 전체 가동근 :** 엉덩관절 폄근, 배빗근, 뒤넙다리근, 어깨뼈 안정근(특히, 앞톱니근)

잘못된 운동 방법

- 다리 자세를 유지하거나 다리를 움직일 때 어깨를 올림한다.
- 무릎을 굽힘할 때 골반을 앞쪽경사한다.
- 몸통을 폄할 때 머리를 과도하게 폄한다.
- 다리 자세를 유지하거나 다리를 움직일 때 등뼈가 자세를 취하지 못하고 “무너진다”.

주요 적응증/금기증/주의사항

적응증 : 골다공증, 파킨스병, 척추 기능 재교육, 자세 재교육, 다발성 경화증, 무릎관절 기능 재교육
금기증 : 임신, 폄할 때 통증 증가
주의사항 : LBP(배 밑에 쿠션 배치)

더블 레그 킥 (Double Leg Kick)

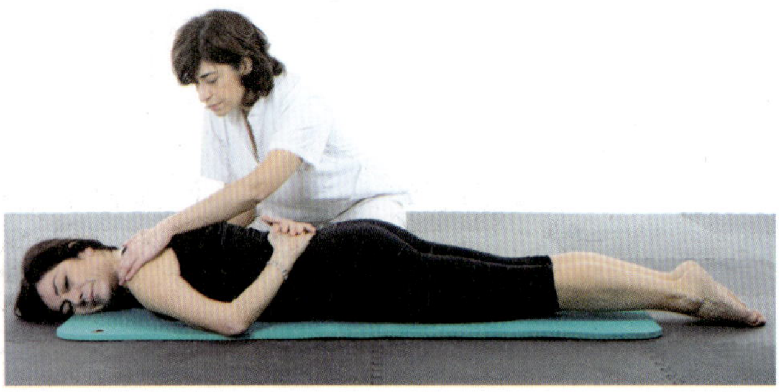

1. 엎드린 자세에서 골반과 척추의 중립위를 찾는다. 머리를 한쪽으로 돌림한다. 어깨를 앞쪽으로 이완한 채 양손의 손바닥이 위쪽으로 향하도록 하고 등 뒤에 배치한다. 다리를 모음하고 발목을 발바닥굽힘한다. 이 자세에서 **들이쉰다.**

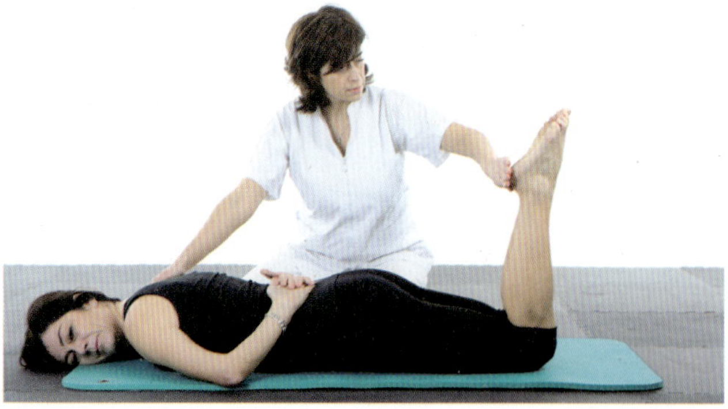

2. **내쉬고**, 골반과 척추의 안정화를 유지하면서, 움직임을 조절하면서 양쪽 무릎을 3번 굽힘한다.

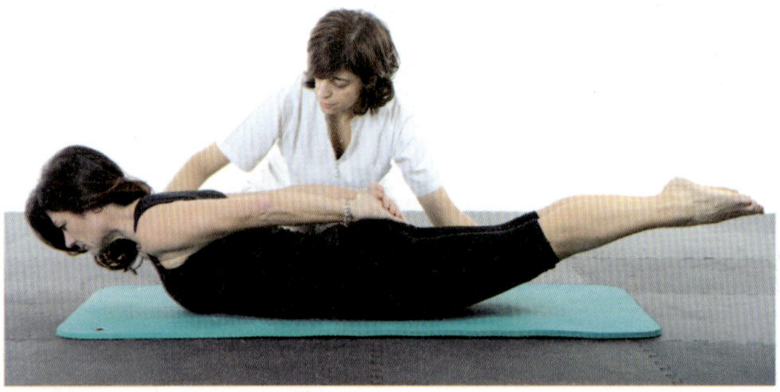

3. **들이쉬고**, 어깨뼈를 고정하고, 손바닥이 머리쪽으로 향하도록 하면서 양팔을 발쪽으로 쭉 뻗는다. 몸통, 엉덩관절 및 무릎을 폄하고, 바닥으로부터 들어올린다.

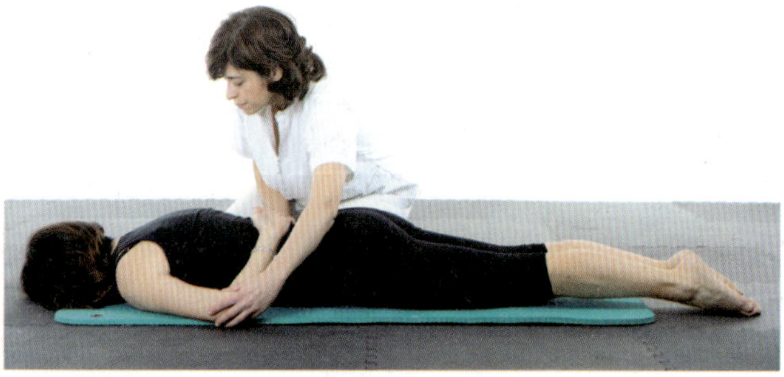

4. **내쉬면서**, 머리를 반대 쪽으로 돌림하면서 시작 자세로 돌아온다.

4-6회 반복

몸은 화살을 쏘기 위해 활을 당기는 것과 같다

진전 (Progressions)

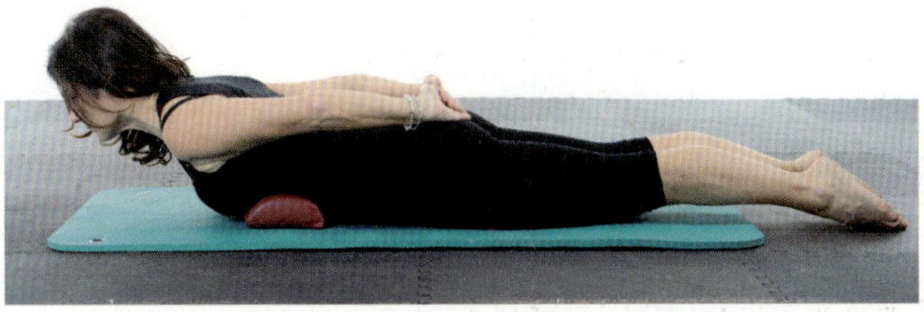

1 번째 : 앞쪽을 지지하고 폄한다.

주요 목적

엎드린 자세의 코어 안정성, 폄의 엉덩관절 분리운동, 굽힘/폄 시 HTN 정렬의 올바른 통합, 팔이음뼈 안정화, 등뼈의 폄 가동, 코어 안정화와 등뼈 폄의 통합, 머리 돌림과 다리 굽힘/폄의 통합

진전

1 번째 : 앞쪽을 지지하고(가슴 밑에 쿠션을 배치하여) 등뼈를 편다: 등뼈 폄을 자각하고 지지를 제공하기 위해 이 방법을 사용한다.
2 번째 : 등뼈 폄 + 팔 운동
3 번째 : 머리를 바닥에 붙이고, 팔 운동만 한다 : 양손을 이마 밑에 배치하고, 호흡과 함께 다리 운동을 수행한다.
4 번째 : 최종 형태

노트

- 운동 동안 골반 앞쪽 경사를 피한다.
- 무릎 굽힘 동안의 운동 조절을 향상시킨다.
- 어깨 올림과 과도한 어깨뼈 모음을 피한다.
- 척추 전체를 폄한다.
- 폄하기 전에 척추의 축성 신장을 강조한다.

치료사

환자 옆에 위치한다 : 배가로근 수축의 자각과 어깨와 머리의 정렬을 체크한다.
환자 뒤에 위치한다 : 척추 폄과 어깨 넓어짐을 돕는다.

통합

이 운동은 주로 다음을 활성화시킨다 :

- **깊은 코어 안정근 :** 배가로근, 골반바닥근, 가로막, 깊은 척추 안정근.
- **전체 안정근과 전체 가동근 :** 배빗근, 어깨뼈 모음근, 앞톱니근과 큰원근, 척추 폄근, 엉덩관절 폄근, 뒤넙다리근

잘못된 운동 방법

- 무릎을 굽힘할 때 골반을 앞쪽경사한다.
- 팔을 움직일 때 과도하게 어깨뼈를 모음한다.
- 몸통을 폄할 때 과도하게 머리를 폄한다.

주요 적응증/금기증/주의사항

적응증 : 골다공증, 파킨스병, 무릎 기능 재교육, 자세 재교육, 다발성 경화증, 척추 기능 재교육, 어깨관절 기능 재교육
금기증 : 임신
주의사항 : LBP(배 밑에 쿠션 배치)

스위밍 (Swimming)

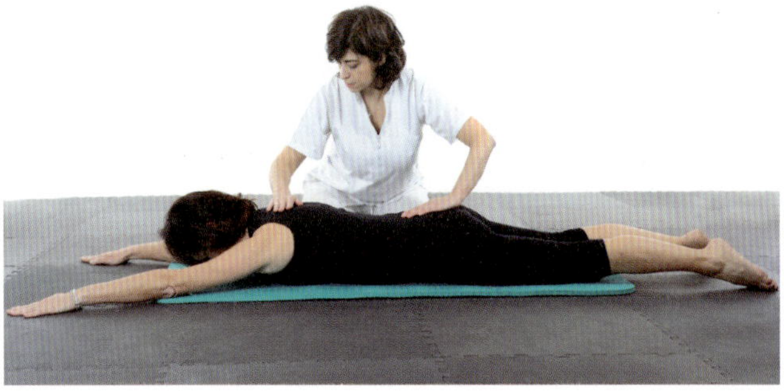

1. 엎드린 자세에서 골반과 척추의 중립위를 찾는다. 양팔을 머리 위로 가져 가고 어깨넓이 보다 약간 넓게 벌림한다. 그리고 손바닥을 엎침한다. 양쪽 다리를 골반넓이 만큼 벌림하고 엉덩관절을 약간 가쪽돌림한다. 그리고 발목을 발바닥굽힘한다. 이 자세에서 **들이쉰다.**

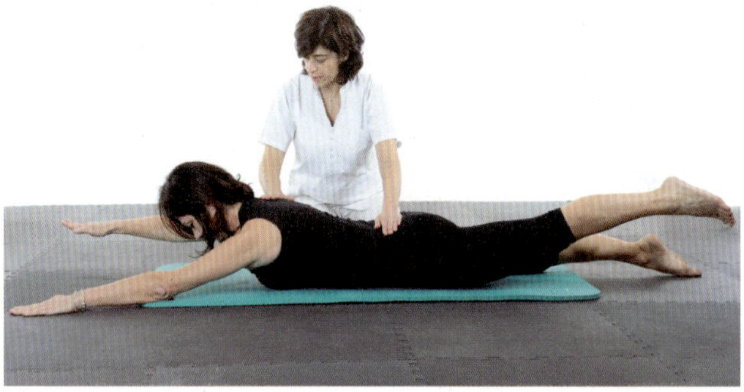

2. **내쉬며** 등뼈를 폄한다. 서로 반대 쪽 팔과 다리를 들어올린다.

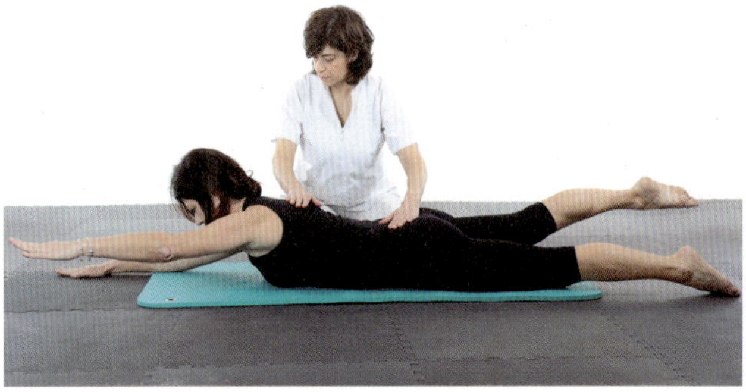

3. **들이쉬며,** 반대 쪽 팔과 다리를 교대로 5회 빠르게 들어 올린다. 이번에는 **내쉬며,** 위의 동작을 5회 반복한다.

3-5회 반복

주요 목적

엎드린 자세의 코어 안정성 + 등뼈 폄의 안정성, 굽힘/폄의 엉덩관절 분리운동, 폄 시 HTN 정렬의 올바른 통합, 팔이음뼈 안정화, 엉덩관절과 어깨관절의 굽힘/폄 가동, 코어 안정화와 등뼈 폄의 통합, 팔과 다리의 굽힘/폄 협응

물 표면 위에서 활주하는 수영 동작을 상상해 본다

진전 (Progressions)

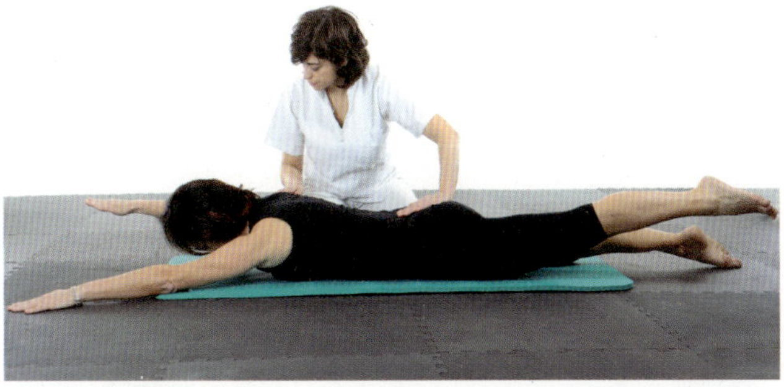

3 번째 : 등을 펴지 않고 서로 반대 쪽 팔과 다리를 움직인다.

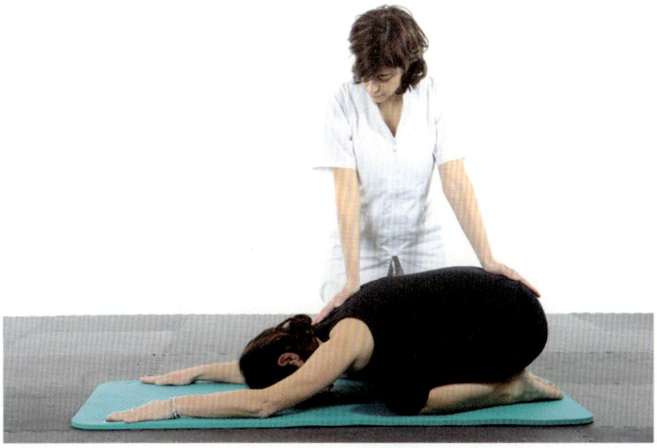

휴식 자세

진전

1 번째 : 등뼈를 펌하지 않고 한쪽 팔/다리를 굽힘/폄한다 : 먼저 한쪽 팔을 바닥으로 들어올렸다가 다시 내리고, 그 다음 다른 쪽 팔을 똑같이 움직인다. 먼저 한쪽 다리를 바닥으로 들어올렸다가 다시 내리고, 그 다음 다른 쪽 다리를 똑같이 움직인다.
2 번째 : 등뼈를 폄하지 않고 한쪽 팔/다리를 교대로 굽힘/폄한다: 오직 팔만 교대로 움직인다; 오직 다리만 교대로 움직인다.
3 번째 : 등뼈를 폄하지 않고 반대 쪽 팔/다리를 움직인다.
4 번째 : 전신 운동

휴식 자세는 엎드린 자세의 운동 시리즈를 끝나고, 척추를 이완하기 위해 휴식자세를 취한다.

변형

1. 앉은 자세나 무릎 꿇은 자세에서 팔을 머리 위로 움직인다: 관절가동범위가 제한되고, 가슴근과 앞톱니근이 수축되면 이것을 사용한다.
2. 네발기기 자세 : 먼저 한쪽 팔을 들어올리고, 그 다음 반대 쪽 다리를 들어올린다. 이때 척추는 중립위를 취한다.
3. 골반 밑에 절반 원통이나 아크 바레를 배치한다.
4. 움직임 속도를 증가시킨다 : 안정화의 난이도를 증가시키기 위해 사용한다.
5. 짧고 분리된 호흡을 한다 : 율동적인 호흡의 학습을 촉진시킨다.

노트

- 발가락과 손가락을 반대 방향으로 멀리 떨어진 물체에 닿는다고 상상한다.
- 골반이나 등뼈의 돌림이나 경사를 피한다.
- 위쪽 등세모근의 과도한 동원을 피한다.

치료사

환자 옆에 위치한다 : 배가로근의 수축과 골반과 어깨뼈의 안정성을 체크한다.

통합

이 운동은 주로 다음을 활성화시킨다 :

- **깊은 코어 안정근 :** 배가로근, 골반바닥근, 가로막, 뭇갈래근.
- **전체 안정근과 전체 가동근 :** 배빗근, 어깨뼈 안정근, 어깨세모근, 척추 폄근, 큰볼기근, 뒤넙다리근.

잘못된 운동 방법

- 다리를 움직일 때 골반을 앞쪽경사하고 돌림한다.
- 팔을 움직일 때 위쪽 등세모근의 과도한 동원이 일어난다.
- 팔과 다리를 움직일 때 등뼈와 골반이 과도하게 흔들린다.
- 몸통을 폄할 때 과도하게 머리를 폄한다.

주요 적응증/금기증/주의사항

적응증 : 골다공증, 파킨슨병, 엉덩관절 기능 재교육, 자세 재교육, 다발성 경화증, 척추 기능 재교육, 어깨관절 기능 재교육
금기증 : 임신
주의사항 : LBP(배 밑에 쿠션 배치), 과도한 뒤굽음(등뼈 폄 없이)

중급 매트 운동

옆으로 누운 자세에서의 진전

(팔꿈치를 바닥에 대고 전체 초급 시리즈를 수행한다)

Intermediate Matwork

Progressions in Side Lying

(The whole basic series is performed resting on the elbows)

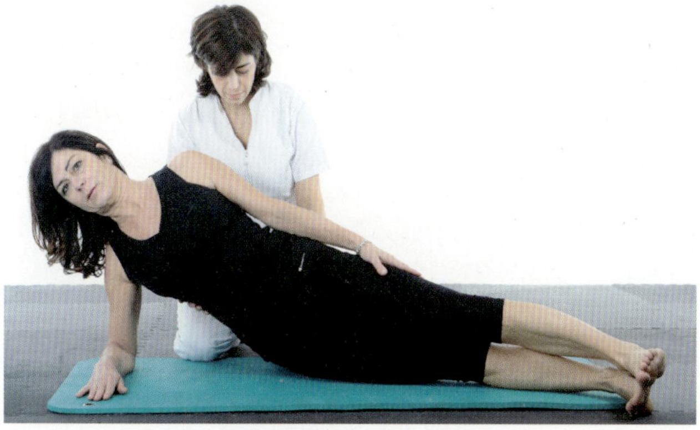

아래 쪽 팔의 팔꿈치를 바닥에 댄 자세.

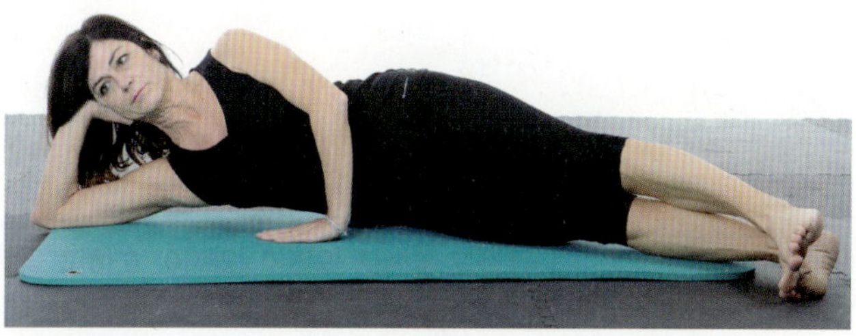

다른 자세 : 아래 쪽 팔의 팔꿈치를 바닥에 대고, 위쪽 팔의 손으로 바닥을 짚는다.

고급 매트 운동

누운 자세/앉은 자세에서의 진전

Advanced Matwork

Progressions in Supine/Sitting

노트

시저 인 디 에어 (*Scissor in the Air*)

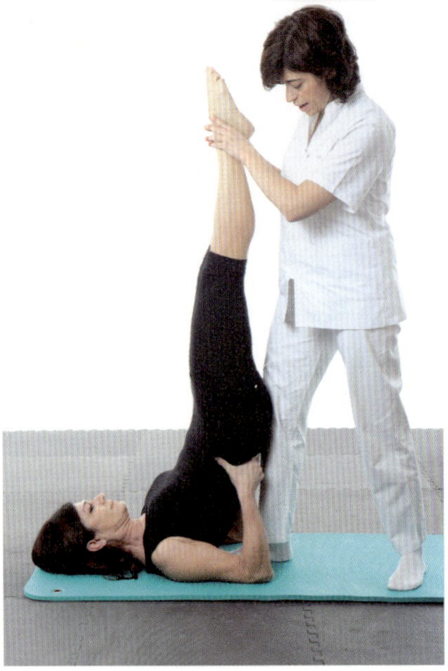

1. 누운 자세에서 양쪽 다리를 뻗어 모으고, "롤 오버" 자세에서처럼 어깨뼈 끝이 놓이도록 머리 위로 가져간다. 양손을 엉덩뼈능선에 배치하고, 바닥과 수직되게 다리를 가져간다. 이때 발목을 발바닥굽힘한다.
이 자세에서 **들이쉰다**.

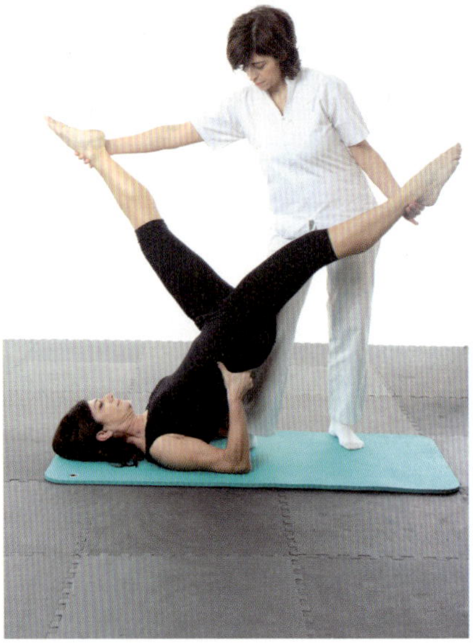

2. **내쉬며** "시저"를 2번 한다. 골반을 안정되게 유지하고, 한쪽 다리를 얼굴 쪽으로 가져가고, 다른 쪽 다리를 반대 쪽으로 가져간다. 두 번째 시저를 할 때는 처음보다 가동범위를 증가시킨다.
들이쉬며 다리 자세를 바꾼다.

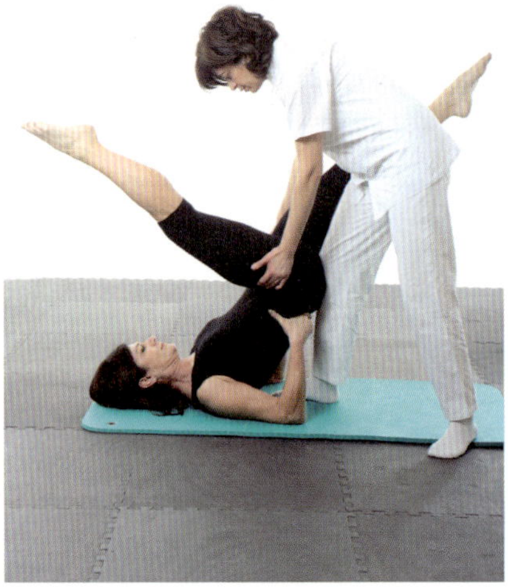

3. **내쉬며**, "시저"를 2번 더 한다. 계속 다리를 바꾼다.
그런 다음, **들이쉬며**, 다리를 다시 머리 위로 가져간다.
내쉬며, 척추를 다시 바닥으로 내려 놓는다.

5-10회 반복

다리는 허공을 가르는 날카로운 가위의 날과 같다

주요 목적

코어 안정성 + 중력에 대항한 척추 안정성, 굽힘/폄의 엉덩관절 분리운동과 가동, 굽힘 시 HTN 정렬의 올바른 통합, 팔이음뼈 안정화, 코어 안정화와 다리 협응의 통합

진전

1 번째 : 다리를 약간 굽힘하고, 허리뼈 지지(반원통형 바렐)
2 번째 : 다리를 뻗은 채, 허리뼈 지지(반원통형 바렐)
3 번째 : 최종 형태

변형

1. 엉덩관절 가쪽돌림 : 가동범위를 증가시키고자 할 때 이 방법을 사용한다.

노트

- 등뼈를 지면에 유지한다(머리를 지면으로부터 들어올릴 수 있어야 한다).
- 어깨가 귀로부터 떨어져 있어야 한다.
- 골반을 안정하게 유지하고, 다리의 폄을 강조한다.
- 허리뼈를 폄하지 않는다.

치료사

치료사는 선 자세를 취한다 : 골반을 지지하고 안정화를 돕는다. 배가로근 수축의 자극, 척추 자세, 어깨관절 자세 및 다리 운동을 체크한다.

통합

이 운동은 주로 다음을 활성화시킨다 :

- **깊은 코어 안정근 :** 배가로근, 골반바닥근, 가로막, 뭇갈래근.
- **전체 안정근과 전체 가동근 :** 배곧은근, 엉덩관절 폄근, 어깨뼈 안정근.

잘못된 운동 방법

- 자세를 유지할 때 목뼈를 과도하게 굽힘한다.
- 다리 자세를 유지하고 다리를 운동할 때, 어깨 올림과 앞쪽 자세를 취한다.
- 다리를 폄할 때 골반을 앞쪽경사하고, 다리를 굽힘할 때 골반을 뒤쪽경사한다.
- 무릎의 굽힘은 다리의 폄과 굽힘과 관련된다.

주요 적응증/금기증/주의사항

적응증 : 척추, 무릎 및 엉덩관절의 기능 재교육, 자세 재교육, 다발성 경화증
금기증 : 굽힘 시 통증 증가, 등뼈의 뒤굽음증 증가, 파킨슨병
주의사항 : LBP, 임신, 목뼈 통증

바이사이클 인 디 에어 (Bicycle in the Air)

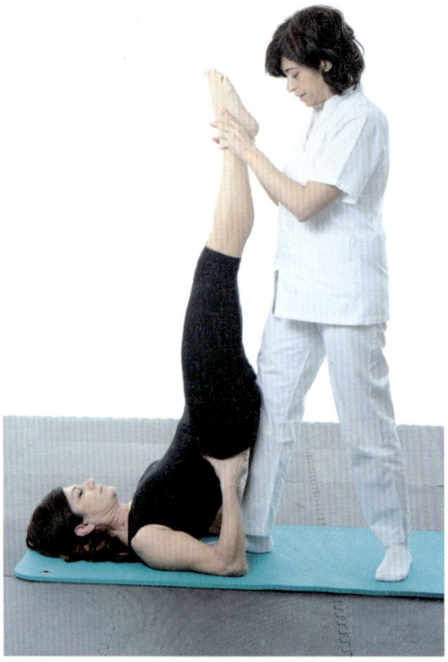

1. 누운 자세에서 양쪽 다리를 뻗어 모으고, "롤 오버" 자세에서처럼 어깨뼈 끝이 놓이도록 머리 위로 가져간다.
양손을 엉덩뼈능선에 배치하고, 바닥과 수직되게 다리를 가져간다.

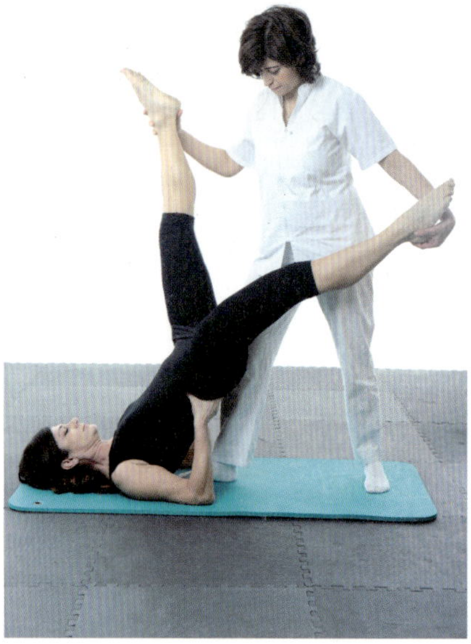

2. **내쉬며**, 페달 동작을 시작 한다. 즉, 골반을 안정되게 유지하고, 한쪽 다리를 얼굴 쪽으로 가져가고, 다른 쪽 다리를 반대 쪽으로 가져간다.

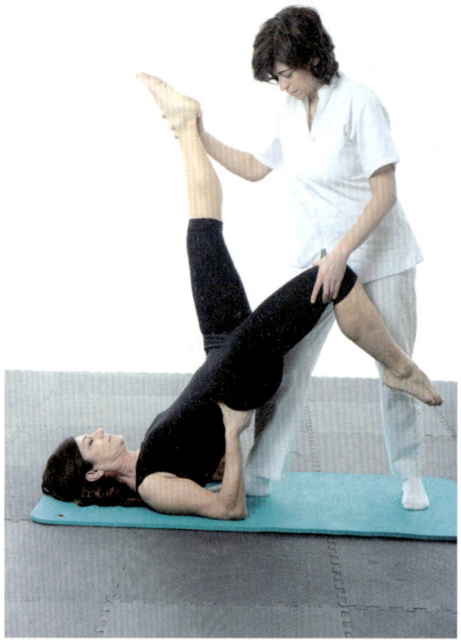

3. **내쉬며**, 무릎을 굽힘하여 발을 바닥쪽으로 가져간다.

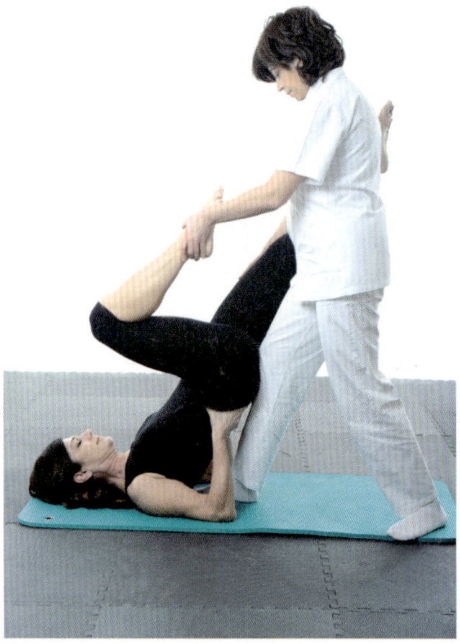

4. **들이쉬며**, 엉덩관절을 굽힘하고, 동시에 무릎을 폄한다.

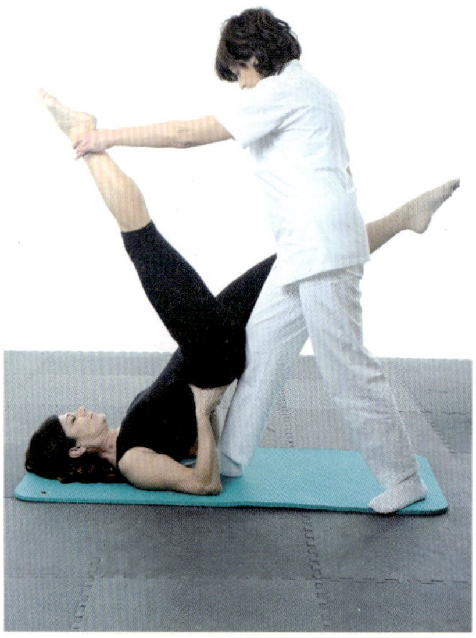

5. 다른 다리의 엉덩관절을 폄한다.

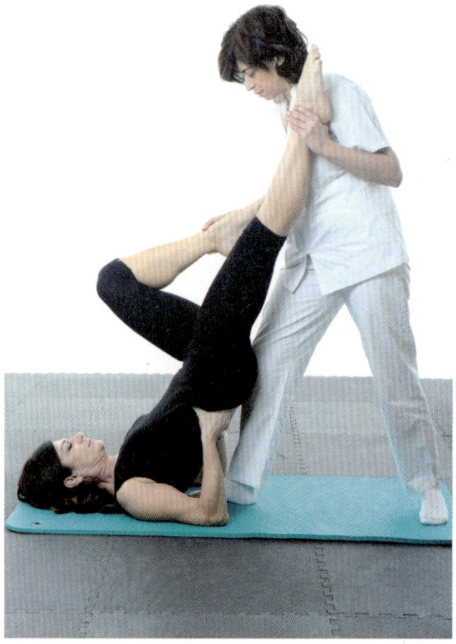

6. **내쉬며**, 페달을 계속 밟고, 그 다음 **들이쉬며** 다시 다리를 머리 위로 가져간다.
내쉬며, 척추를 다시 바닥으로 내려 놓는다.

10회 반복

주요 목적

코어 안정성 + 중력에 대항한 척추 안정성, 굽힘/폄의 엉덩관절 분리운동, 굽힘 시 HTN 정렬의 올바른 통합, 팔이음뼈 안정화, 엉덩관절과 무릎관절의 굽힘/폄 가동, 코어 안정화와 다리 협응의 통합

진전

1 번째 : 허리뼈 지지(반원통형 바렐), 작은 진폭 운동과 엉덩관절의 큰 굽힘
2 번째 : 허리뼈 지지(반원통형 바렐), 큰 진폭 운동과 엉덩관절의 작은 굽힘
3 번째 : 최종 형태

변형

1. 엉덩관절 가쪽돌림 : 가동범위를 증가시키고자 할 때 이 방법을 사용한다.

노트

- 등뼈를 지면에 유지한다(머리를 지면으로부터 들어올릴 수 있어야 한다).
- 어깨가 귀로부터 떨어져 있어야 한다.
- 골반을 안정하게 유지하고, 다리의 폄을 강조한다.
- 허리뼈를 폄하지 않는다.
- 무릎을 굽힘할 때 허벅지를 고정한다.

치료사

선 자세를 취한다 : 골반을 지지하고 안정화를 돕는다. 배가로근 수축의 자극, 척추 자세, 어깨관절 자세 및 다리 운동을 체크한다.

통합

이 운동은 주로 다음을 활성화시킨다 :

- **깊은 코어 안정근 :** 배가로근, 골반바닥근, 가로막, 뭇갈래근.
- **전체 안정근과 전체 가동근 :** 배곧은근, 엉덩관절 폄근, 무릎관절 굽힘근/폄근, 어깨뼈 안정근.

잘못된 운동 방법

- 자세를 유지할 때 목뼈를 과도하게 굽힘한다.
- 다리 자세를 유지하고 다리를 운동할 때, 어깨 올림과 앞쪽 자세를 취한다.
- 다리를 폄할 때 골반을 앞쪽경사하고, 다리를 굽힘할 때 골반을 뒤쪽경사한다.

주요 적응증/금기증/주의사항

적응증 : 척추, 무릎 및 엉덩관절의 기능 재교육, 자세 재교육, 다발성 경화증
금기증 : 굽힘 시 통증 증가, 등뼈의 뒤굽음증 증가, 파킨슨병, 골다공증
주의사항 : LBP, 임신, 목뼈 통증

많은 바퀴를 가진 자전거의 페달을 밟는다고 생각해 본다

숄더 브리지 (Shoulder Bridge)

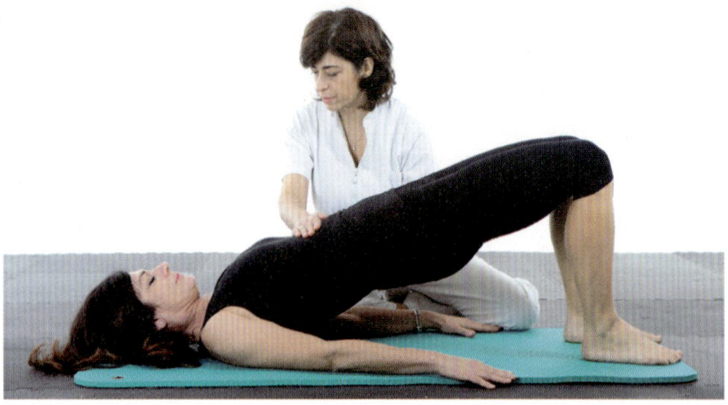

1. 누운 자세에서 양팔을 몸통 옆에 배치하고, 손바닥을 엎침한다. 그 다음 다리를 엉덩관절 넓이만큼 벌린 후, 무릎을 굽힘하고 발바닥을 지면 바닥에 배치한다. 어깨뼈로 체중을 지지하기 위해 골반과 척추를 하나하나씩 들어올려, 무릎과 골반, 어깨를 일직선 되게 한다.

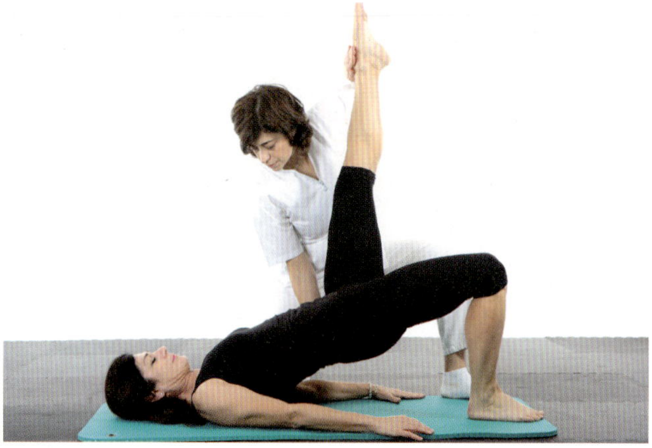

2. 골반을 안정되게 유지하고 **들이쉬며**, 한쪽 다리를 쭉 뻗어 천장 쪽으로 들어올린다. 이때 발목을 발바닥굽힘한다.

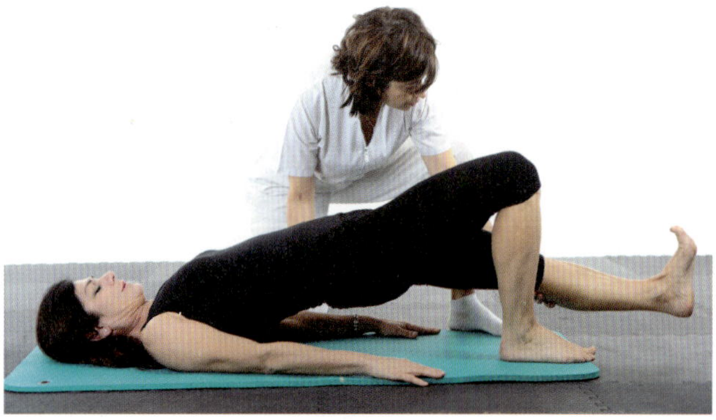

3. **내쉬며**, 발목을 발등굽힘하고, 그 다리가 거의 바닥에 닿을 때까지 천천히 내림한다. 그런 다음, 발목을 발바닥 굽힘하고, 그 운동을 반복한다.
시작 자세로 되돌아가서, 척추를 다시 하나하나씩 바닥으로 내려놓는다. 다른 다리로 반복한다.

5회 반복

많은 풍선으로 골반을 위쪽으로 밀듯이 골반을 지지한다

변형 (Variations)

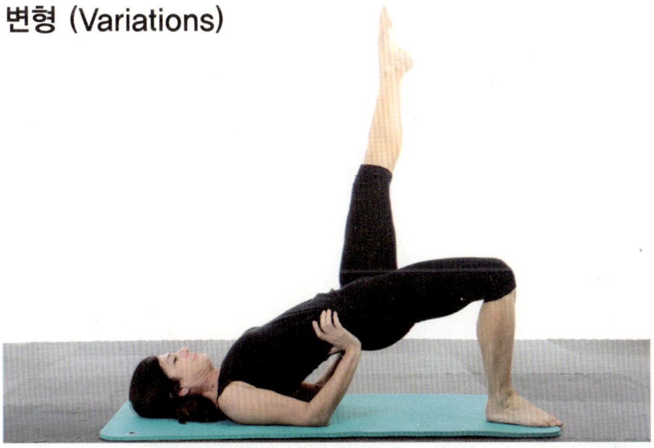

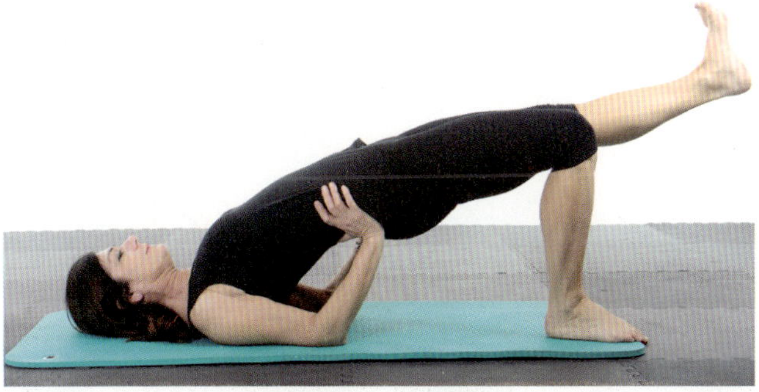

1-2. 엉덩관절을 부분 폄하여 골반을 손으로 지지한다.

주요 목적

코어 안정성 + 중력에 대항한 척추 안정성, 굽힘/폄의 엉덩관절 분리운동, 굽힘 시 HTN 정렬의 올바른 통합, 팔이음뼈 안정화, 엉덩관절과 발목관절의 굽힘/폄 가동, 코어 안정화와 다리 협응의 통합

진전

1 번째 : 허리뼈 지지(반원통형 바렐), 발목의 협응 없이 다리를 약간 굽힘함.
2 번째 : 허리뼈 지지(반원통형 바렐), 발목의 협응 없이 다리를 쭉 뻗음.
3 번째 : 허리뼈 지지(반원통형 바렐), 발목 협응과 함께 다리를 쭉 뻗음.
4 번째 : 최종 형태

변형

1. 손으로 골반을 지지함.
2. 엉덩관절의 부분 폄. 무릎이 평행해 질 때 멈춤,

노트

- 중립위를 유지하고 다리를 움직일 때 골반이 경사나 돌림하지 않도록 한다.
- 허리뼈를 펴지 않는다.

치료사

환자 옆에 위치한다: 배가로근 수축 자각과 운동을 할 때 골반의 위치를 체크한다.
환자 앞에 위치한다: 무릎과 발의 정렬을 체크한다.

통합

이 운동은 주로 다음을 활성화시킨다:
- **깊은 코어 안정근 :** 배가로근, 골반바닥근, 가로막, 뭇갈래근.
- **전체 안정근과 전체 가동근 :** 배빗근, 엉덩관절 폄근, 큰볼기근, 뒤넙다리근, 어깨뼈 안정근.

잘못된 운동 방법

- 자세를 유지할 때 목뼈를 과도하게 굽힘한다.
- 다리 자세를 유지하고 다리를 운동할 때, 어깨 올림과 앞쪽 자세를 취한다.
- 다리를 폄할 때 골반을 앞쪽경사하고, 다리를 굽힘할 때 골반을 뒤쪽경사한다.
- 자세를 유지할 때 허리뼈를 폄한다.
- 과도한 어깨뼈 내밈과 과도한 등뼈 폄.
- 다른 다리를 굽힘할 때 바닥에 놓인 다리의 엉덩관절을 굽힘한다.

주요 적응증/금기증/주의사항

적응증 : 척추, 무릎 및 엉덩관절의 기능 재교육, 자세 재교육, 다발성 경화증
금기증 : 굽힘 시 통증 증가, 등뼈의 뒤굽음증 증가, 파킨슨병
주의사항 : LBP, 임신, 목뼈 통증

코르크 마개 뽑는 도구 자세 (Corkscrew)

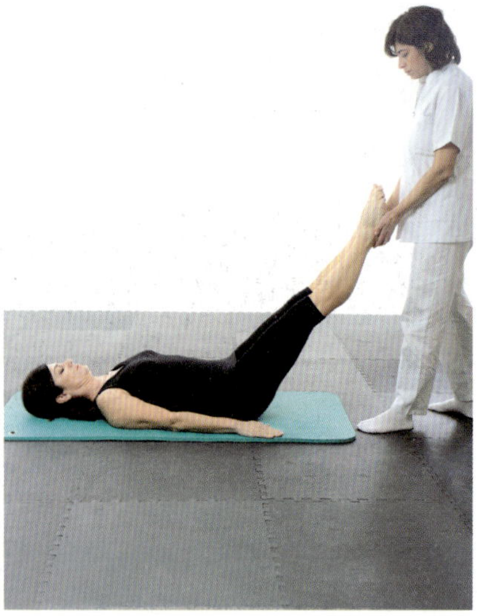

1. 누운 자세에서 골반과 척추의 중립위를 찾는다. 어깨뼈를 고정하고, 손바닥을 엎침하여 양 팔을 편안하게 몸통 옆에 배치한다. 양쪽 다리를 모으고 대각선으로 들어올린다. 이때 발목을 발바닥굽힘한다.

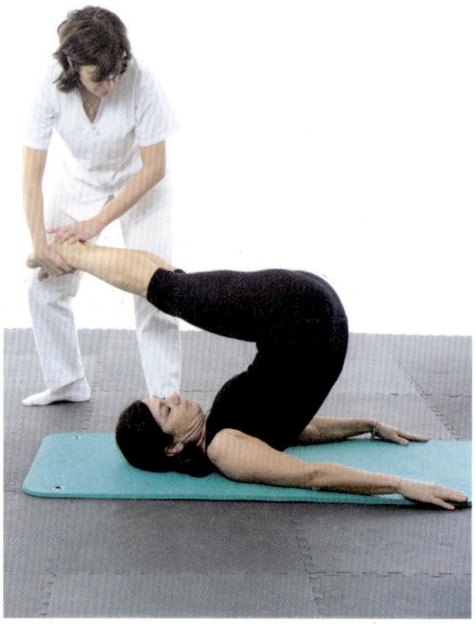

2. **들이쉬고**, 양쪽 다리를 머리 위로 가져간다. 모음하면서 원을 그리기 시작한다.
내쉬고, 다리로 원을 그리기 시작하면서 다리를 반대 쪽으로 가져간다.

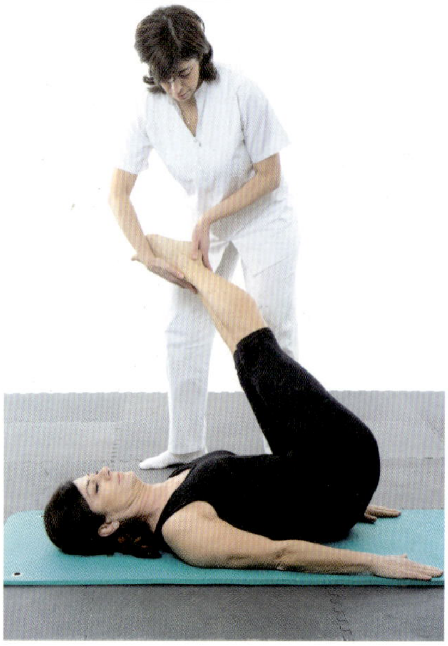

3. 그리고 척추뼈를 하나하나씩 바닥 쪽으로 내려놓는다.

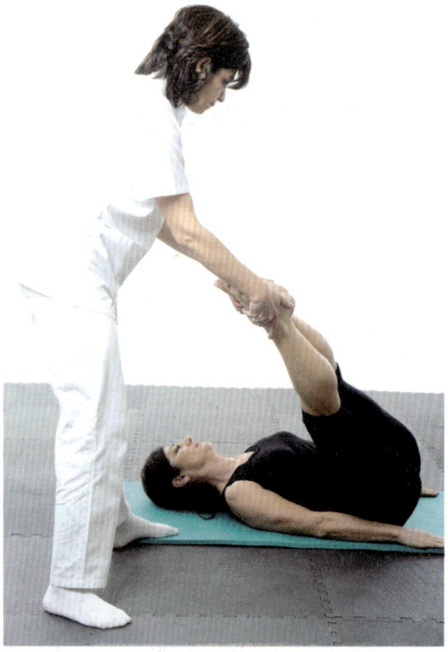

4. **들이쉬며**, 계속 원을 그리고 반대 쪽으로 다리를 가져간다.

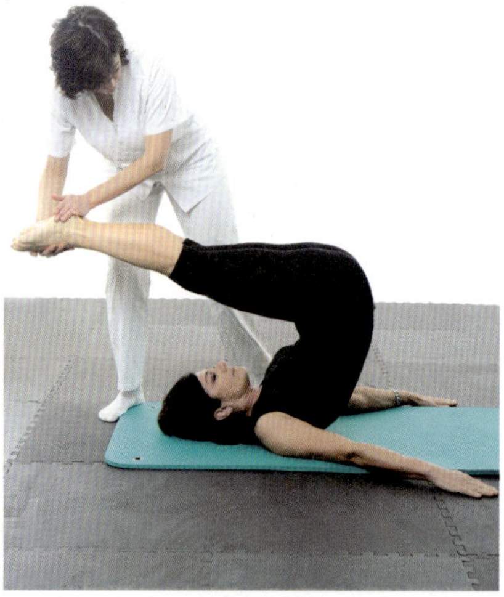

5. 그리고 어깨뼈만 닿을 때까지 다리를 머리 위로 가져갈 수 있도록 하나하나씩 척추를 들어올린다.

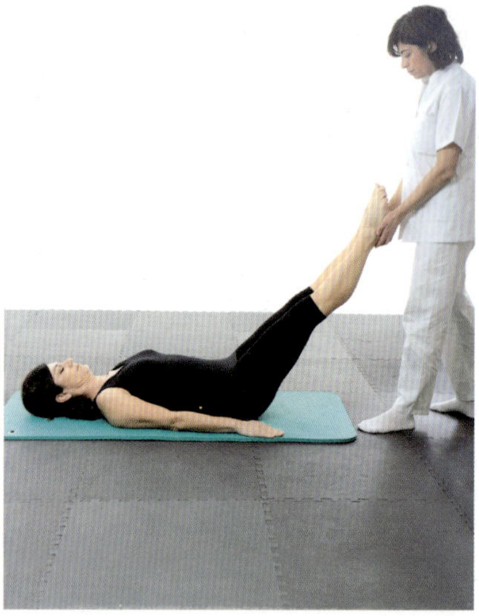

6. 이번에는 돌림 방향을 반대로 하면서 반복한다. 그런 다음 시작 자세로 되돌아간다.

3회 반복

발은 큰 원을 그리는 페인트 붓과 같다

진전 (Progressions)

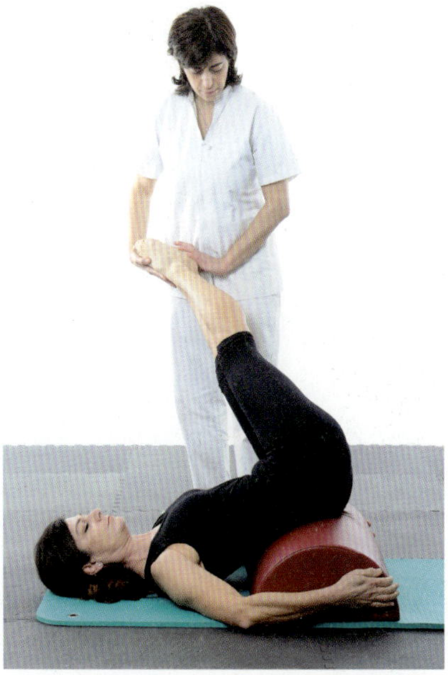

3 번째. 반원통을 골반과 다리 밑에 배치한다.

주요 목적

코어 안정성, 휘돌림의 엉덩관절 분리운동, 굽힘/폄/돌림 시 HTN 정렬의 올바른 통합, 팔이음뼈 안정화, 척추와 엉덩관절의 굽힘/폄/돌림 가동, 코어 안정화와 다리 굽힘/폄/돌림의 통합

진전

1 번째 : 골반을 바닥에 놓고, 다리를 약간 굽힘함, 작은 원 : 뒤넙다리근이 단축되었을 때 이 방법을 사용한다.
2 번째 : 골반을 바닥에 놓고, 휘돌림의 끝범위에서 다리를 약간 올림함.
3 번째 : 골반 밑에 반원통을 배치하고, 다리를 뻗음: 척추 굽힘과 구르기 시, 배가로근 수축을 촉진하기 위해 이 방법을 사용한다.
4 번째 : 골반을 올림하고, 양쪽 다리를 뻗는다. 그리고 휘돌림을 절반쯤 수행한다.
5 번째 : 최종 형태

노트

- 골반의 가쪽 움직임 없이 척추 돌림을 정렬하고, 척추의 굽힘/폄 자각을 교정한다.
- 골반을 중립위로 유지하고, 시작 자세로 되돌아간다.
- 목뼈로 체중부하하지 않는다.

치료사

환자 옆/앞쪽에 위치한다 : 발의 원 운동을 안내하고, 필요하다면 지지를 제공한다.

통합

이 운동은 주로 다음을 활성화시킨다 :

- **깊은 코어 안정근 :** 배가로근, 골반바닥근, 가로막, 깊은 척추 안정근.
- **전체 안정근과 전체 가동근 :** 배곧은근, 배빗근, 엉덩관절 굽힘근.

잘못된 운동 방법

- 시작 자세와 목뼈를 폄할 때 골반을 앞쪽경사한다.
- 자세를 유지하고 다리를 머리 위로 들어올릴 때, 목뼈를 과도하게 굽힘한다.
- 다리 자세를 유지하고 다리를 움직일 때, 어깨 올림과 앞쪽 자세를 취한다.
- 다리를 내림할 때, 골반을 가쪽 병진한다.

주요 적응증/금기증/주의사항

적응증 : 무릎, 엉덩관절 및 척추의 기능 재교육, 자세 재교육, 다발성 경화증
금기증 : 운동 시 통증 증가, 골다공증, 임신, 파킨슨병, 앞쪽 어깨 불안정
주의사항 : LBP(반원통)

잭-나이프 (Jack-Knife)

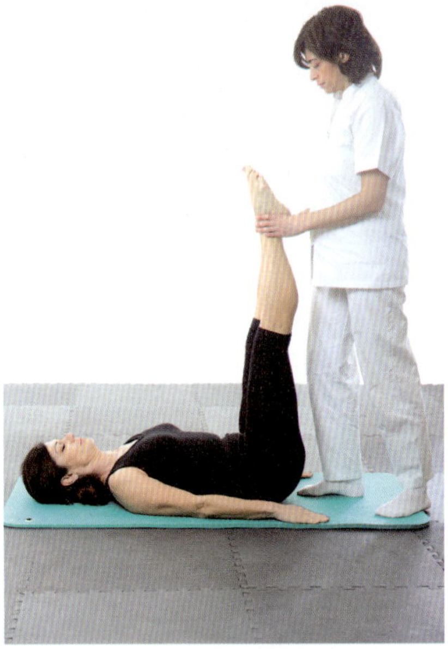

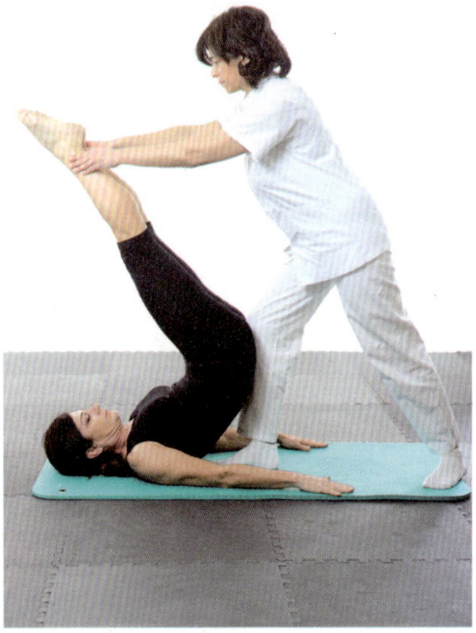

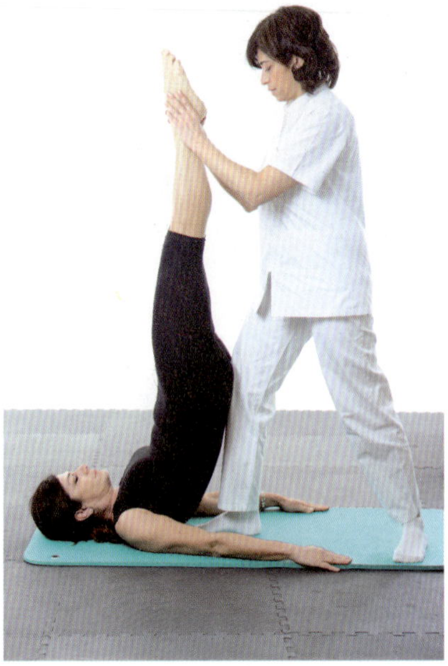

1. 누운 자세에서 골반과 척추의 중립위를 찾는다. 어깨뼈를 고정하고, 손바닥을 엎침하여 양팔을 편안하게 몸통 옆에 배치한다. 양쪽 다리를 모으고 바닥과 수직으로 다리를 들어올린다. 이때 발목을 발바닥굽힘한다.

2. **들이쉬고**, 척추뼈를 하나하나씩 들어 올려 다리를 더욱 머리 쪽(대각선)으로 가져간다.

3. 빠르게 엉덩관절을 폄하여 다리가 천장 쪽을 향하도록 한다.

4. 엉덩관절을 유지하고 **내쉬며**, 척추를 바닥으로 내려놓는 시작자세로 돌아간다.

4-6회 반복

다리는 잭-나이프가 펴져 있을 때의 칼날과 같다

주요 목적

코어 안정성, 굽힘/폄의 엉덩관절 분리운동, 굽힘/폄 시 HTN 정렬의 올바른 통합, 팔이음뼈 안정화, 척추와 엉덩관절의 굽힘/폄 가동, 코어 안정화와 몸통과 다리 굽힘/폄의 통합

진전

1 번째 : 다리를 약간 굽힘한 채 허리뼈 지지(반원통형 바렐): 배가로근의 수축을 보조하고, 뒤넙다리근이 단축되어 있을 때 이 방법을 사용한다.

2 번째 : 다리를 폄한 채 허리뼈 지지(반원통형 바렐)

3 번째 : 최종 형태

변형

1. 호흡 4 단계 : 이 자세에서 들이쉬고, 내쉬며 다리를 머리 위로 가져간다. 들이쉬며 엉덩관절을 폄하고, 롤 다운할 때 내쉰다.
2. 반대 호흡 : 롤 다운할 때 들이쉰다. 배근육 조절을 향상시키려고 할 때 이 방법을 사용한다.
3. 45° 경사진 다리에서 시작한다.

노트

- 목뼈로 체중을 부하하지 않는다.
- 롤 다운 동안 어깨를 안쪽으로 돌림하지 않는다.
- 올바른 위쪽 다리 밀기의 자각을 촉진한다.

치료사

환자 앞에 위치한다 : 다리의 폄을 돕고, 위쪽 등뼈로 체중부하하는 자각을 돕는다.

통합

이 운동은 주로 다음을 활성화시킨다 :

- **깊은 코어 안정근 :** 배가로근, 골반바닥근, 가로막, 뭇갈래근.
- **전체 안정근과 전체 가동근 :** 배곧은근, 배빗근, 큰볼기근, 뒤넙다리근, 어깨뼈 안정근.

잘못된 운동 방법

- 다리 자세를 유지하고 다리를 머리 위로 가져갈 때, 목을 과도하게 굽힘한다.
- 다리 자세를 유지하고 다리를 운동할 때, 어깨 올림과 앞쪽 자세를 취한다.
- 과도한 어깨뼈 내밈과 뒷당김

주요 적응증/금기증/주의사항

적응증 : 척추 기능 재교육, 엉덩관절 기능 재교육, 자세 재교육, 다발성 경화증
금기증 : 운동 시 통증 증가, 파킨슨병, 앞쪽 어깨 불안정
주의사항 : LBP, 임신

밸런스 컨트롤 (Balance Control)

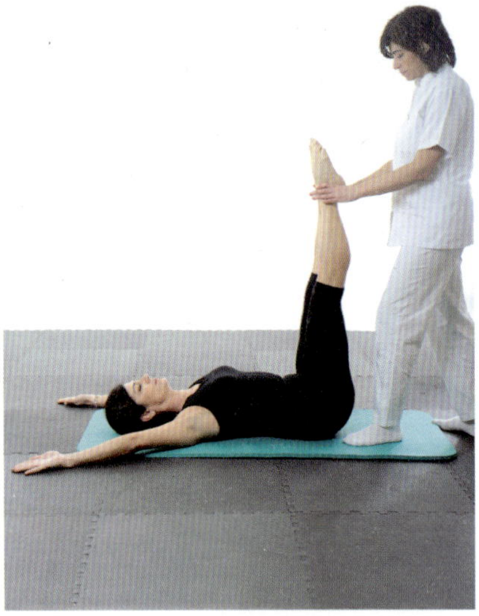

1. 누운 자세에서 골반과 척추의 중립위를 찾는다. 양쪽 다리를 나란하게 모으고 바닥과 수직으로 다리를 들어 올린다.
이때 발목을 발바닥굽힘한다.
어깨뼈를 고정하고, 양손을 머리 위로 "V"자 모양으로 들어올린다. 이때 손바닥을 천장 쪽으로 향하게 한다.

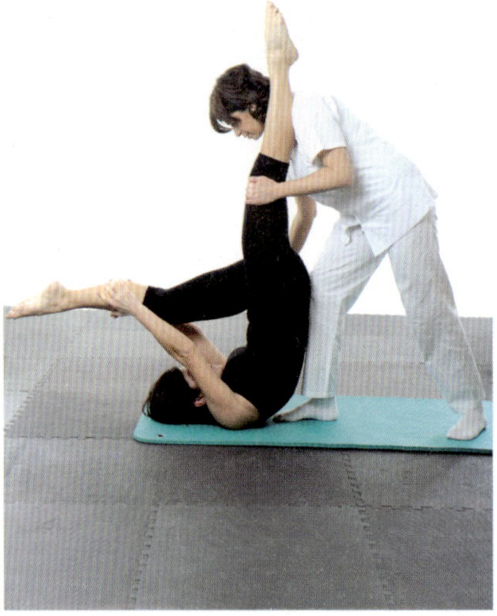

2. **들이쉬고**, 골반을 바닥으로부터 들어올려 양 다리를 머리 위로 가져간다. 그런 다음, 다리를 천장 쪽으로 향하게 한다.

3. **내쉬며**, 한쪽 다리를 얼굴 쪽으로 움직인 후 양손을 발목을 잡는다. 그리고 다른 쪽 다리는 그대로 수직을 유지한다.

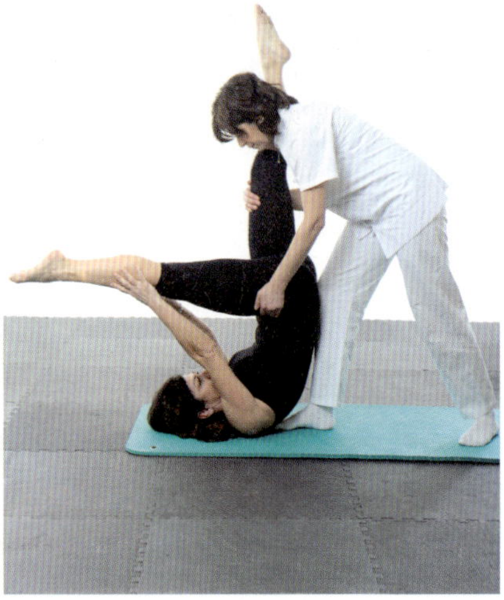

4. **들이쉬며**, 다리 위치를 바꾸고 반대쪽 다리를 내림한다. 계속 다리 위치를 바꾼다. **들이쉬며** 양쪽 다시 위쪽 방향으로 향하게 한다.
시작 자세로 되돌아오기 위해 **내쉬며**, 척추를 하나하나씩 굽힘한다.

좌 · 우 각각 3회 반복

발끝은 위쪽으로 끌어오는 자석과 같다

주요 목적

코어 안정성 + 중력에 대항한 척추 안정성, 굽힘/폄의 엉덩관절 분리운동과 가동, 굽힘/폄 시 HTN 정렬의 올바른 통합, 팔이음뼈 안정화, 척추와 엉덩관절의 굽힘/폄 가동, 코어 안정화와 다리 굽힘/폄의 통합

진전

1 번째 : 허리뼈 지지(반원통형 바렐), 양팔을 몸통 옆에 배치하고, 한 번에 한쪽 다리씩 굽힘/폄한다.
2 번째 : 허리뼈 지지(반원통형 바렐), 머리 위에 팔을 배치함
3 번째 : 최종 형태

변형

1. 팔을 지면에 배치하고, 다리를 움직임: 균형과 평형을 촉진하기 위해 이 방법을 사용한다.
2. 45° 경사진 다리에서 시작한다.

노트

- 목뼈로 체중을 부하하지 않는다.
- 다리를 움직일 때 골반을 돌림하지 않는다.
- 어깨뼈의 고정을 유지한다.
- 척추를 지지하기 위해 배가로근과 배근육의 긴장을 유지한다.

치료사

환자 옆에 위치한다 : 배근육과 배가로근의 수축 자각을 촉진한다.
환자 뒤에 위치한다 : 골반의 위쪽 밀기를 강조하고, 위아래로 움직일 때 척추 운동을 돕는다.

통합

이 운동은 주로 다음을 활성화시킨다 :

- **깊은 코어 안정근 :** 배가로근, 골반바닥근, 가로막, 뭇갈래근.
- **전체 안정근과 전체 가동근 :** 배곧은근, 배빗근, 엉덩관절 폄근, 어깨뼈 안정근.

잘못된 운동 방법

- 다리 자세를 유지하고 다리를 머리 위로 가져갈 때, 목을 과도하게 굽힘한다.
- 다리 자세를 유지하고 다리를 운동할 때, 어깨 올림과 앞쪽 자세를 취한다.
- 과도한 어깨뼈 내밈

주요 적응증/금기증/주의사항

적응증 : 척추 기능 재교육, 엉덩관절 기능 재교육, 자세 재교육, 다발성 경화증
금기증 : 운동 시 통증 증가, 파킨슨병, 골다공증, 임신
주의사항 : 목뼈 통증

티저 1 (Teaser 1)

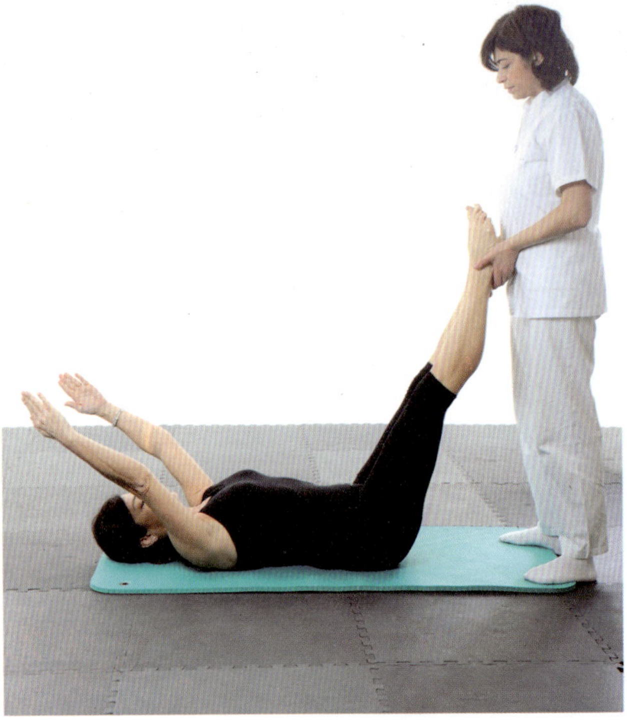

1. 누운 자세에서 골반과 척추의 중립위를 찾는다. 어깨뼈를 고정하고, 양손을 머리 위로 "V"자 모양으로 들어올린다. 이때 손바닥을 안쪽으로 향하게 한다. 양쪽 다리를 나란하게 모으고 약간 경사지게 들어올린다. 이때 발목을 발바닥굽힘한다.

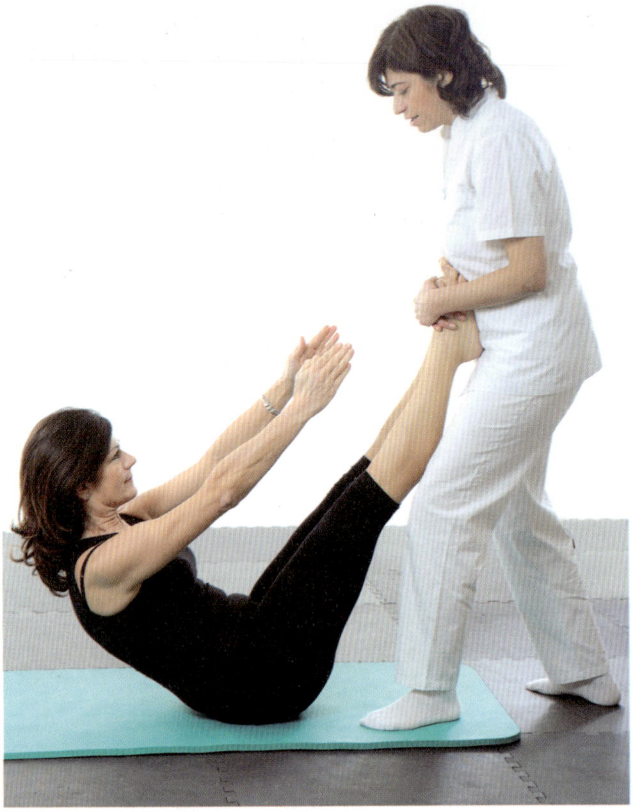

2. 어깨뼈를 고정하고 **내쉬며**, 척추를 바닥으로부터 하나 하나씩 들어올리면서 양팔을 다리 쪽으로 가져간다.

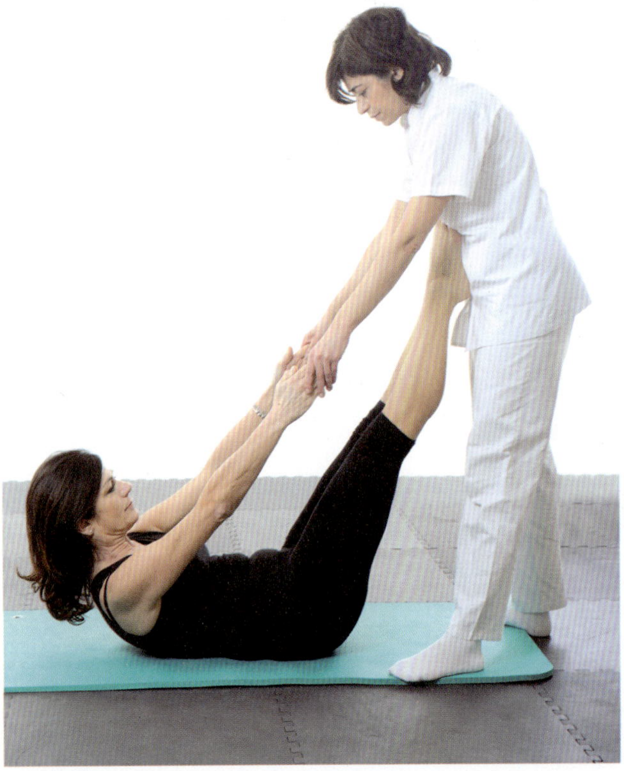

3. **내쉬고**, 척추를 바닥으로 내려놓으면서, 시작 자세로 돌아간다.

10회 반복

티저 2 (Teaser 2)

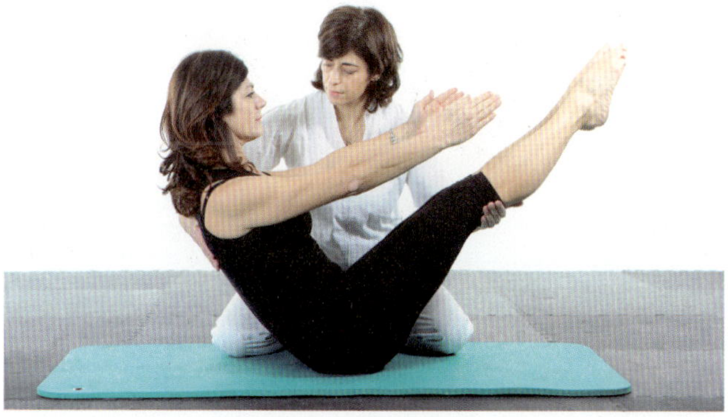

1. 앉은 자세에서 모음되고 발바닥굽힘된 다리를 들어올린다. 어깨뼈를 고정하고 양팔을 다리와 평행하게 배치한다. 이때 양쪽 손바닥을 서로 마주 보게 한다. 이 자세에서 **들이쉰다**.

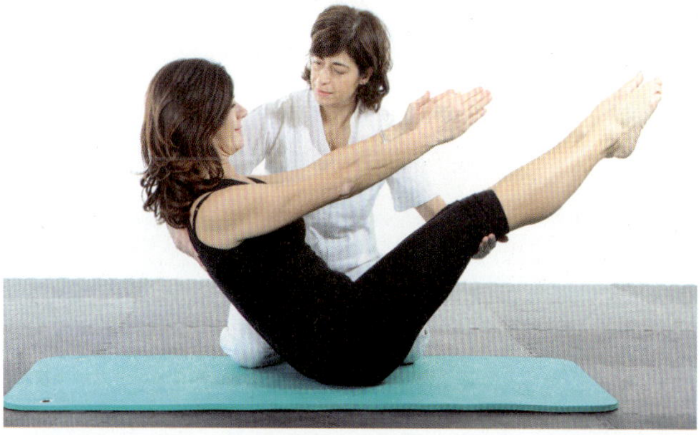

2. **내쉬며**, 몸통과 팔을 안정되게 하고, 골반을 고정할 수 있는 범위 내에서 다리를 바닥쪽으로 내림한다.

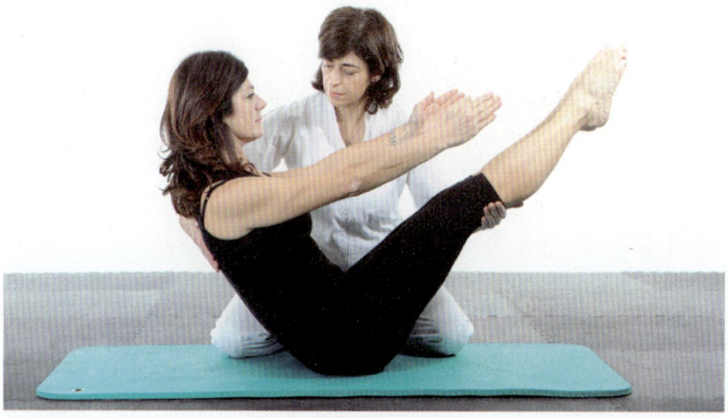

3. **들이쉬며**, 다시 다리를 몸통 쪽으로 가져간다. 이런 운동을 계속 반복하고,
그런 다음 시작 자세로 돌아간다.

10회 반복

티저 3 (Teaser 3)

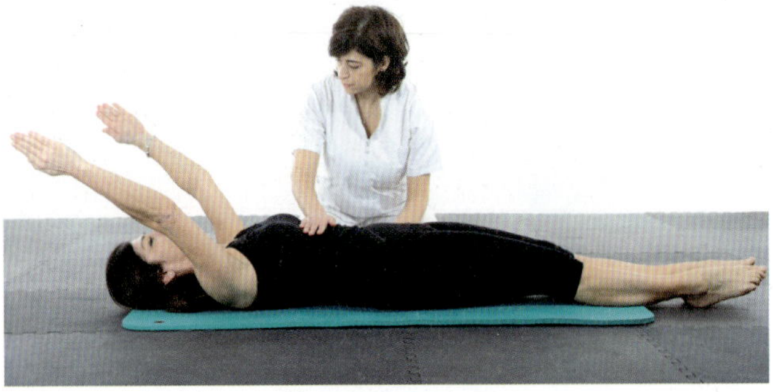

1. 누운 자세에서 골반과 척추의 중립위를 찾는다. 다리를 모으고 발바닥을 굽힘한다. 어깨뼈를 고정하고 양팔을 머리 위로 가져가서 바닥으로부터 약 30㎝ 떨어지게 한다.

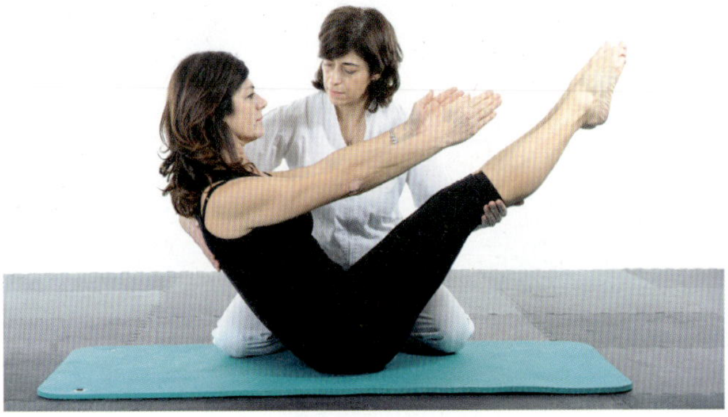

2. 어깨뼈를 고정하고 **들이쉬며**, 바닥으로부터 척추를 하나하나씩 들어올린다. 또 "V"자가 되도록 다리를 바닥으로부터 들어 올린다. 이때 양팔과 다리를 평행되게 유지한다.

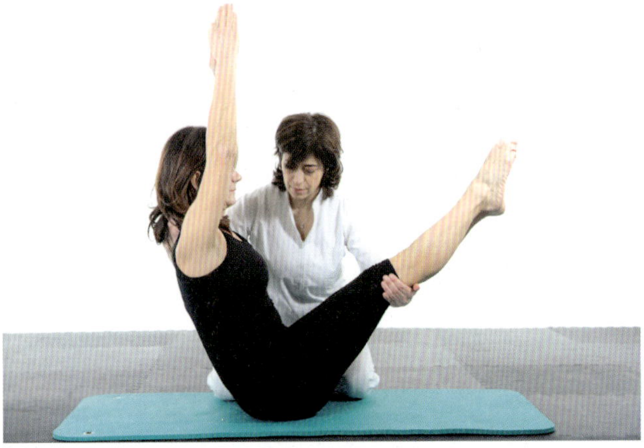

3. 골반으로 균형을 유지하고, 팔을 수직으로 들어올린다.

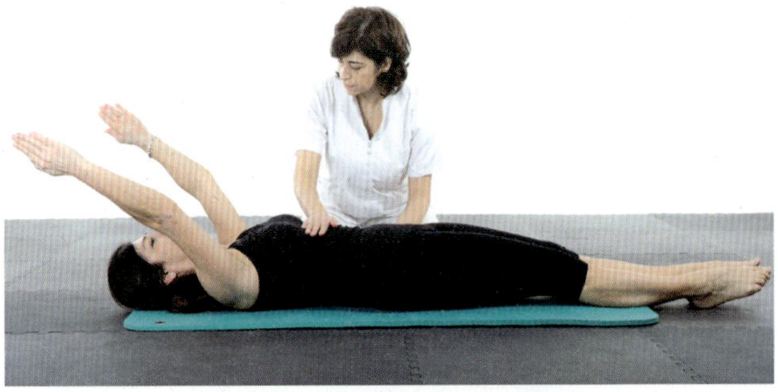

4. **내쉬며**, 척추를 바닥으로 내려놓고, 동시에 다리를 내려 놓아서, 시작 자세로 되돌아간다.

3-5회 반복

주요 목적

코어 안정성, 굽힘/폄의 엉덩관절 분리운동, 굽힘/폄 시 HTN 정렬의 올바른 통합, 팔이음뼈 안정화, 척추와 엉덩관절/어깨관절의 굽힘/폄 가동, 코어 안정화와 몸통과 다리, 팔 굽힘/폄의 통합

진전

1 번째 : 무릎을 굽힘하여 발을 지면에 붙이고, 몸통만 굽힘한다.
2 번째 : 무릎을 굽힘하여 발을 지면에 붙이고, 완전한 롤-업을 한다.
3 번째 : 한쪽 무릎을 굽힘하고 발을 지면에 붙인다. 반대 쪽 다리는 폄한다. 완전한 롤-업을 한다.
4 번째 : 다리를 90°로 굽힘하고, 롤-다운한다.
5 번째 : "V" 자 자세, 엉덩관절 굽힘
6 번째 : "V" 자 자세, 롤 다운과 롤 업, 최소 움직임.

변형

1. 양팔을 몸통 옆에 붙인다.
2. 다리를 굽힘한다.
3. 엘라스틱으로 발을 감싼다: 올바른 다리 올림 운동의 자각을 촉진하기 위해 이 방법을 사용한다.
4. 다리 사이에 소프트 볼을 끼운다: 모음근 수축을 강조하기 위해 이 방법을 사용한다.
5. 다리와 팔을 반대 방향으로 8자를 그린다: 티저 3을 올바르게 수행할 수 있는 사람을 위해 이 방법을 사용한다.

몸은 빠르게 덮었다 펼쳤다 하는 책과 같다

진전 (Progressions)

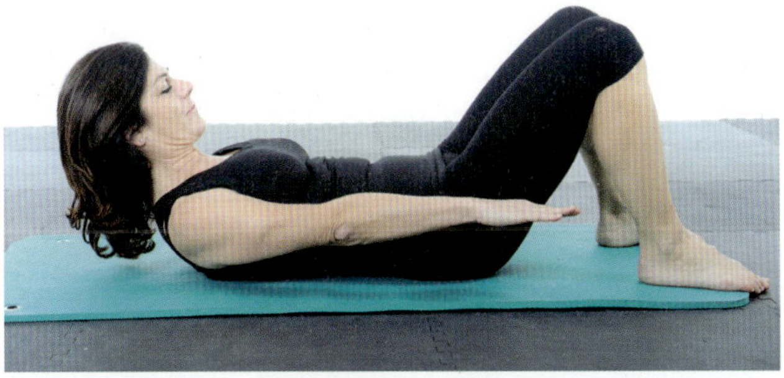

1 번째. 발바닥을 지면에 붙이고, 몸통만 굽힘한다.

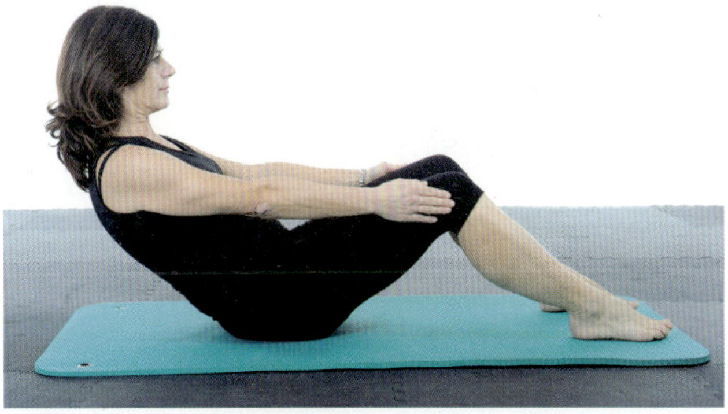

2 번째. 발바닥을 지면에 붙이고, 완전하게 롤-업한다.

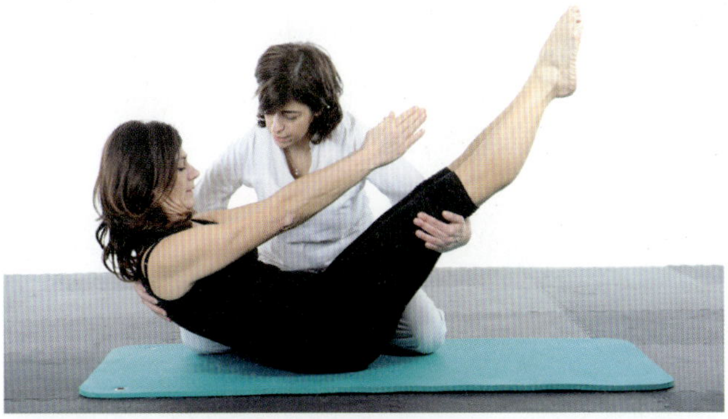

6 번째. 롤 다운을 조금만 한다.

변형 (Variations)

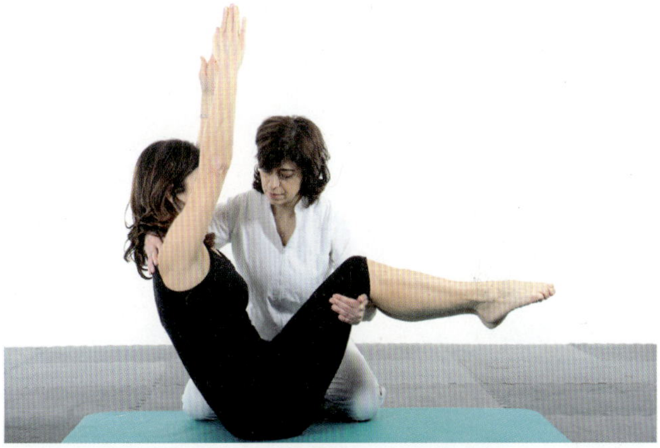

2. 다리를 굽힘한다.

노트

- 어깨뼈를 고정하고, 어깨와 목이 뻣뻣하지 않도록 한다.
- 척추뼈를 하나하나씩 움직인다.
- "V"자 자세를 취하기 위해, 엉덩관절 굽힘근을 과도하게 동원하지 않는다.

치료사

환자 옆에 위치한다 : 몸통과 다리의 지지를 돕고, 배가로근과 어깨관절 자세를 체크하고, 움직임과 호흡을 협응한다.

통합

이 운동은 주로 다음을 활성화시킨다 :

- **깊은 코어 안정근 :** 배가로근, 골반바닥근, 가로막, 깊은 척추 안정근.
- **전체 안정근과 전체 가동근 :** 배곧은근, 배빗근, 엉덩관절 굽힘근, 어깨뼈 안정근.

잘못된 운동 방법

- 다리 자세를 유지하고 다리를 올릴 때 목뼈를 과도하게 굽힌다.
- 다리 자세를 유지하고 다리 운동을 할 때 어깨 올림을 한다.
- 과도한 어깨뼈 내밈
- 다리를 올리고 내릴 때 골반을 앞쪽경사한다.
- "V"자 자세를 취할 때 골반이 과도하게 앞쪽경사하거나 등뼈를 과도하게 편한다.

주요 적응증/금기증/주의사항

적응증 : 척추 기능 재교육, 자세 재교육, 다발성 경화증
금기증 : 굽힘 시 통증 증가, 파킨슨병, 골다공증
주의사항 : 임신, 하지마비(몸통과 팔만 움직인다.)

부메랑 (Boomerang)

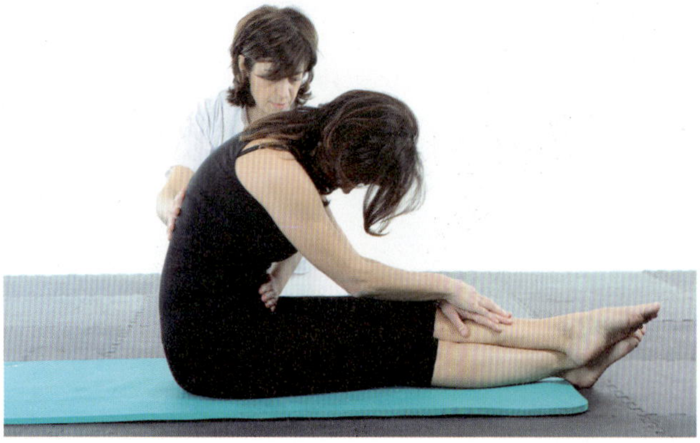

1. 누운 자세에서 다리를 쭉 뻗은 후 발목을 교차한다. 그리고 몸통을 앞쪽으로 굽힘하고, 양팔을 이완하고 양손을 위아래로 겹쳐서 다리 위에 올려놓는다.
이 자세에서 **들이쉰다**.

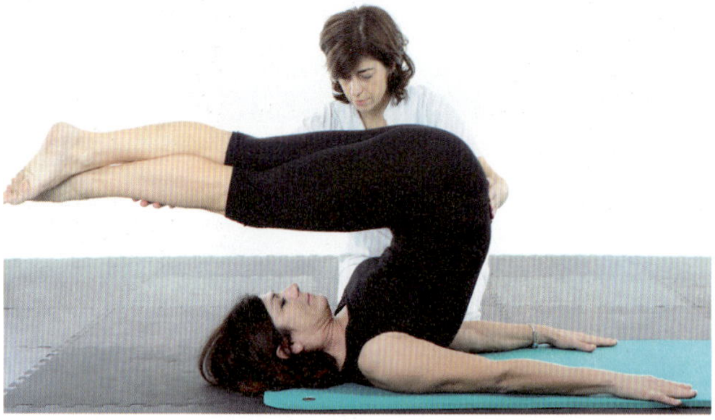

2. **내쉬며**, 다리를 몸통과 떨어뜨리고 어깨뼈로 체중을 부하할 때까지 뒤쪽으로 구르기를 한다.

3. **들이쉬며**, 발목을 반대로 교차한다.

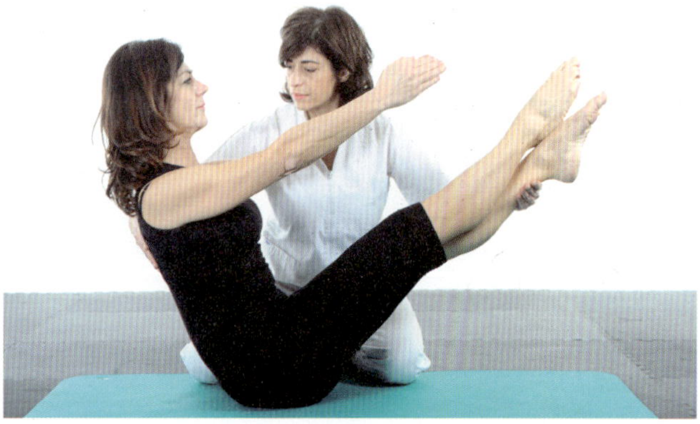

4. **내쉬며**, 다리를 몸통과 떨어뜨리고, V자를 취할 때까지 앞쪽으로 구르기를 한다. 이때 팔과 다리는 나란한 자세를 이루어야 하고, 손바닥이 서로 마주보도록 손바닥을 안쪽으로 향하게 한다.

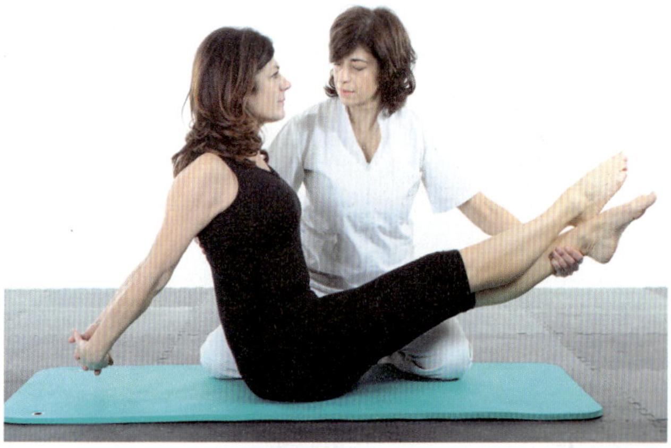

5. **들이쉬며**, 골반으로 균형을 유지하고, 어깨뼈를 고정한 채 양팔을 뒤쪽으로 가져가서 깍지를 끼고, 손바닥이 몸통 쪽으로 향하도록 한다.

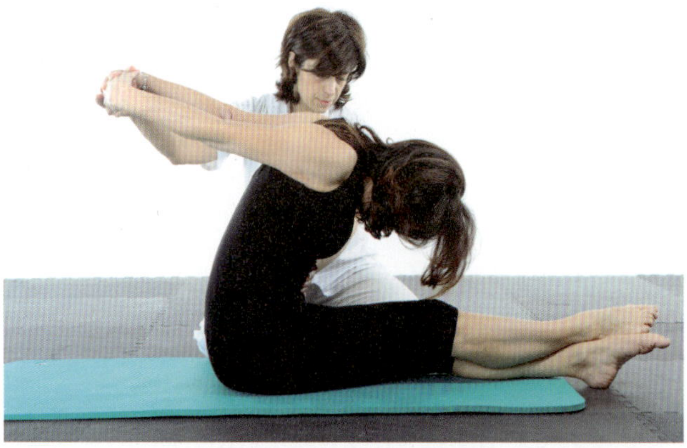

6. 다리를 몸통과 떨어뜨리고, **내쉬며** 다리를 바닥으로 내림할 때까지 몸을 앞쪽으로 숙인다.

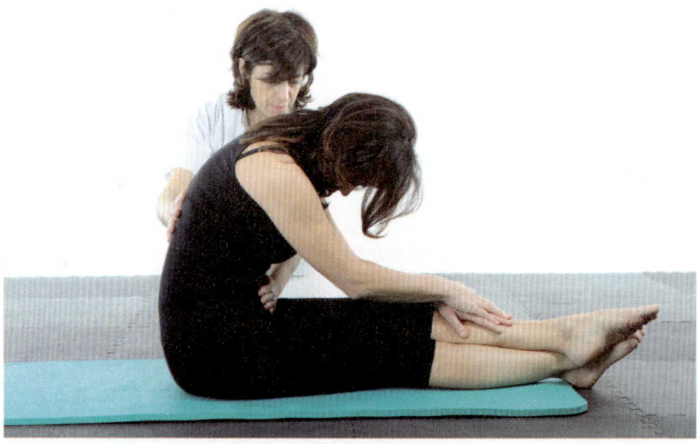

7. 어깨뼈의 고정을 유지하고, **들이쉬며**, 반원을 그리듯이 팔을 위쪽으로 올리고 다시 발목 쪽으로 가져간다.

6-8회 반복

주요 목적

코어 안정성 + 척추의 굽힘 안정성(구르기 할 때), 굽힘/폄 시 HTN 정렬의 올바른 통합, 팔이음뼈 안정화, 어깨관절의 굽힘/폄 가동, 코어 안정화와 팔 운동의 통합

진전

1 번째 : 약간 다리를 굽힘하여 골반으로 균형을 잡지 않고, 손을 이용해 밀기와 구르기를 한다: 구르기를 하는 동안 몸통과 다리 사이의 공간을 유지하거나 뒤넙다리근의 단축이 있거나 매우 타이트할 때 이 방법을 사용한다.

2 번째 : 골반으로 균형을 잡고, 다리를 약간 굽힘하고 양팔을 앞쪽으로 뻗는다. 그리고 손을 이용해 밀기와 구르기를 한다.

3 번째 : 골반으로 균형을 잡고, 다리를 약간 굽힘하고 팔을 움직인다. 그리고 손을 이용해 밀기와 구르기를 한다.

4 번째 : 최종 형태

노트

- 어깨뼈를 고정하고, 어깨와 목을 이완한다.
- 목뼈로 체중부하를 하지 않는다.
- 뒤쪽으로 구르기를 시작하기 위해 배근육을 이용한다.

치료사

환자 옆에 위치한다 : "V"자 자세의 균형, 배가로근의 수축 및 다리와 골반 사이의 연결을 체크하고 돕는다.

통합

이 운동은 주로 다음을 활성화시킨다 :

- **깊은 코어 안정근 :** 배가로근, 골반바닥근, 가로막, 깊은 척추 안정근.
- **전체 안정근과 전체 가동근 :** 배곧은근, 배빗근, 엉덩관절 가쪽돌림근, 모음근 및 굽힘근, 어깨관절 굽힘근/폄근, 벌림근/모음근, 어깨뼈 안정근.

잘못된 운동 방법

- 다리를 들어올릴 때 골반을 앞쪽경사한다.
- 다리를 머리 위로 들어올릴 때 목뼈를 과도하게 굽힘한다.
- "V"자로 균형을 잡을 때, 골반을 과도하게 뒤쪽경사하고 등뼈를 과도하게 굽힘한다.
- 다리를 들어올릴 때 골반을 앞쪽경사한다.
- 다리를 머리 위로 들어올릴 때 목뼈를 과도하게 굽힘한다.

주요 적응증/금기증/주의사항

적응증 : 척추 기능 재교육, 자세 재교육, 다발성 경화증
금기증 : 운동 시 통증 증가, 골다공증, 임신, 파킨슨병
주의사항 : 어깨 불안정

앞쪽과 뒤쪽으로 되돌아오는 부메랑과 같은

힙 서클 (Hip Circles)

캉캉 준비 (Cancan Preparation)

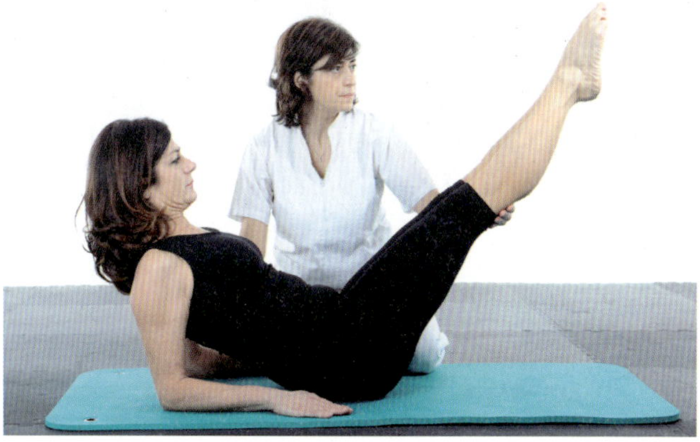

1. 어깨뼈를 고정하고 앉은 자세에서, 손바닥을 엎침하고 아래팔로 체중을 지지한다. 다리를 모음하여 나란하게 들어 올리고, 발목을 발바닥굽힘한다. 허리뼈를 약간 굽힌 채로 가슴우리를 지지한다.

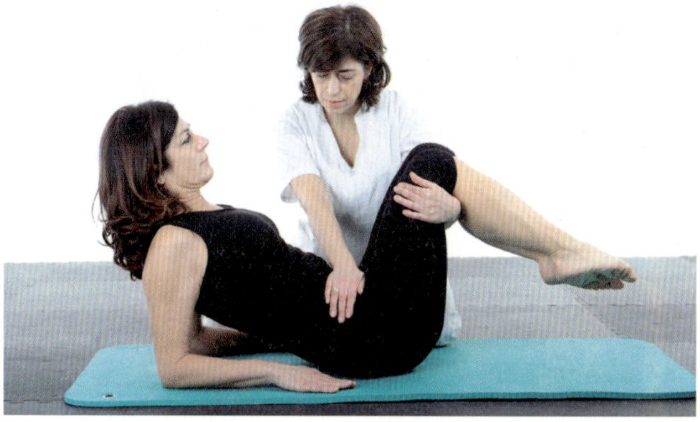

2. **들이쉬며** 무릎을 굽힘하고, 골반을 안정되게 유지하면서 다리를 한쪽으로 기울인다. 그리고 등뼈를 신장한다.

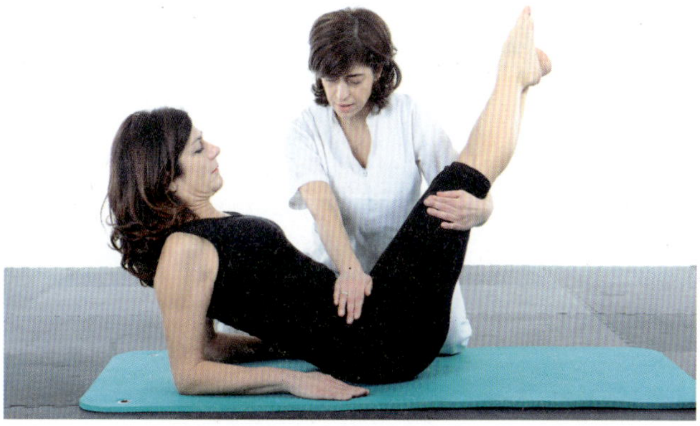

3. **내쉬며**, 다리를 폄한다.

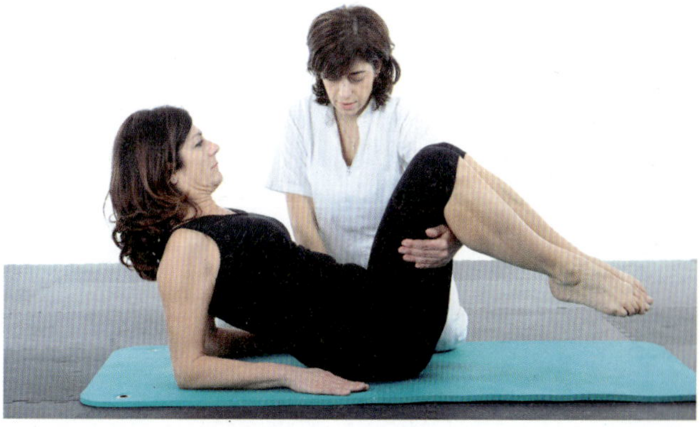

4. **들이쉬며**, 다리를 굽힘하고, 골반을 안정되게 유지하면서 다리를 다른 쪽으로 기울인다. 그리고 등뼈를 신장한다.

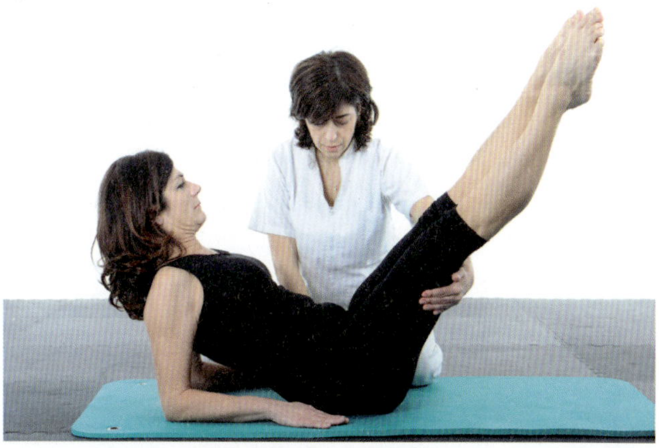

5. **내쉬며** 다리를 폄한다. 그런 다음, 무릎을 굽힘하여 시작 자세로 다시 돌아간다.

3회 반복

힙 서클 (Hip Circle)

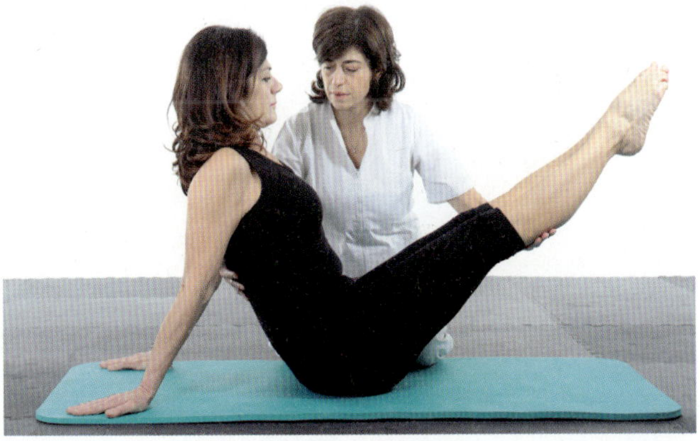

1. 어깨뼈를 고정하고 앉은 자세에서, 손가락이 뒤쪽을 향하도록 하고 손을 어깨 뒤쪽 바닥에 배치한다. 다리를 모음하여 나란하게 들어올리고, 발목을 발바닥굽힘한다. 허리뼈를 약간 굽힘한 채로 가슴우리를 지지한다.

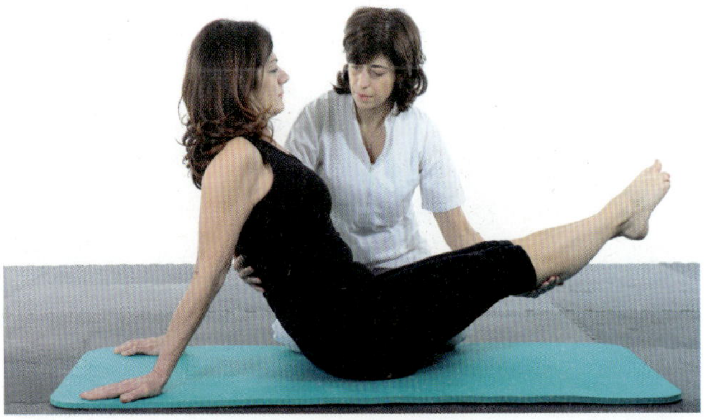

2. 골반을 안정되게 유지하고 **들이쉬며**, 양쪽 다리를 모음하여 한쪽으로 내림하면서 원을 그리기 시작한다.

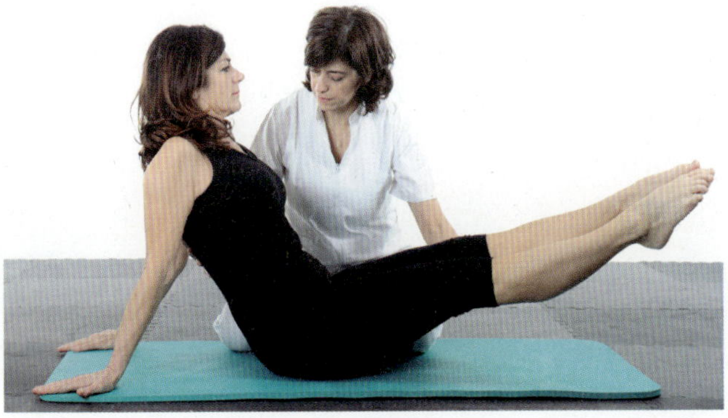

3. **들이쉬며**, 완전한 원을 그리고, 다리를 다시 시작 자세로 되돌린다.
이 동작을 반대 방향으로도 반복해 본다.

좌 · 우 각각 3-5회 반복

발은 공간에서 원을 그리는 페인트 붓이다

진전 (Progressions)

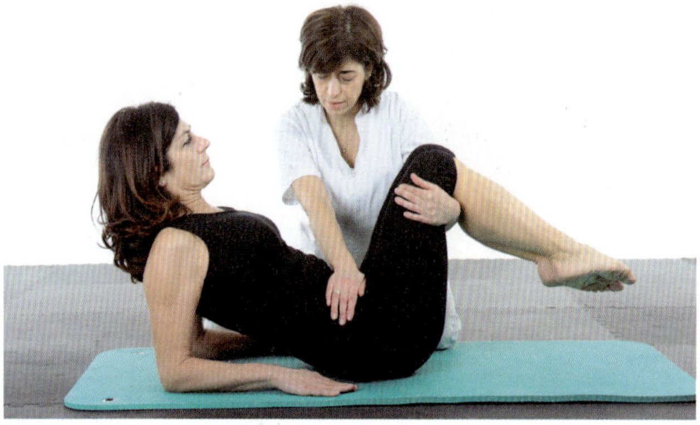

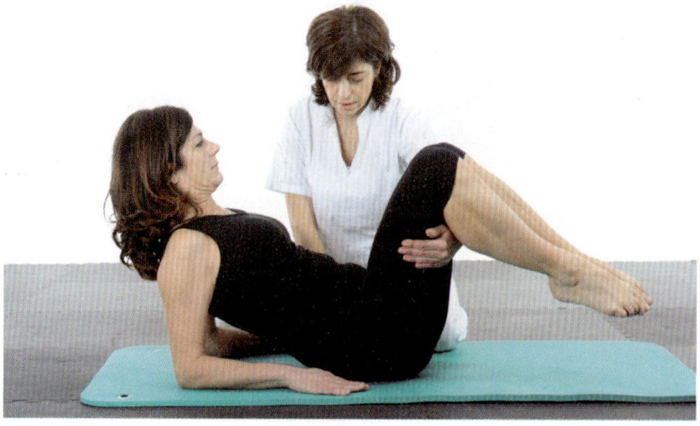

1 번째 : 캉캉 무릎 굽힘.

주요 목적

코어 안정성 + 척추의 굽힘 안정성, 굽힘 시 HTN 정렬의 올바른 통합, 팔이음뼈 안정화, 엉덩관절의 휘돌림 가동, 코어 안정화와 다리 운동의 통합

진전

1 번째 : 팔꿈치로 체중을 지지하고, 무릎을 굽힘과 돌림하고, 양쪽 다리를 가쪽으로 기울인다(폄 없이).
2 번째 : 팔꿈치로 체중을 지지하고, 무릎을 굽힘과 돌림하고, 양쪽 다리를 가쪽으로 기울이고, 폄한다.
3 번째 : 손으로 체중을 지지하고, 무릎을 약간 굽힘한다.
4 번째 : 최종 형태

노트

- 머리를 정렬하여 전방을 쳐다 본다.
- 어깨뼈를 고정하고, 어깨를 둥글게 말지 않고, 목이 뻣뻣하지 않도록 한다.
- 골반을 안정화하는데 집중하고, 다리를 내림할 때 엉덩관절 굽힘근의 원심성 수축을 체크한다.

치료사

환자 옆에 위치한다: 다리의 지지를 돕고, 골반을 안정화하는 능력을 조절하고, 배가로근의 활성화와 몸통의 지지 자세를 조절한다.

통합

이 운동은 주로 다음을 활성화시킨다 :

- **깊은 코어 안정근 :** 배가로근, 골반바닥근, 가로막, 뭇갈래근.
- **전체 안정근과 전체 가동근 :** 배곧은근, 배빗근, 엉덩관절 폄근, 어깨뼈 안정근(특히, 마름근, 중간등세모근과 아래등세모근).

잘못된 운동 방법

- 다리를 들어올릴 때 골반을 뒤쪽경사하고, 다리를 내림할 때 골반을 앞쪽경사한다.
- 팔꿈치를 과도하게 폄한다.
- 다리 자세를 유지하고 다리 운동을 할 때, 어깨를 올림하고 앞쪽 자세를 취한다.
- 다리를 움직일 때 어깨뼈를 과도하게 내밈하거나 모음한다.

주요 적응증/금기증/주의사항

적응증 : 척추, 엉덩관절 및 무릎의 기능 재교육, 자세 재교육, 다발성 경화증
금기증 : 골다공증, 굽힘 시 통증 증가, 파킨슨병, 앞쪽 어깨 불안정
주의사항 : 임신

노트

레그 풀 업 (Leg Pull Up)

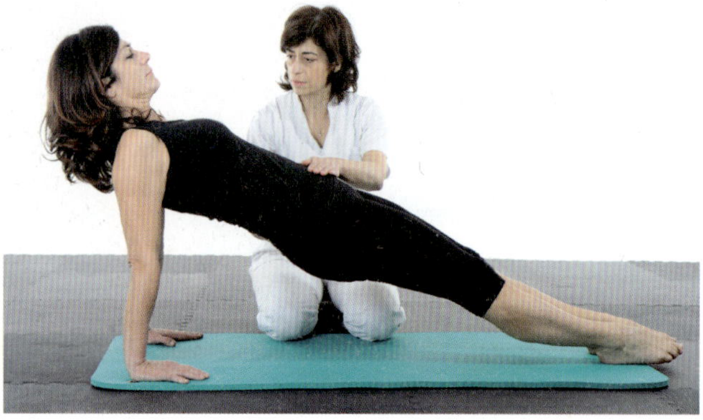

1. 어깨뼈를 고정하고 앉은 자세에서, 손가락이 앞쪽을 향하도록 하고 손을 어깨 뒤쪽의 바닥에 배치한다. 다리를 모음하고, 발목을 발바닥굽힘한다. 골반을 들어올리고, 척추의 중립위를 찾기 위해 골반과 몸통을 일직선 되게 정렬한다.
머리를 약간 굽힘한다. 이 자세에서 **들이쉰다**.

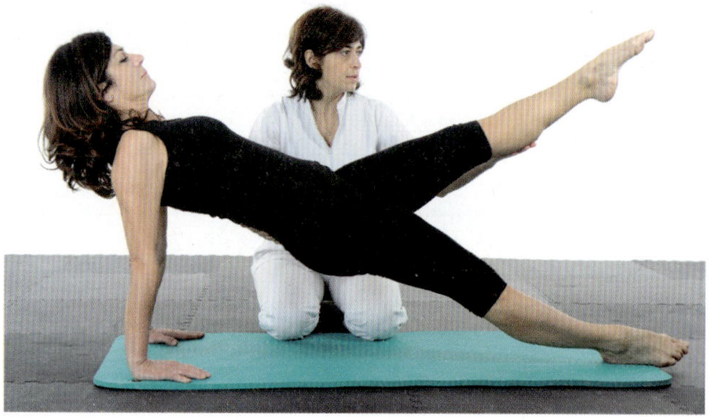

2. 골반을 안정되게 유지하고 **내쉬며**, 여러분이 할 수 있을 만큼 발목을 발바닥굽힘하여 한쪽 다리를 들어올린다.

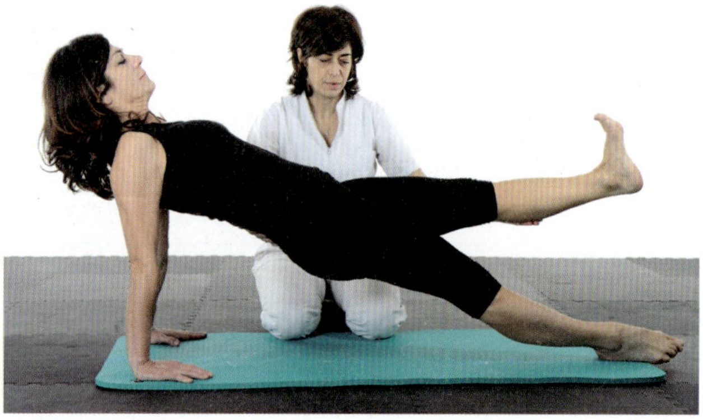

3. **들이쉬며**, 발목을 발등굽힘하고 그 다리를 내림한다.

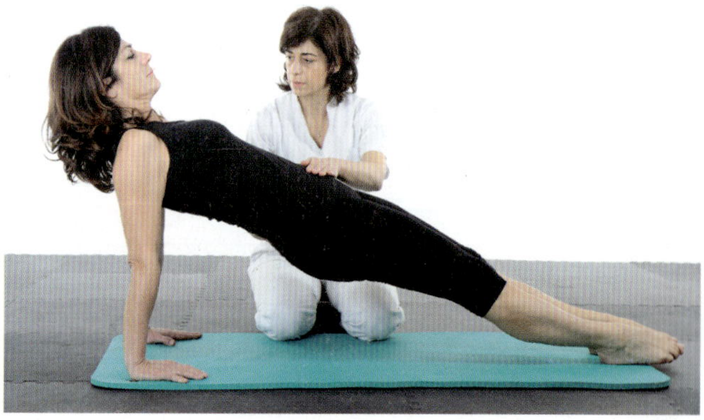

4. 발목을 발바닥굽힘하여 시작 자세로 되돌아간다.

좌 · 우 각각 3회 반복

작은 풍선들을 이용해 완벽하게 어려움 없이 골반을 위로 들어올려 유지하고 있다

주요 목적

코어 안정성 + 정렬에서의 척추 안정성(머리를 약간 굽힘함), 굽힘/폄의 엉덩관절 분리운동, HTN 정렬의 올바른 통합(머리를 약간 굽힘함), 팔이음뼈 안정화, 엉덩관절과 발목관절의 굽힘/폄 가동, 코어 안정화와 다리 운동의 통합

진전

1 번째 : 팔꿈치로 지지하고, 양쪽 다리를 뻗고, 골반을 들어올린다.
2 번째 : 손으로 지지하고, 무릎을 굽힘하고, 골반을 들어올린다.
3 번째 : 손으로 지지하고, 한쪽 다리를 굽힘하여 발을 바닥에 붙인다. 다른 쪽 다리를 뻗고, 골반을 들어올린다.
4 번째 : 손으로 지지하고, 한쪽 다리를 굽힘하여 발을 바닥에 붙인다. 다른 쪽 다리를 뻗고, 몸통을 정렬한다. 발목의 협응 없이 다리를 움직인다.
5 번째 : 최종 형태

변형

1. 양쪽 다리를 들어올리고, 다리를 교대한다 : 균형과 협응의 난이도를 증가시키려고 할 때 이 방법을 사용한다.
2. 아치 바렐, 반원통 바렐, 폼 롤러에 손을 배치한다 : 손으로 체중부하하지 않길 원할 때 이 방법을 사용한다.

노트

- 무릎을 과도하게 폄하지 않는다.
- 어깨를 둥글게 말거나 안쪽돌림하지 않는다.
- 다리를 들어올릴 때 척추의 정렬을 유지한다.

치료사

환자 옆에 위치한다 : 골반을 지지하고, 다리를 움직이는 동안 안정성을 조절하고, 몸 정렬과 어깨 위치를 교정한다.

통합

이 운동은 주로 다음을 활성화시킨다 :

- **깊은 코어 안정근 :** 배가로근, 골반바닥근, 가로막, 뭇갈래근.
- **전체 안정근과 전체 가동근 :** 배빗근, 뒤넙다리근, 엉덩관절 굽힘근, 발목의 발등굽힘과 발바닥굽힘, 어깨뼈 안정근(등세모근과 마름근), 넓은등근 및 큰원근.

잘못된 운동 방법

- 다리 자세를 유지하고 다리를 머리 위로 가져갈 때, 목을 과도하게 굽힘한다.
- 다리 자세를 유지하고 다리를 운동할 때, 어깨 올림과 앞쪽 자세를 취한다.
- 과도한 어깨뼈 내밈

주요 적응증/금기증/주의사항

적응증 : 척추 기능 재교육, 엉덩관절 기능 재교육, 자세 재교육, 다발성 경화증, 파킨슨병
금기증 : 골다공증, 어깨 불안정
주의사항 : 골다공증(팔꿈치로 지지함), 임신

고급 매트 운동

엎드린 자세에서의 진전

Advanced Matwork

Progressions in Prone

노트

익스텐션 + 헤드 서클 (Extension + Head Circle)

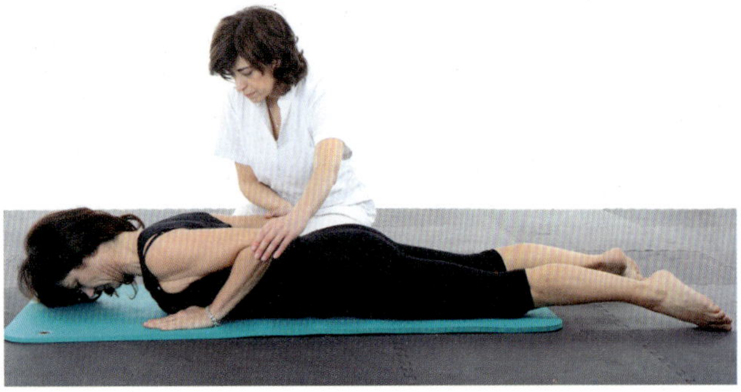

1. 엎드린 자세에서 골반과 척추의 중립위를 찾는다. 그리고 머리와 척추가 일직선되게 머리를 바닥으로부터 들어올린다. 어깨뼈를 고정하고, 어깨 밑의 바닥지점에 양손을 배치한다. 양쪽 다리를 골반 보다 약간 넓게 벌림하고, 엉덩관절을 약간 가쪽돌림한다. 그리고 발목을 발바닥굽힘한다.

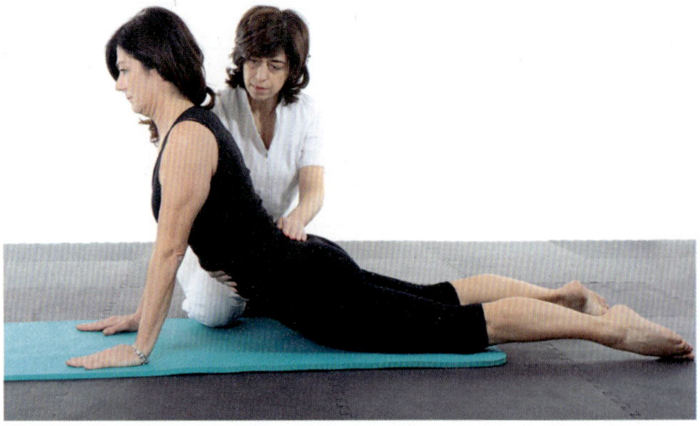

2. **들이쉬며** 어깨뼈를 고정하고 팔꿈치를 뒤쪽으로 움직이고, 팔꿈치를 완전히 폄하면서 몸통을 들어올린다. 이때 배근육을 안쪽으로 수축한다.

3. **내쉬며**, 머리를 오른쪽으로 돌림하여 원을 그리고,
들이쉬며, 머리를 왼쪽으로 돌림하여 원을 그린다.

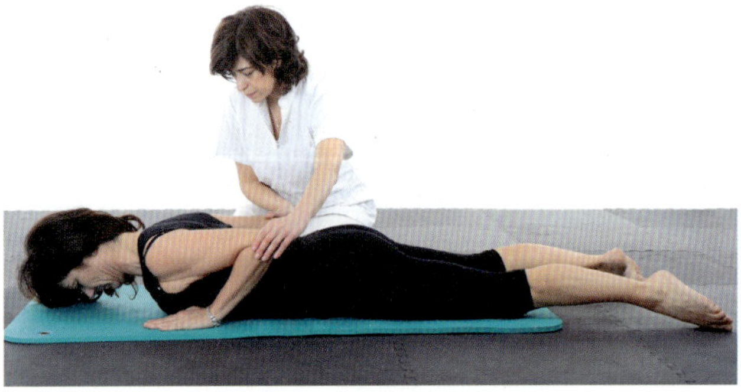

4. **내쉬며** 시작 자세로 되돌아온다.

3회 반복

화살을 쏘기 전 활처럼, 몸을 신장하고 위쪽으로 들어올린다

주요 목적

엎드린 자세의 코어 안정성 + 척추 폄의 안정성, 폄의 엉덩관절 분리운동, 머리의 폄/돌림 시 HTN 정렬의 올바른 통합, 팔이음뼈 안정화, 엎드린 자세의 코어 안정화와 척추/엉덩관절의 폄, 팔의 굽힘/폄 및 머리의 휘돌림 등의 협응

진전

1 번째 : 척추의 부분 폄(팔의 부분 폄)
2 번째 : 머리 휘돌림 없이 척추의 완전 폄
3 번째 : 최종 형태

노트

- 힘을 쓰지 않고 골반의 폄을 유지한다.
- 항상 배에 긴장을 주어 배의 안쪽 당김을 유지한다.

치료사

환자 옆에 위치한다 : 배가로근 수축의 자각과 어깨와 머리의 자세를 조절한다.
환자 뒤에 위치한다 : 척추의 폄과 어깨의 넓어짐을 돕는다.

통합

이 운동은 주로 다음을 활성화시킨다 :

- **깊은 코어 안정근 :** 배가로근, 골반바닥근, 가로막, 깊은 척추 안정근.
- **전체 안정근과 전체 가동근 :** 척추 폄근, 엉덩관절 폄근, 배빗근, 어깨뼈 안정근.

잘못된 운동 방법

- 몸통 자세를 유지하거나 몸통을 들어올릴 때 어깨를 올림하고 앞쪽 자세를 취한다.
- 팔 자세를 유지하거나 팔을 움직일 때 어깨뼈의 과도한 내밈과 모음이 일어난다.
- 자세를 취할 때 팔꿈치를 과하게 폄한다.
- 몸통 자세를 유지하거나 몸통을 폄할 때 무릎을 굽힘하거나 하중을 가한다.
- 몸통을 폄 자세로 유지할 때 골반을 앞쪽경사한다.

주요 적응증/금기증/주의사항

적응증 : 파킨슨병, 척추 기능 재교육, 자세 재교육, 다발성 경화증.
금기증 : 임신, 폄을 할 때 통증 증가
주의사항 : 골다공증(팔꿈치로 체중부하할 때)

스완 다이브 (Swan Dive)

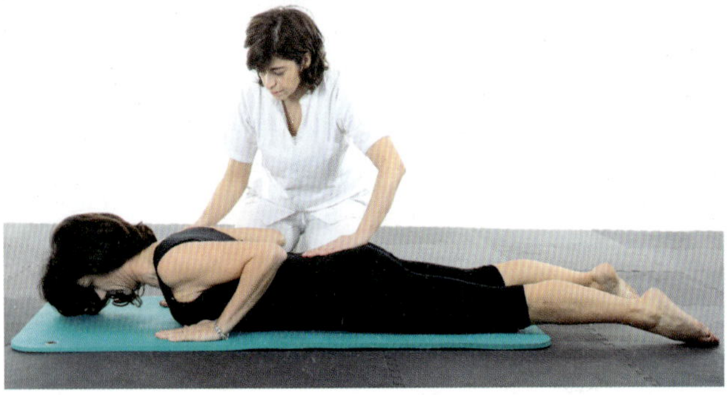

1. 엎드린 자세에서 골반과 척추의 중립위를 찾는다. 그리고 머리와 척추가 일직선되게 머리를 바닥으로부터 들어올린다. 어깨뼈를 고정하고, 어깨 밑의 바닥지점에 양손을 배치한다. 양쪽 다리를 골반 보다 약간 넓게 벌림하고, 엉덩관절을 약간 가쪽돌림한다. 그리고 발목을 발바닥굽힘한다.
이 자세에서 **들이쉰다**.

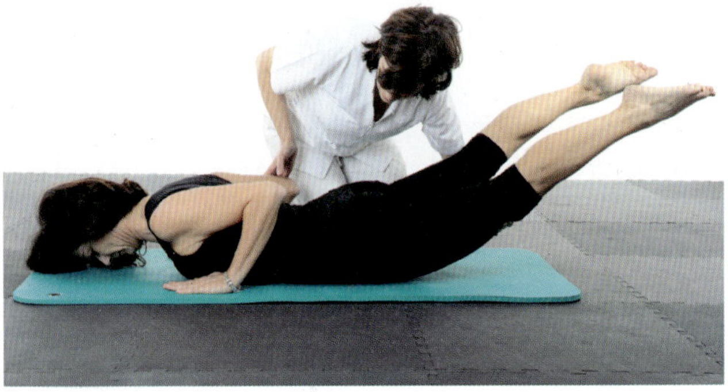

2. **내쉬며**, 허리뼈를 폄하고, 양쪽 다리를 위쪽으로 들어 올린다.

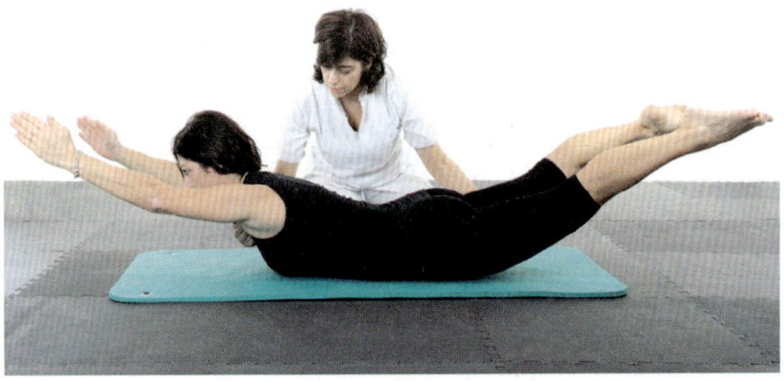

3. 척추와 엉덩관절의 폄을 유지하고 **들이쉬며**, 몸통을 들어 올리고 손바닥을 서로 마주 보도록 하고 양쪽 팔을 앞쪽으로 뻗어 들어올린다.
이 자세를 유지하고 **내쉬기**와 **들이쉬기**를 하면서, 뒤쪽과 앞쪽으로 몸을 흔든다.

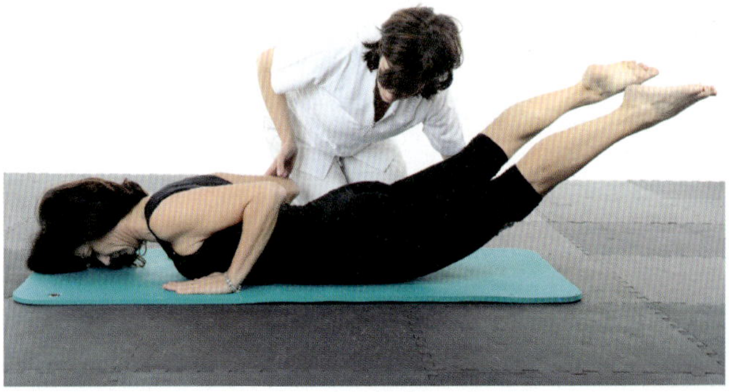

4. **들이쉬며**, 양손을 바닥으로 내려놓는다.

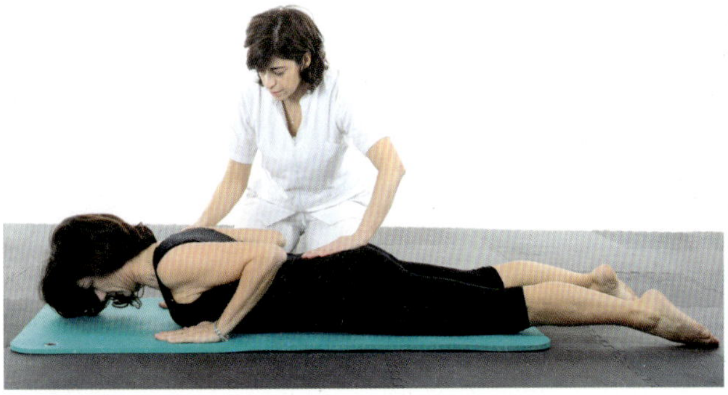

5. **내쉬며**, 양쪽 다리를 바닥으로 내려 놓으면서, 시작 자세로 되돌아온다.

5-8회 반복

몸은 처음 밀어주게 되면 계속 흔들거리는 흔들의자와 같다

주요 목적

엎드린 자세의 코어 안정성 + 척추 폄의 안정성, 폄의 엉덩관절 분리운동, 폄 시 HTN 정렬의 올바른 통합, 팔이음뼈와 팔 폄의 안정화, 엎드린 자세의 코어 안정화와 척추/엉덩관절/팔 폄 안정화의 협응

진전

1 번째 : 척추의 폄(흔드는 동작 없이): 척추 폄의 안정화와 전체 척추의 폄 자각을 가르쳐 주기 위해 이 방법을 사용한다.
2 번째 : 엉덩관절 폄
3 번째 : 팔 지지(바닥에 팔 배치) 와 흔들기
4 번째 : 팔을 앞으로 뻗어 흔들기와 멈추기(팔을 앞으로 뻗어서 앞뒤로 흔들리고, 바닥에 손을 짚어서 멈춘다.)
5 번째 : 최종 형태

변형

1. 반원통: 흔들림의 인지를 강조하기 위해 사용한다.

노트

- 척추 전체를 조화롭게 폄한다.
- 어깨뼈의 고정을 유지한다.
- 어깨뼈를 고정한 후, 몸통 폄을 시작한다.
- 목뼈를 너무 폄하지 않는다.

치료사

환자 옆에 위치한다 : 배가로근 수축과, 척추, 골반 및 어깨뼈의 안정성을 체크한다.

통합

이 운동은 주로 다음을 활성화시킨다 :

- **깊은 코어 안정근 :** 배가로근, 골반바닥근, 가로막, 깊은 척추 안정근.
- **전체 안정근과 전체 가동근 :** 척추 폄근, 엉덩관절 폄근, 배빗근, 어깨뼈 안정근.

잘못된 운동 방법

- 다리와 몸통을 들어올릴 때 어깨를 올림하고 앞쪽 자세를 취한다.
- 팔 자세를 유지하거나 팔을 움직일 때 어깨뼈의 과도한 내밈과 모음이 일어난다.
- 흔들 움직임을 할 때 머리를 과도하게 폄한다.
- 몸통의 폄을 유지할 때 골반을 과도하게 앞쪽경사한다.

주요 적응증/금기증/주의사항

적응증 : 골다공증, 파킨슨병, 척추 기능 재교육, 자세 재교육, 다발성 경화증.
금기증 : 임신, 폄을 할 때 통증 증가
주의사항 : LBP(배 밑에 쿠션을 배치한다)

락킹 (*Rocking*)

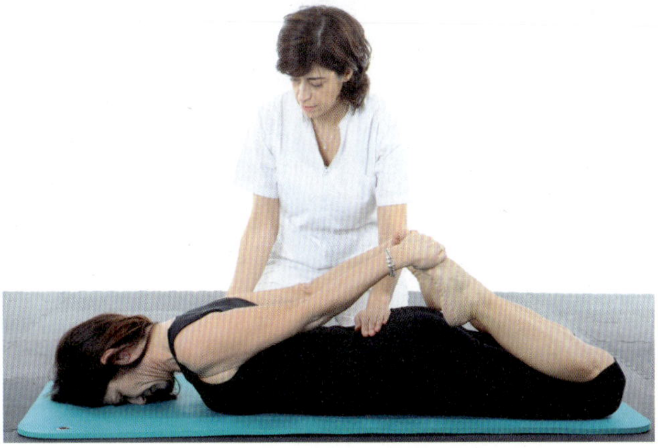

1. 엎드린 자세에서 골반과 척추의 중립위를 찾는다.
엉덩관절을 약간 벌림하고 무릎을 굽힌다. 그리고 발목을 발바닥굽힘한다. 어깨뼈를 고정하고, 손으로 발을 잡는다.

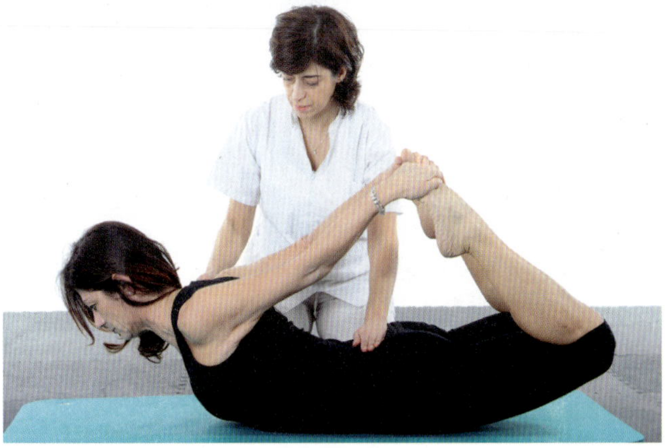

2. 어깨뼈를 고정하고 **들이쉬며**, 척추를 펴하고 손으로 발을 잡는다.

3. 자세를 유지하고 **내쉬며**, 마지막 갈비뼈가 바닥에 닿을 때까지 앞으로 흔들기를 시작한다. 자세를 유지하고 **들이쉬며**, 마지막 갈비뼈가 바닥에서 떨어질 수 있도록 뒤쪽으로 흔들기를 한다.
이런 흔들기를 계속한다.

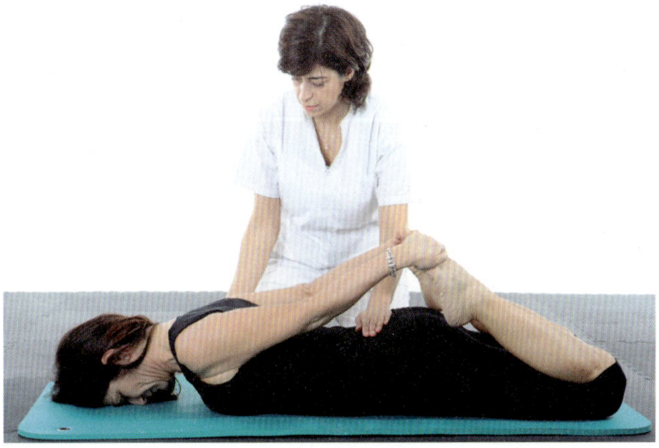

4. **내쉬며**, 시작 자세로 되돌아가고, 발목을 엉덩이 쪽으로 조금 더 당긴다.

5-10회 반복

몸은 수면에서 흔들리는 배와 같다

주요 목적

엎드린 자세의 코어 안정성 + 척추 폄의 안정성, 폄의 엉덩관절 분리운동, 폄 시 HTN 정렬의 올바른 통합, 팔이음뼈와 팔 폄의 안정화, 엎드린 자세의 코어 안정화와 척추/엉덩관절의 폄 안정화의 협응

진전

1 번째 : 엘라스틱을 이용하여 척추와 엉덩관절의 폄: 올바르게 폄하는 방법을 가르쳐 주기 위해 이 방법을 사용한다.
2 번째 : 흔들림 없는, 척추와 엉덩관절의 폄
3 번째 : 최종 형태

변형

1. 반원통: 흔들림의 인지를 강조하기 위해 사용한다.

노트

- 척추 전체를 조화롭게 폄한다.
- 목뼈를 너무 폄하지 않는다.
- 전체 운동 동안 어깨뼈가 너무 모음되지 않도록 어깨뼈를 고정한다.
- 척추에 하중이 가해지지 않도록 배근육의 수축을 유지한다.

치료사

환자 옆에 위치한다 : 배가로근 수축과, 척추, 골반 및 어깨뼈의 안정성을 체크한다.

통합

이 운동은 주로 다음을 활성화시킨다 :

- **깊은 코어 안정근 :** 배가로근, 골반바닥근, 가로막, 깊은 척추 안정근.
- **전체 안정근과 전체 가동근 :** 엉덩관절 폄근, 넙다리네갈래근, 척추 폄근, 어깨뼈 안정근.

잘못된 운동 방법

- 몸통을 들어올리고 흔들기를 할 때 어깨를 올림하고 앞쪽 자세를 취한다.
- 몸통을 들어올리고 흔들기를 할 때 어깨뼈의 과도한 내밈이 일어난다.
- 몸통을 들어올리고 흔들기를 할 때 머리를 과도하게 폄한다.
- 몸통의 폄을 유지할 때 골반을 과도하게 앞쪽경사한다.

주요 적응증/금기증/주의사항

적응증 : 파킨슨병, 척추 기능 재교육, 자세 재교육, 다발성 경화증.
금기증 : 임신, 폄을 할 때 통증 증가, 어깨 불안정, 목 통증, 무릎인대 병리
주의사항 : LBP(배 밑에 쿠션을 배치한다), 골다공증(폄할 때만)

레그 풀 다운 (Leg Pull Down)

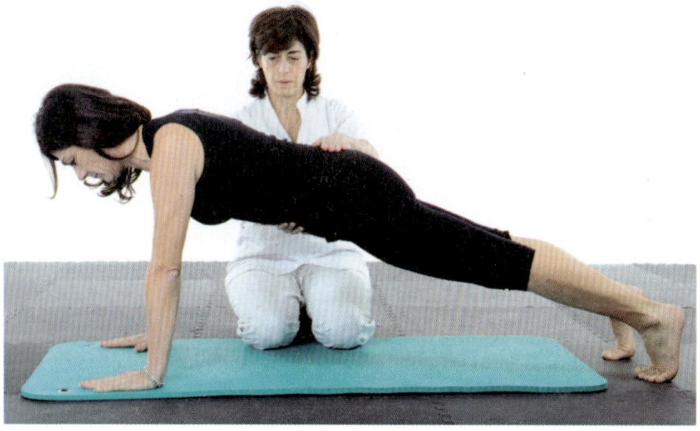

1. 네발 자세에서 무릎을 들어올리고, 몸을 일직선 되게 한 후, 다리를 뒤쪽으로 움직인다. 이때 다리를 엉덩관절 넓이만큼 벌림한다. 이 자세에서 골반과 척추의 중립위를 찾는다. 양손과 발가락으로 체중을 지지한다.

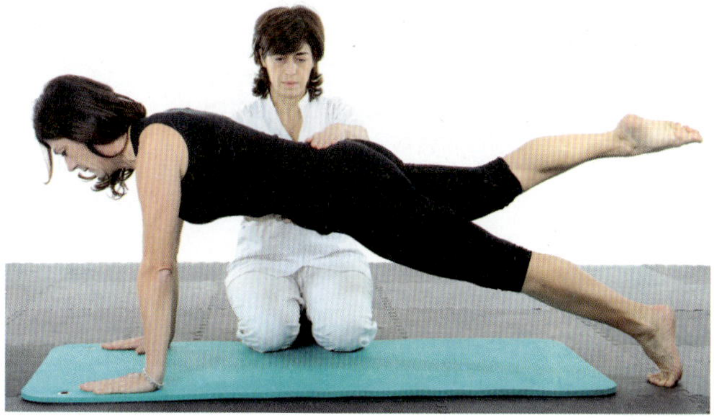

2. 골반과 척추를 안정되게 유지하고 **내쉬며**, 한쪽 다리를 위쪽을 들어올린다. 이때 다리를 쭉 펴고, 발목을 발바닥굽힘 한다.

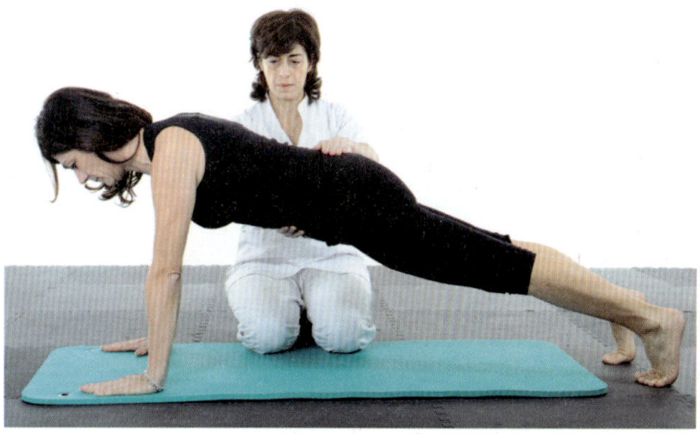

3. **들이쉬며**, 시작 자세로 되돌아온다. 반대 쪽 다리도 반복한다.

3-6회 반복

몸을 경사대 위에 편안하게 배치했다고 생각한다

주요 목적

코어 안정성 + 정렬된 자세에서의 척추 안정성(머리를 약간 폄한), 굽힘/폄의 엉덩관절 분리운동, HTN 정렬의 올바른 통합(머리를 약간 폄한), 팔이음뼈 안정화, 엉덩관절의 굽힘/폄 가동, 엎드린 자세의 코어 안정화와 다리 운동의 협응

진전

1 번째 : 팔꿈치로 지지하고, 양쪽 다리를 뻗어, 몸통과 골반을 들어올린다.
2 번째 : 네발 자세에서, 무릎을 굽힘하여 골반 뒤쪽에 다리를 배치한다. 몸통만 일직선으로 정렬시킨다.
3 번째 : 네발 자세에서, 무릎을 바닥으로부터 들어올린다(몇 ㎝ 만). 척추는 중립위이다.
4 번째 : 네발 자세에서, 무릎을 굽힘하고, 한쪽 발씩 교대로 들어올린다(몇 ㎝ 만).
5 번째 : 네발 자세에서, 무릎을 들어올려 골반 뒤에 배치한다. 한쪽 발씩 교대로 들어올린다(몇 ㎝ 만).
6 번째 : 네발 자세에서, 무릎을 들어올려 골반 뒤에 배치한다. 다리를 폄한다(몸통과 일직선 되게)
7 번째 : 네발 자세에서, 한쪽 다리만 뻗는다. 뻗은 다리를 들어올린다.
8 번째 : 다리를 교대하지 않고(동일한 다리를 3회 반복한 후, 다른 다리로 교대한다)
9 번째 : 최종 형태

노트

- 전체 운동을 하는 동안 척추의 축성 신장을 유지한다.
- 어깨뼈를 고정하여 어깨뼈가 모음되지 않도록 하고, 어깨와 목에 긴장을 주지 않는다.
- 다른 다리를 폄할 때 바닥에 놓인 엉덩관절을 굽힘하지 않는다.
- 골반을 돌림하거나 경사를 일으키지 않는다.

치료사

환자 옆에 위치한다 : 배가로근과 배근육의 수축 자각과 수축의 유지를 촉진한다.

통합

이 운동은 주로 다음을 활성화시킨다 :

- **깊은 코어 안정근 :** 배가로근, 골반바닥근, 가로막, 뭇갈래근
- **전체 안정근과 전체 가동근 :** 배곧은근, 배빗근, 뒤넙다리근, 엉덩관절 폄근, 발등굽힘근/발바닥굽힘근, 큰가슴근, 어깨뼈 안정근

잘못된 운동 방법

- 다리 자세를 유지하거나 다리를 움직일 때 팔꿈치를 과도하게 젖힘한다..
- 반대 쪽 다리를 들어올릴 때, 바닥에 놓인 다리의 엉덩관절을 굽힘하거나 등뼈를 굽힘한다.
- 다리 자세를 유지하거나 다리를 움직일 때 자세를 취할 때 팔꿈치를 과하게 폄한다.
- 다리 자세를 유지하거나 다리를 움직일 때 어깨뼈를 과도하게 내밈하거나 모음한다.
- 다리 자세를 유지하거나 다리를 들어올릴 때 머리를 과도하게 폄한다.
- 다리 자세를 유지하거나 다리를 들어올릴 때 머리를 굽힘한다.

주요 적응증/금기증/주의사항

적응증 : 파킨슨병, 엉덩관절 기능 재교육, 자세 재교육, 다발성 경화증, 척추와 어깨관절의 기능 재교육.
금기증 : 골다공증
주의사항 : 임신

고급 매트 운동

옆으로 누운 자세에서의 진전

(머리 뒤에 양 손을 배치하고, 팔꿈치를 바닥에 대고
전체 초급 시리즈를 수행한다)

Advanced Matwork

Progressions in Side Lying

(The whole basic series is performed with the hands behind the head)

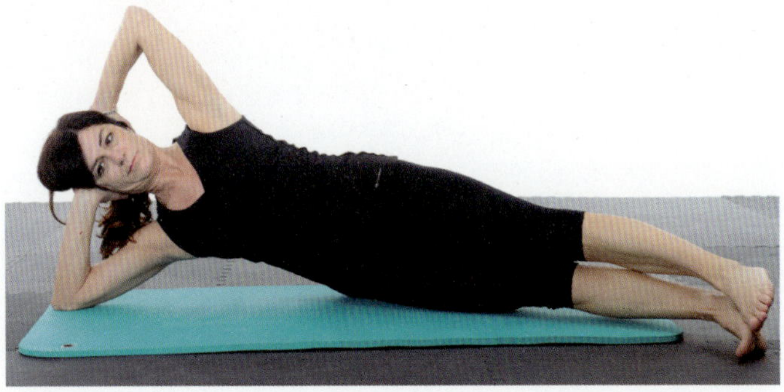

노트

사이드 킥 닐링 (Side Kick Kneeling)

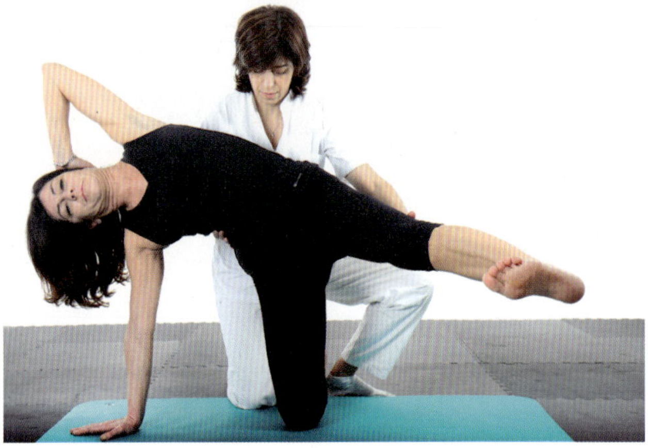

1. 무릎꿇은 자세에서, 척추와 골반의 중립위를 찾는다. 어깨뼈를 고정하고, 몸통을 한쪽으로 옆굽힘하여 그쪽 손을 어깨 밑 지점의 바닥에 댄다. 다른 손을 머리 뒤에 대고 그쪽 팔꿈치가 천장을 향하도록 몸통을 옆굽힘한다. 반대 쪽 다리(옆굽힘의 반대 쪽)의 무릎을 엉덩관절 높이까지 뻗고 발목을 발등굽힘한다. 2 단계로 **들이쉰다**: 몸을 안정되게 유지하고, 마치 더블 킥처럼 엉덩관절을 굽힘하여 다리를 앞쪽으로 가져간다.

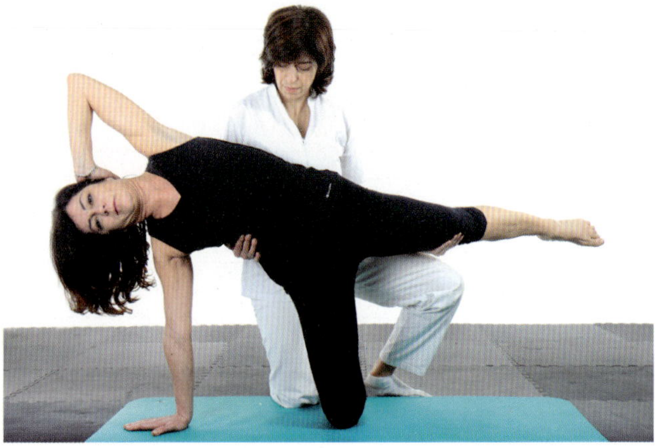

2. 몸을 유지하고 **내쉬며**, 다리를 뒤쪽으로 뻗는다. 이때 발목을 발바닥굽힘한다.

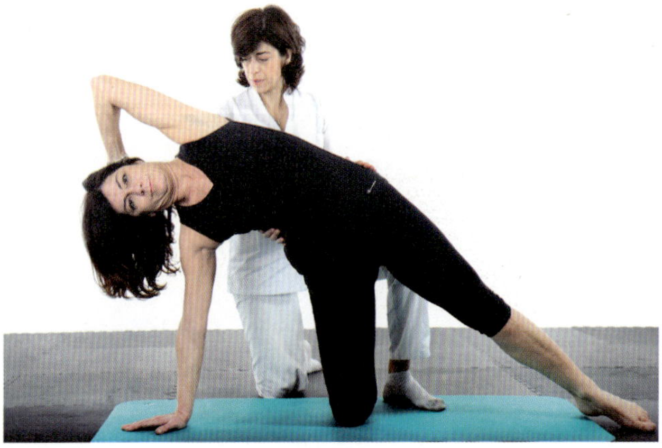

3. **들이쉬며**, 시작 자세로 되돌아온다.

좌 · 우 각각 8-10회 반복

다리를 뻗을 때 머리 반대 방향으로 다리를 가져간다고 생각한다

주요 목적

옆으로 누운 자세의 코어 안정성, 굽힘/폄의 엉덩관절 분리운동, 옆으로 누운 자세 시 HTN 정렬의 올바른 통합, 팔이음뼈 안정화, 엉덩관절과 어깨관절의 굽힘/폄 가동, 한쪽으로 누운 자세의 코어 안정화와 다리 운동의 통합

노트

- 어깨와 목에 긴장을 주지 않는다.
- 어깨로 체중부하할 때, 내밈과 뒷당김을 피한다.
- 전체 운동 동안 가능하면 골반과 척추를 안정되게 유지한다.

치료사

환자 뒤에 위치한다 : 어깨와 골반의 안정성과 몸통과 머리의 정렬을 체크한다.

통합

이 운동은 주로 다음을 활성화시킨다 :

- **깊은 코어 안정근 :** 배가로근, 골반바닥근, 가로막, 뭇갈래근.
- **전체 안정근과 전체 가동근 :** 배빗근, 척추 폄근, 엉덩관절의 폄근/굽힘근, 발목의 발바닥굽힘근/발등굽힘근, 어깨 안정근.

잘못된 운동 방법

- 다리 자세를 유지하거나 다리를 움직일 때 체중부하한 쪽의 팔꿈치를 과도하게 폄한다.
- 다른 쪽 다리를 굽힘할 때 체중부하 쪽 엉덩관절을 굽힘하거나, 등뼈를 굽힘하거나, 골반을 뒤쪽경사한다.
- 다른 쪽 다리를 폄할 때 골반을 앞쪽경사하거나 등뼈를 폄한다.
- 다른 쪽 다리를 움직일 때 체중부하쪽 엉덩관절을 벌림한다.
- 다리 자세를 유지하거나 다리를 움직일 때 어깨를 올림하거나 앞쪽 자세를 취한다.
- 다리 자세를 유지하거나 다리를 움직일 때 어깨뼈를 과도하게 모음한다.
- 다리 자세를 유지하거나 다리를 움직일 때 머리를 과도하게 폄한다.
- 다리 자세를 유지하거나 다리를 움직일 때 머리를 과도하게 옆굽힘한다.

주요 적응증/금기증/주의사항

적응증 : 파킨슨병, 척추 기능 재교육, 자세 재교육, 다발성 경화증, 엉덩관절 기능 재교육
금기증 : 옆굽힘 시 통증 증가, 골다공증
주의사항 : 임신

사이드 벤드 트위스트 (Side Bend Twist)

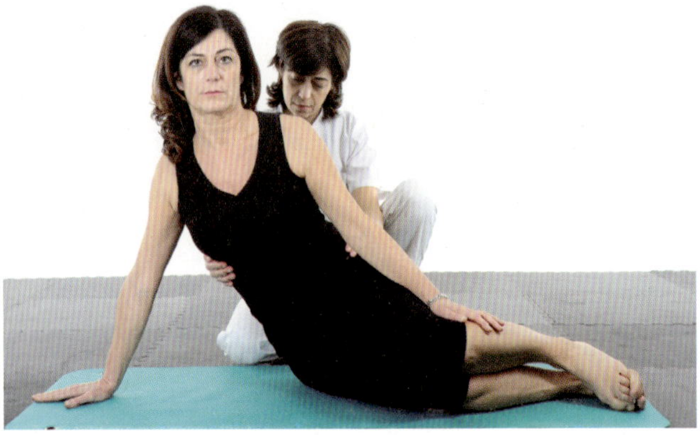

1. 한 손을 짚고 옆으로 앉은 자세에서, 어깨뼈를 고정한다. 무릎을 굽고 양쪽 다리를 겹쳐 옆으로 앉는다. 이때 위쪽 발을 아래 쪽 발의 앞쪽에 배치한다. 반대 쪽 팔을 이완시켜 위쪽 다리에 올려놓는다.

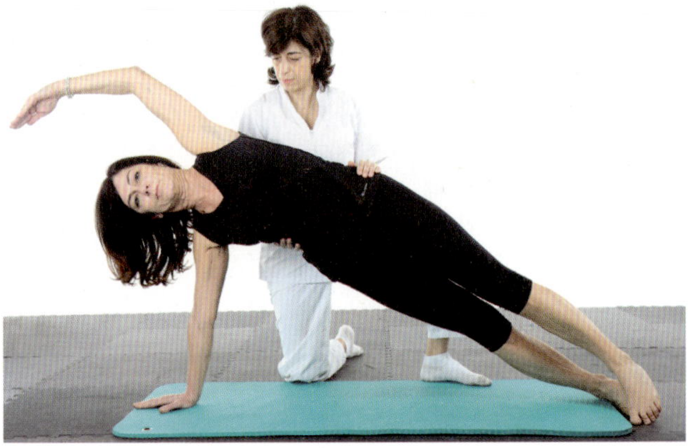

2. 어깨뼈를 고정하고 **내쉬며**, 머리에서 발까지 아치를 형성한다. 즉, 골반을 바닥으로부터 들어올리면서 양쪽 무릎을 펴고 몸통을 옆굽힘한다. 그리고 위쪽 팔을 머리 위로 가져간다.

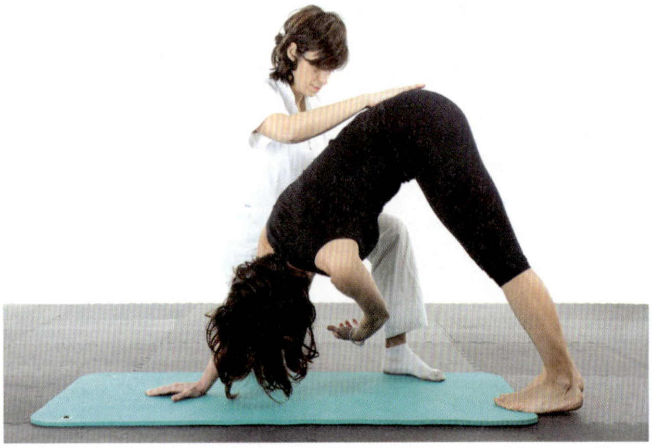

3. 어깨뼈의 고정을 유지하고 **내쉬며**, 엉치뼈가 천장을 향하도록 골반과 몸통을 앞쪽으로 돌림하고, 엉덩관절을 굽힘한다. 팔이 바닥에 닿을 때까지 내림하여 몸통 밑으로 가져간다.

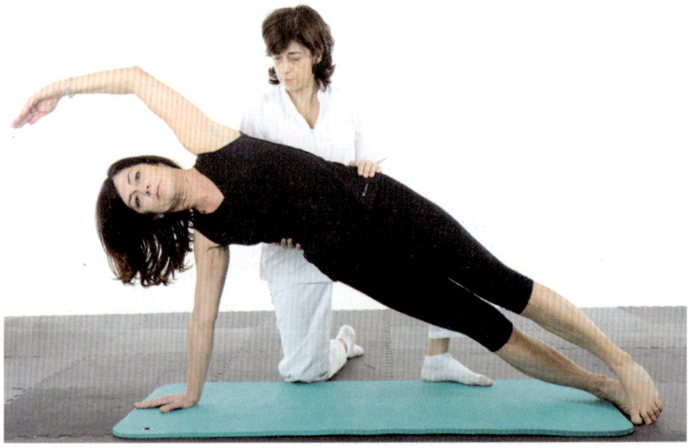

4. 어깨뼈의 고정을 유지하고 **들이쉬며**, 가쪽 정렬을 하고 팔을 머리 위로 가져가는 시작 자세로 되돌아온다.

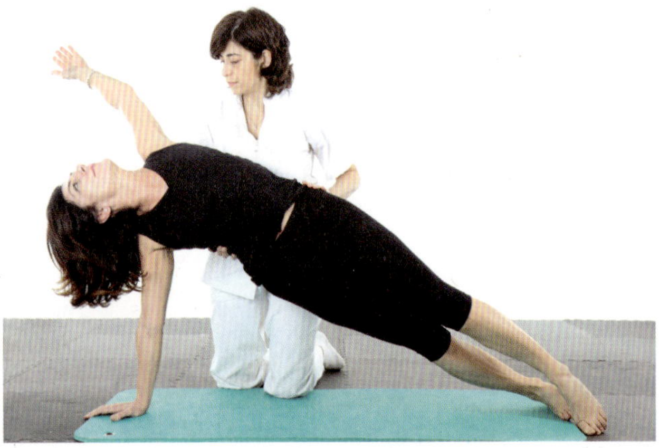

5. 어깨뼈의 고정을 유지하고 **내쉬며**, 몸통을 뒤쪽으로 돌림하고 이와 동시에 팔을 수평으로 벌림한다.

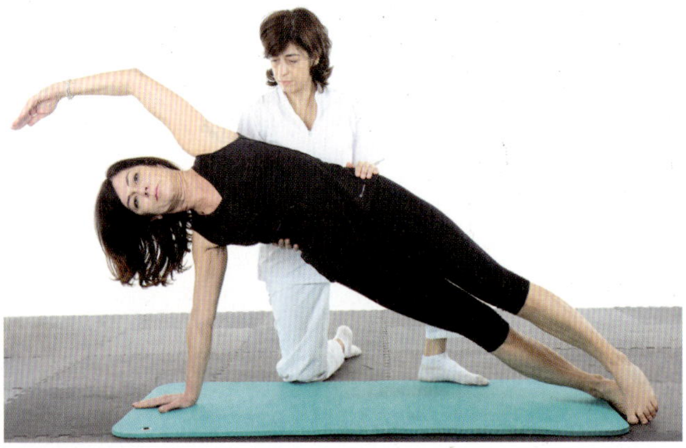

6. **들이쉬며**, 가쪽 정렬을 하고 팔을 머리 위로 가져가는 시작 자세로 되돌아온다.

7. **내쉬고**, 무릎을 굽힘하고 골반을 바닥으로 내림한다. 시작 자세로 돌아온다.

좌 · 우 각각 3회 반복

진전 (Progressions)

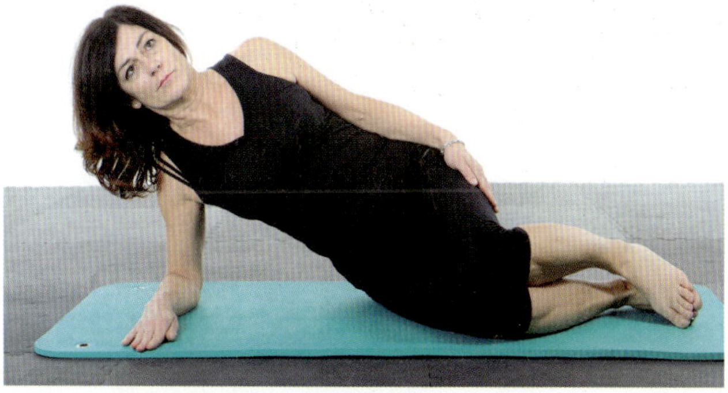

1 번째. 팔꿈치로 체중을 지지한다.

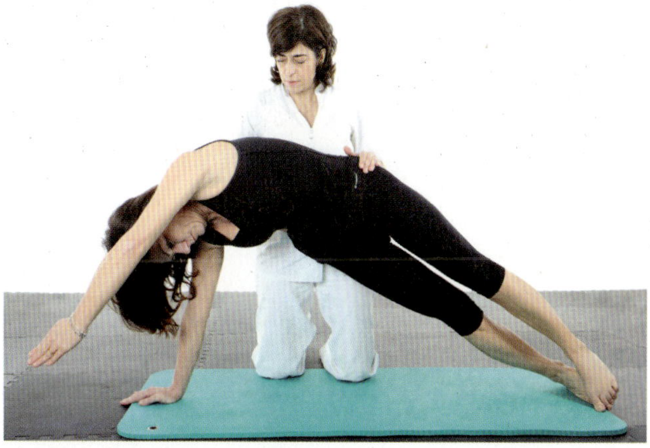

3 번째. 팔을 벌리고 몸통을 비튼다(손으로 체중을 지지한다).

주요 목적

옆으로 누운 자세의 코어 안정성, 벌림/모음의 엉덩관절 분리운동, 옆굽힘/돌림 시 HTN 정렬의 올바른 통합, 팔이음뼈 안정화, 척추의 옆굽힘/돌림 가동, 팔과 다리의 벌림/모음 가동, 옆으로 누운 자세의 코어 안정화와 옆굽힘/돌림의 척추 운동, 팔과 다리의 벌림/모음의 통합

진전

1 번째 : 다리의 굽힘/뻗음 자세에서 팔꿈치로 체중지지하고 몸통을 바르게 정렬한다. 반대 쪽 팔은 몸통 옆에 붙인다.
2 번째 : 다리를 뻗고 팔꿈치로 체중을 지지하고, 몸통을 바르게 정렬한다. 이때 반대 쪽 팔을 벌림한다.
3 번째 : 다리를 뻗고 팔꿈치로 체중을 지지하고, 몸통을 바르게 정렬한다. 이때 반대 쪽 팔을 벌리고 몸통을 비튼다.
4 번째 : 몸통을 비틀지 않고 옆굽힘한다.
5 번째 : 최종 형태

노트

- 어깨와 목에 긴장을 주지 않는다.

변형

1. 발 자세 : 옆굽힘 증가를 원한다면, 양발을 가까이 위치시킨다; 반대로 옆굽힘 감소를 원한다면, 양발의 간격을 멀어지게 배치한다.

치료사

환자 뒤에 위치한다 : 몸통 정렬, 어깨와 목의 자세를 체크하고, 골반의 지지와 돌림을 돕기 위해 몸통 폄을 교정한다.

통합

이 운동은 주로 다음을 활성화시킨다:
- **깊은 코어 안정근 :** 배가로근, 골반바닥근, 가로막, 뭇갈래근.
- **전체 안정근과 전체 가동근 :** 배곧은근, 배빗근, 엉덩관절의 폄근, 벌림근/모음근, 어깨 안정근.

잘못된 운동 방법

- 몸통 자세를 유지하거나 몸통을 움직일 때 체중부하한 쪽의 팔꿈치를 과도하게 폄한다.
- 몸통을 굽힘과 돌림할 때 골반을 앞쪽경사하고, 몸통을 돌림과 폄할 때 골반을 뒤쪽경사한다.
- 몸통 자세를 유지하거나 몸통을 움직일 때 어깨를 올림하거나 앞쪽 자세를 취한다.
- 몸통을 굽힘과 돌림할 때 어깨뼈를 과도하게 내밈한다.
- 몸통을 돌림과 폄할 때 어깨뼈를 과도하게 모음한다.
- 몸통을 돌림과 폄할 때 머리를 과도하게 폄한다.

주요 적응증/금기증/주의사항

적응증 : 임신, 파킨슨병, 척추 기능 재교육, 자세 재교육, 다발성 경화증, 엉덩관절 기능 재교육
금기증 : 운동 시 통증 증가, 어깨관절 불안정
주의사항 : 골다공증(팔꿈치로 체중부하할 때)

몸은 하늘 쪽으로 팽팽한 활과 같다

소도구 운동

Small Equipment

노트

ABD 준비 (ABD Preparation)

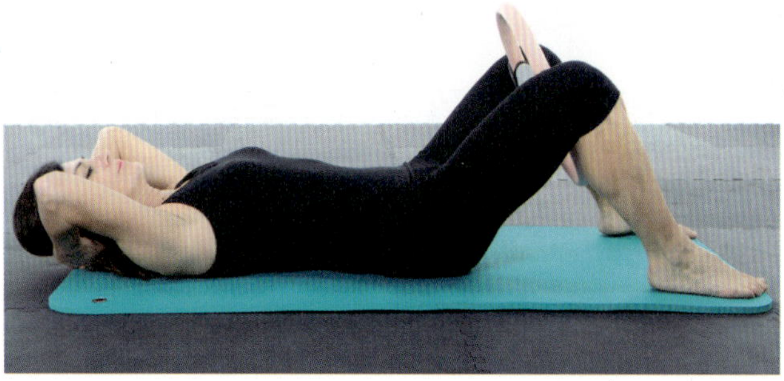

1. 무릎 세워 누운 자세에서 골반과 척추의 중립위를 찾는다. 매직 서클을 무릎 사이에 배치한다. 어깨뼈를 고정하고, 양손을 머리 뒤에 배치한다.
이 자세에서 **들이쉰다.**

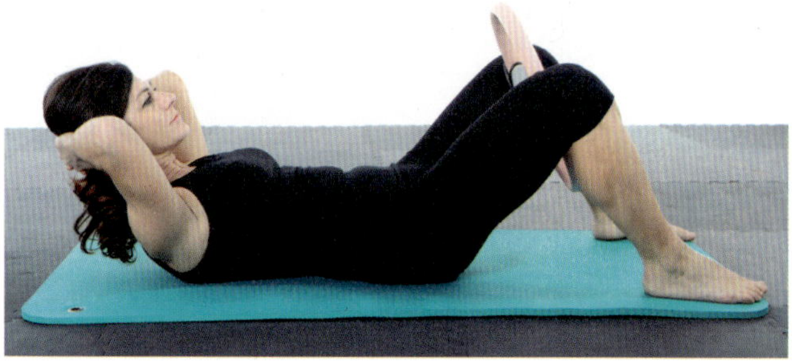

2. **내쉬면서** 배가로근과 골반바닥근을 수축하고, 엉덩관절을 모음한다. 양손으로 머리를 지지하고, 어깨뼈를 바닥에 붙이고 머리와 어깨만을 들어올린다.

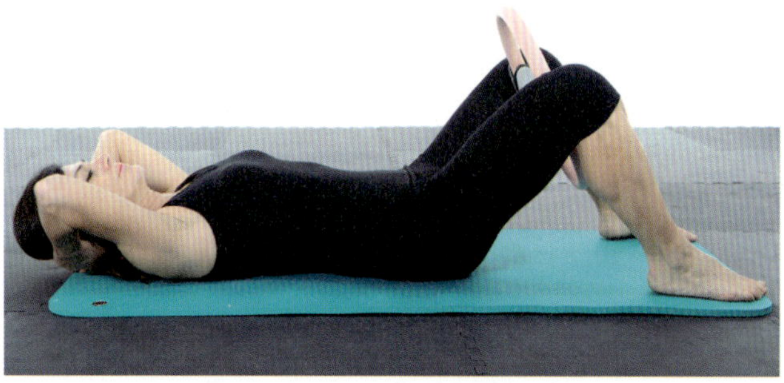

3. **들이쉬며,** 시작 자세로 돌아온다.

10회 반복

주요 목적

코어 안정성, 모음/벌림의 엉덩관절 분리운동, 굽힘/폄 시 HTN 정렬의 올바른 통합, 팔이음뼈 안정화, 등뼈의 굽힘/폄 가동, 코어 안정화와 등뼈 굽힘/폄의 통합

변형

1. 매직 서클을 무릎 밖에 배치한다.
2. 손바닥을 위쪽으로 향하게 하고, 양팔을 몸통과 나란하게 배열한다.
3. 손바닥을 위쪽으로 향하게 하고, 양팔을 몸통과 나란하게 배열한다. 발목을 발등굽힘한다.
4. 양팔을 몸통과 나란하게 배열하고, 몸통을 돌림한다.
5. 양팔을 몸통과 나란하게 배열하고, 몸통을 옆굽힘한다.

노트

- 손으로 머리를 지지한다.
- 움직임을 시작하기 전에 배가로근을 수축한다.
- 배근육에 긴장을 주기 위해 항상 배를 안쪽으로 당김한다.
- 골반의 안정화를 돕기 위해 매직 서클을 이용한다.

치료사

환자 옆에 위치한다 : 배가로근의 자각을 촉진하고, 운동 동안의 골반 자세를 체크한다.

변형 (Variations)

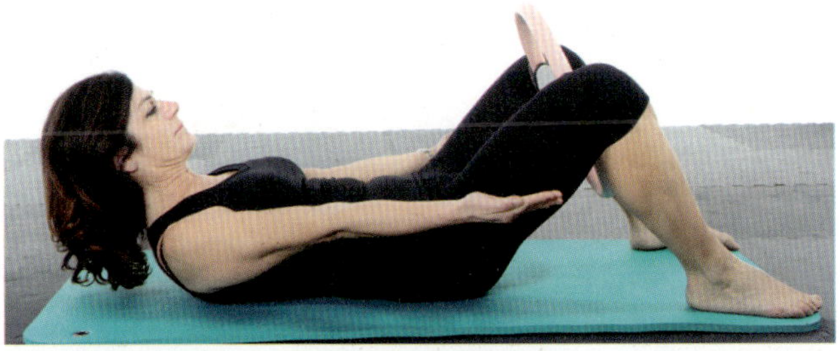

2. 양팔을 몸통과 나란하게 배열한다.

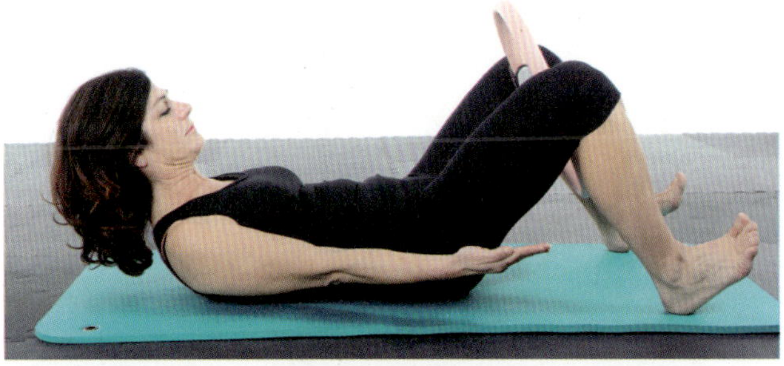

3. 양팔을 몸통과 나란하게 배열하고, 발등굽힘한다.

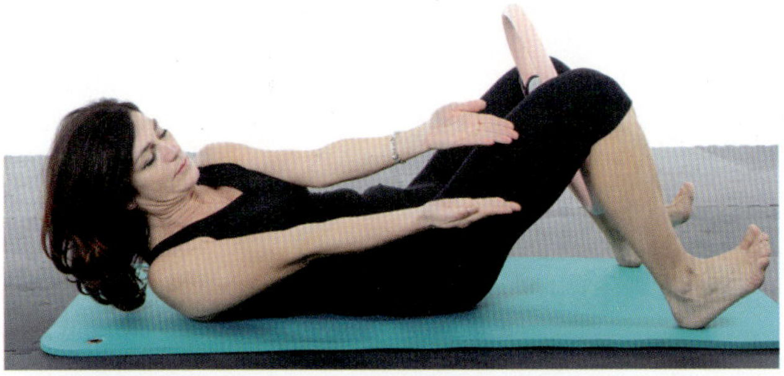

4. 양팔을 몸통과 나란하게 배열하고, 돌림한다.

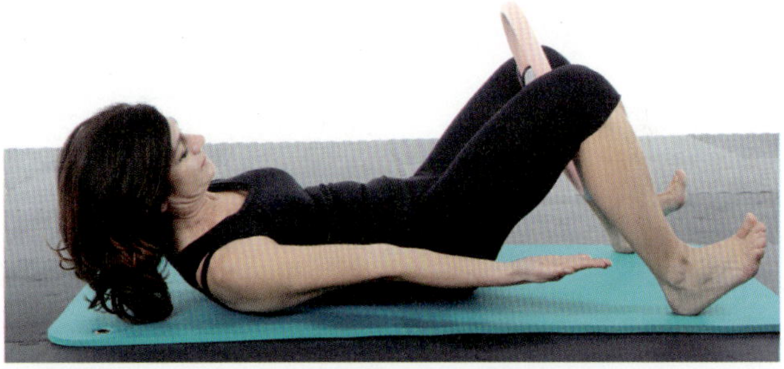

5. 양팔을 몸통과 나란하게 배열하고, 옆굽힘한다.

통합

이 운동은 주로 다음을 활성화시킨다 :

- **깊은 코어 안정근 :** 배가로근, 골반바닥근, 가로막, 깊은 척추 안정근.
- **전체 안정근과 전체 가동근 :** 배곧은근, 배빗근, 엉덩관절 벌림근/모음근, 어깨뼈 안정근.

잘못된 운동 방법

- 몸통을 굽힘할 때 머리를 과도하게 굽힘한다.
- 다리를 모음할 때 골반을 뒤쪽경사한다.
- 몸통 굽힘에서 시작 자세로 돌아올 때, 과도하게 팔꿈치를 벌림하거나 어깨뼈를 과도하게 모음한다.
- 몸통을 굽힘할 때 팔꿈치를 붙이거나 어깨뼈를 과도하게 내밈한다.
- 운동을 할 때 어깨를 올림한다.

주요 적응증/금기증/주의사항

적응증 : 척추와 엉덩관절의 기능 재교육, 자세 재교육, 다발성 경화증
금기증 : 굽힘 시 통증 증가, 파킨슨병, 골다공증, 척추사이원반 탈출증, 목뼈 통증, 등뼈의 뒤굽음증 증가
주의사항 : 임신

가쪽 안정화 (Lateral Stability)

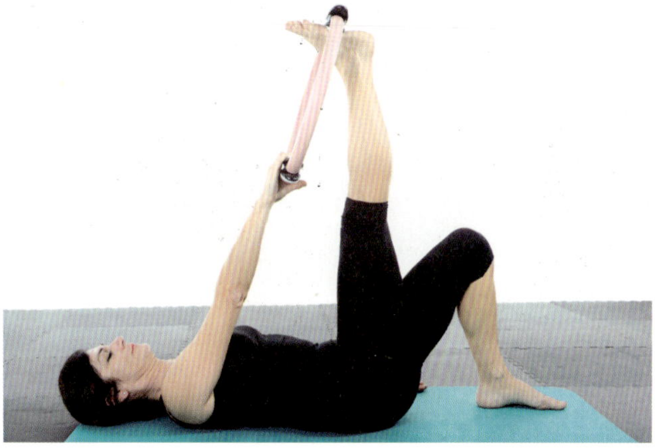

1. 무릎 세워 누운 자세에서 골반과 척추의 중립위를 찾는다. 한쪽 손과 한쪽 발에 매직 서클을 걸고 그 쪽 다리를 수직으로 들어올린다.
이 자세에서 **들이쉰다**.

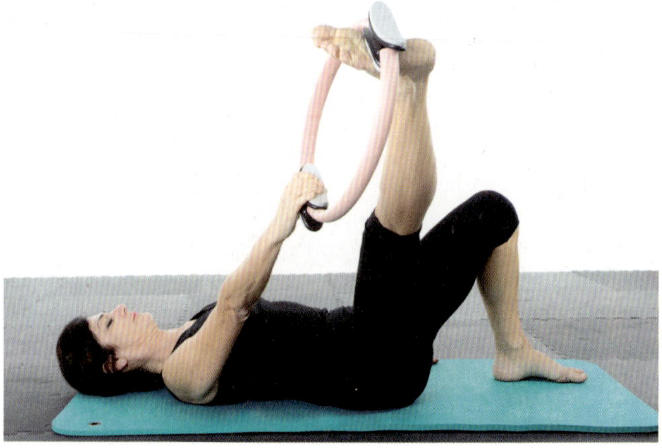

2. **내쉬면서** 배가로근과 골반바닥근을 수축하고, 들어올린 다리의 엉덩관절을 벌림한다. 이때 골반을 안정화시킨다. **들이쉬며**, 시작 자세로 돌아온다.

좌 · 우 각각 5회 반복

주요 목적

코어 안정성, 모음/벌림의 엉덩관절 분리운동, 코어 안정화와 다리 운동의 통합

노트

- 움직임을 시작하기 전에 배가로근을 수축한다.
- 배근육에 긴장을 주기 위해 항상 배를 안쪽으로 당김한다.
- 골반을 바닥으로부터 들어올려서는 안 된다.
- 머리, 어깨 및 목을 이완한다.

치료사

환자 옆에 위치한다 : 배가로근의 자각을 촉진하고, 운동 동안의 골반 자세를 조절한다.

통합

이 운동은 주로 다음을 활성화시킨다 :

- **깊은 코어 안정근 :** 배가로근, 골반바닥근, 가로막, 뭇갈래근.
- **전체 안정근과 전체 가동근 :** 엉덩관절 벌림근/모음근

잘못된 운동 방법

- 다리를 폄한 자세를 취할 때 골반을 뒤쪽경사한다.
- 올림된 다리를 벌릴 때 반대 쪽 엉덩뼈를 들어올린다.
- 올림된 다리를 벌릴 때 바닥에 놓인 다리의 엉덩관절을 벌림한다.

주요 적응증/금기증/주의사항

적응증 : 척추와 엉덩관절의 기능 재교육, 자세 재교육, 다발성 경화증, 임신
금기증 : 굽힘 시 통증 증가, 골다공증, 척추사이원반 탈출증
주의사항 : LBP, 파킨슨병(다리 굽힘)

노트

레그 스트레칭 (Leg Stretching)

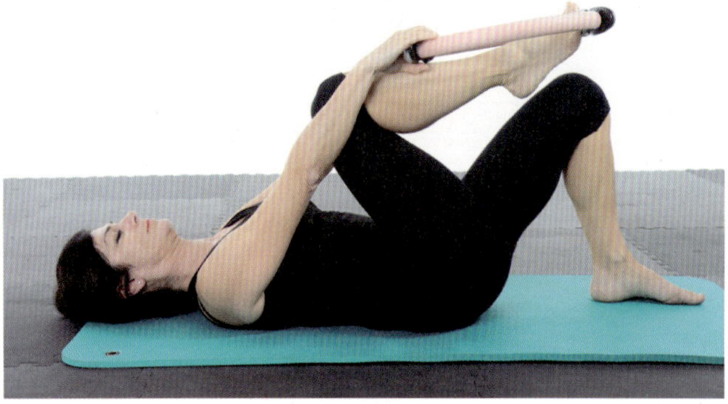

1. 무릎 세워 누운 자세에서 골반과 척추의 중립위를 찾는다. 한쪽 다리는 그대로 두고, 반대 쪽 다리의 발허리뼈에 매직 서클의 핸들을 배치하고, 발목을 발바닥굽힘한다. 그리고 양손으로 매직 서클을 잡는다.

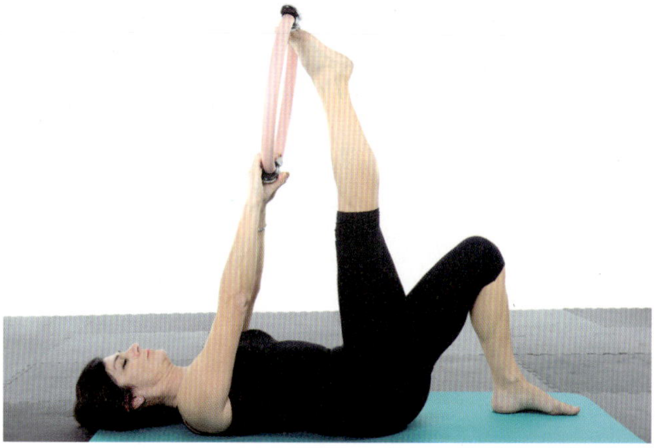

2. 발목을 발바닥굽힘한 채 **들이쉬며** 다리를 쭉 뻗는다.

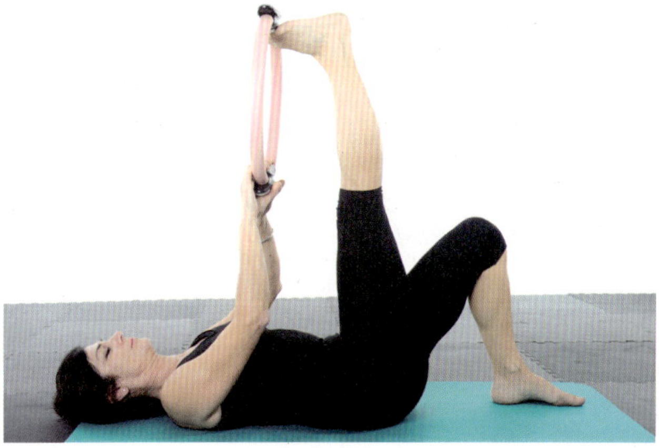

3. **내쉬면서**, 발목을 발등굽힘한다.

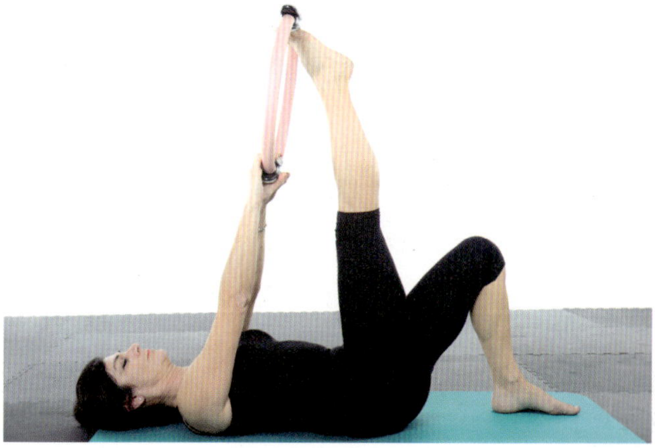

4. **들이쉬며** 발목을 발바닥굽힘한다.

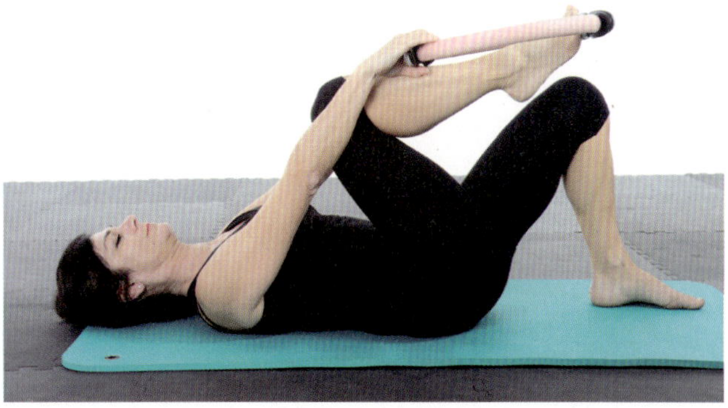

5. **내쉬면서**, 시작 자세로 돌아온다.

좌 · 우 각각 5회 반복

주요 목적

코어 안정성, 무릎과 발목의 굽힘/폄 가동, HTN 정렬의 올바른 통합, 팔이음뼈 안정화, 코어 안정화와 다리 운동의 통합

치료사

환자 옆에 위치한다 : 배가로근의 수축과 어깨뼈 안정화를 조절한다.

통합

이 운동은 주로 다음을 활성화시킨다 :

- **깊은 코어 안정근 :** 배가로근, 골반바닥근, 가로막, 뭇갈래근.
- **전체 안정근과 전체 가동근 :** 무릎과 발목의 굽힘근/폄근.

잘못된 운동 방법

- 다리를 모음할 때 골반을 뒤쪽경사한다.

주요 적응증/금기증/주의사항

적응증 : 척추, 무릎 및 발목의 기능 재교육, 자세 재교육, 다발성 경화증
금기증 : 운동 시 통증 증가, 골다공증, 척추사이원반 탈출증
주의사항 : LMP, 파킨슨병, 임신

니 인 & 니 아웃 : 누운 자세 (Knee In & Out: lying on back)

니 아웃 (Knee Out)

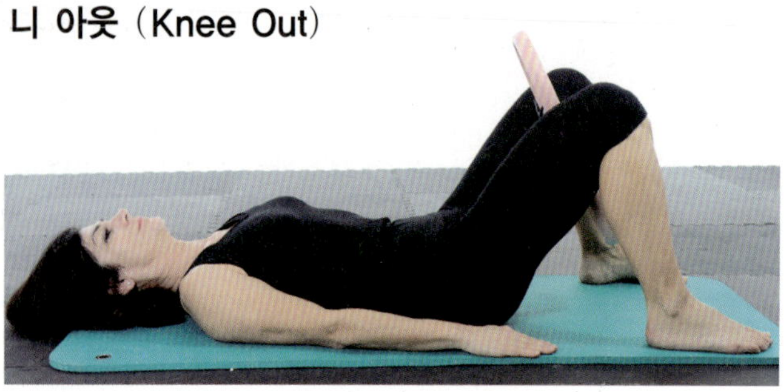

1. 무릎 세워 누운 자세에서 골반과 척추의 중립위를 찾는다. 어깨뼈를 고정하고, 손바닥을 엎침하고 양팔을 몸통 옆에 자연스럽게 배치한다. 매직 서클을 무릎 사이에 배치한다. 이 자세에서 **들이쉰다**.

2. **내쉬면서**, 배가로근과 골반바닥근과 엉덩관절의 모음근을 수축한다.
들이쉬며, 점차 근육을 이완하고 시작 자세로 돌아간다.

니 인 (Knee In)

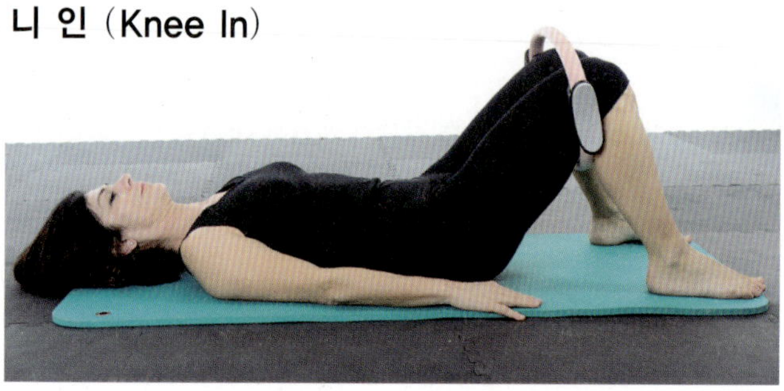

1. 무릎 세워 누운 자세에서 골반과 척추의 중립위를 찾는다. 어깨뼈를 고정하고, 손바닥을 엎침하고 양팔을 몸통 옆에 자연스럽게 배치한다. 매직 서클 안에 무릎을 넣는다. 이 자세에서 **들이쉰다**.

2. **내쉬면서**, 배가로근과 골반바닥근과 엉덩관절의 벌림근을 수축한다.
들이쉬며, 점차 근육을 이완하고 시작 자세로 돌아간다.

5회 반복

주요 목적

코어 안정성, 굽힘/모음/벌림의 엉덩관절 분리운동, HTN 정렬의 올바른 통합, 팔이음뼈 안정화, 코어 안정화와 다리 모음/벌림의 통합

변형

1-2. 다리를 굽힘하고 들어올린다 : 매직 서클을 무릎 안쪽이나 바깥쪽에 배치한다.
3-4. 90° 다리 자세 : 발목을 발등굽힘과 발바닥굽힘한다.
5-6. 다리를 지면과 수직으로 들어올린다 : 발목을 발등굽힘과 발바닥굽힘한다.

노트

- 손으로 머리를 지지한다.
- 움직임을 시작하기 전에 배가로근을 수축한다.
- 배근육에 긴장을 주기 위해 항상 배를 안쪽으로 당김한다.
- 골반의 안정화를 돕기 위해 매직 서클을 이용한다.
- 머리, 어깨 및 목을 이완한다.

치료사

환자 옆에 위치한다 : 배가로근의 자각을 촉진하고, 운동 동안 골반 자세를 조절한다.

통합

이 운동은 주로 다음을 활성화시킨다 :
- **깊은 코어 안정근 :** 배가로근, 골반바닥근, 가로막, 뭇갈래근.
- **전체 안정근과 전체 가동근 :** 엉덩관절의 벌림근/모음근/굽힘근.

잘못된 운동 방법

- 다리를 벌릴 때 골반을 뒤쪽경사와 앞쪽경사한다.
- 다리를 모음할 때 골반을 뒤쪽경사와 앞쪽경사한다.
- 운동을 할 때 어깨를 올림한다.

주요 적응증/금기증/주의사항

적응증 : 척추와 엉덩관절의 기능 재교육, 자세 재교육, 다발성 경화증, 파킨슨병, 골다공증, 임신, 허리통증
금기증 : 운동 시 통증 증가

변형 (Variations)

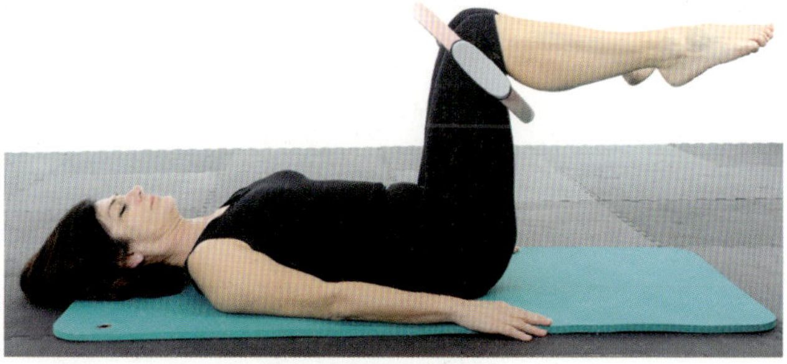

1. 다리를 굽힘하여 들어올린다(In).

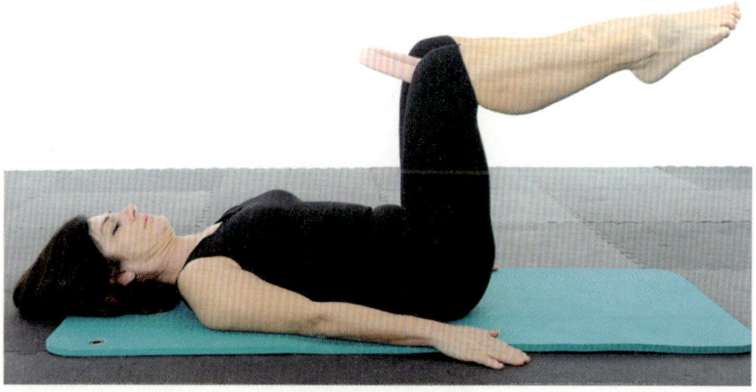

2. 다리를 굽힘하여 들어올린다(Out).

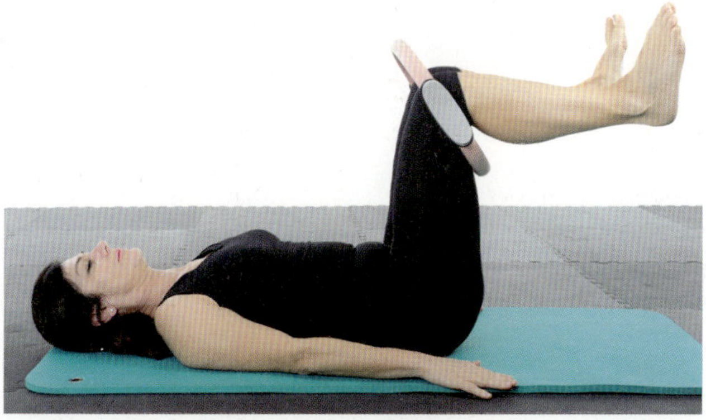

3. 90° 다리 자세에서 발목을 발등굽힘한다.

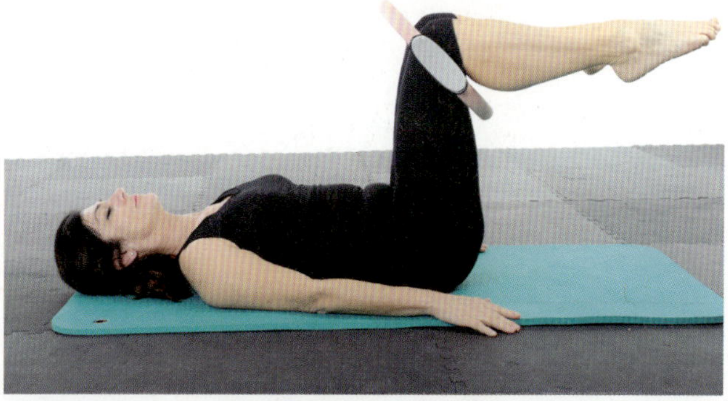

4. 90° 다리 자세에서 발목을 발바닥굽힘한다.

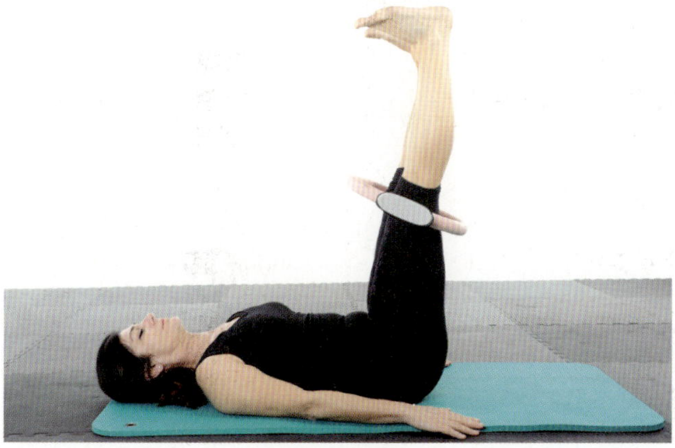

5. 다리를 지면과 수직으로 들어올리고, 발등굽힘한다.

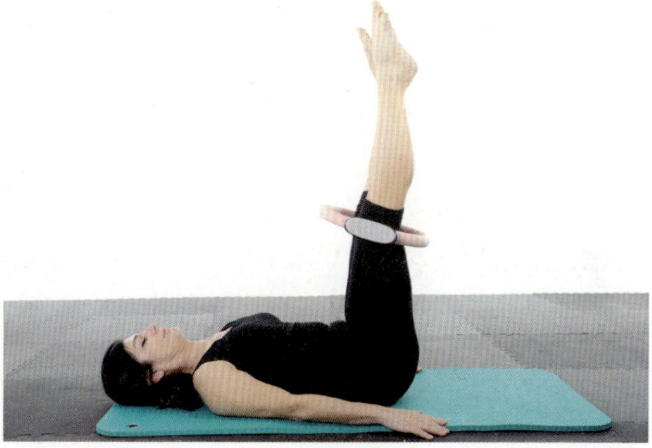

6. 다리를 지면과 수직으로 들어올리고, 발바닥굽힘한다.

니 인 & 니 아웃 : 앉은 자세 (Knee In & Out: sitting)

니 아웃 (Knee Out)

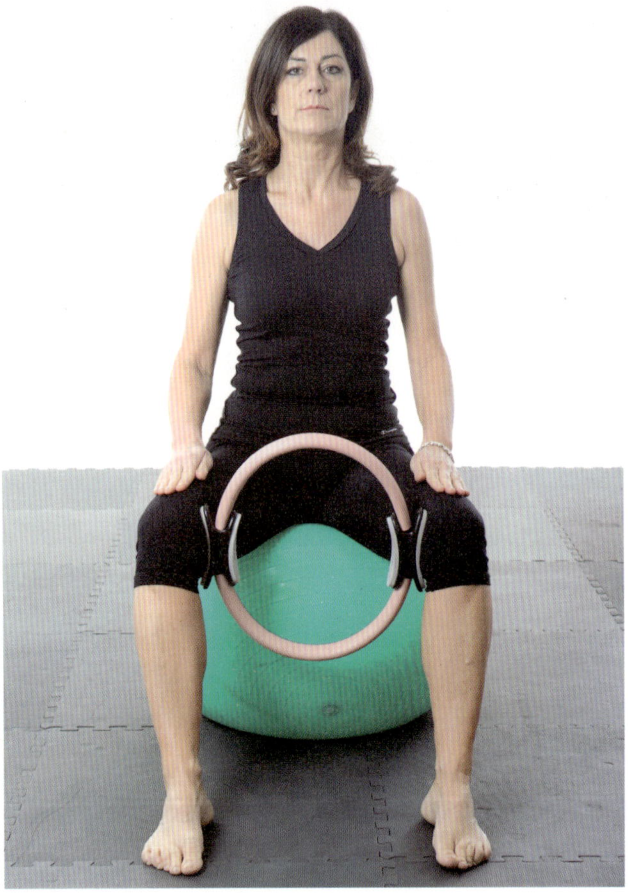

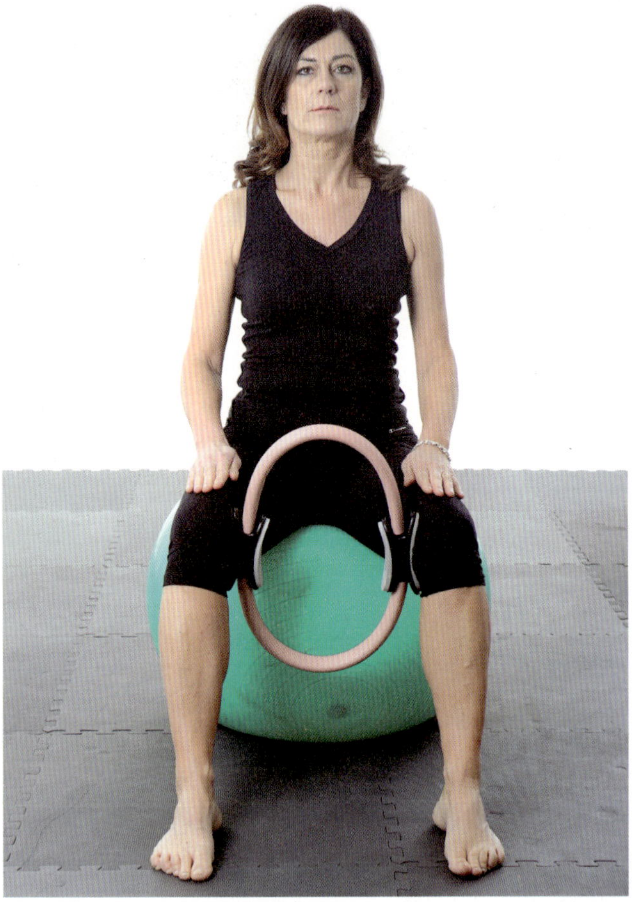

1. 발을 바닥에 대고 앉은 자세에서 골반과 척추의 중립위를 찾는다. 매직 서클을 무릎 사이에 배치한다. 이 자세에서 **들이쉰다**.

2. **내쉬면서**, 배가로근과 골반바닥근, 모음근을 수축한다. **들이쉬며**, 점차적으로 근육을 이완하여 시작 자세로 돌아온다.

니 인 (Knee In)

1. 발을 바닥에 대고 앉은 자세에서 골반과 척추의 중립위를 찾는다. 매직 서클을 무릎 밖에 배치한다.
이 자세에서 **들이쉰다**.

2. **내쉬면서**, 배가로근과 골반바닥근, 벌림근을 수축한다. **들이쉬며**, 점차적으로 근육을 이완하여 시작 자세로 돌아온다.

5회 반복

앵클 인 & 앵클 아웃: 누운 자세 (Ankle In & Out: lying one back)

앵클 인 (Ankle In)

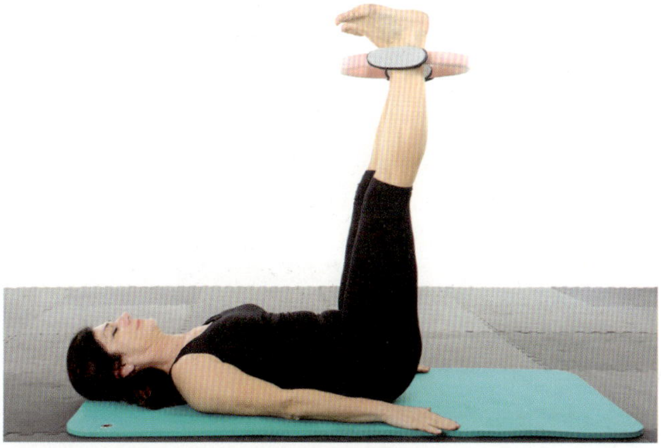

1. 누운 자세에서 골반과 척추의 중립위를 찾는다. 양쪽 다리를 지면과 수직으로 들어올린다. 손을 엎침하고 양팔을 몸통 옆에 배치한다. 매직 서클을 발목 밖에 배치한다.
이 자세에서 **들이쉰다.**

2. **내쉬면서,** 배가로근과 골반바닥근, 벌림근을 수축한다. **들이쉬며,** 점차적으로 근육을 이완하여 시작 자세로 돌아온다.

앵클 아웃 (Ankle Out)

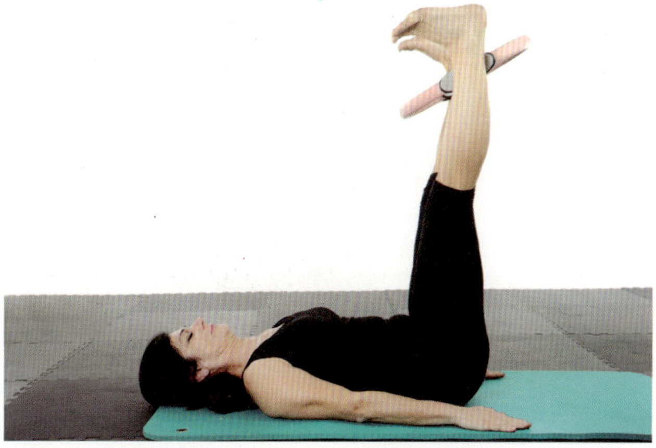

1. 누운 자세에서 골반과 척추의 중립위를 찾는다. 양쪽 다리를 지면과 수직으로 들어올린다. 손을 엎침하고 양팔을 몸통 옆에 배치한다. 매직 서클을 발목 사이에 배치한다.
이 자세에서 **들이쉰다.**

2. **내쉬면서,** 배가로근과 골반바닥근, 모음근을 수축한다. **들이쉬며,** 점차적으로 근육을 이완하여 시작 자세로 돌아온다.

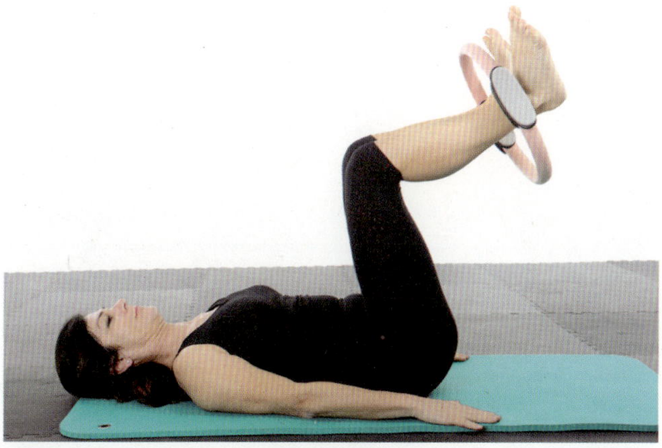

변형 : 90° 다리 자세(발등굽힘)

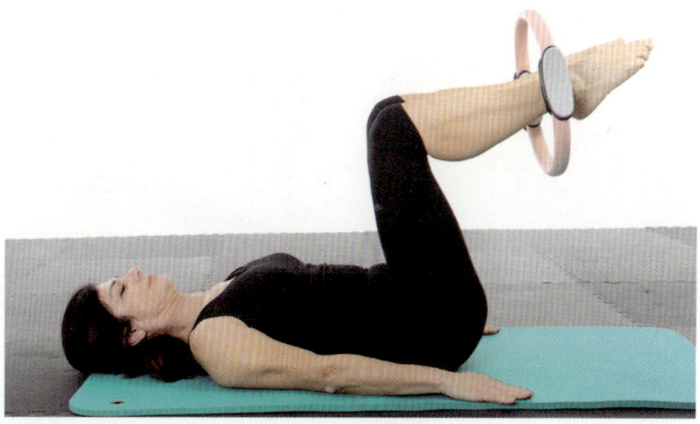

변형 : 90° 다리 자세(발바닥굽힘)

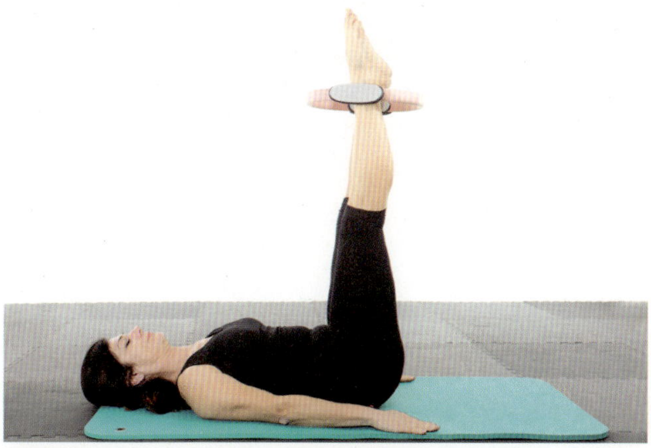

변형 : 발바닥굽힘(발목을 매직 서클 안에 배치)

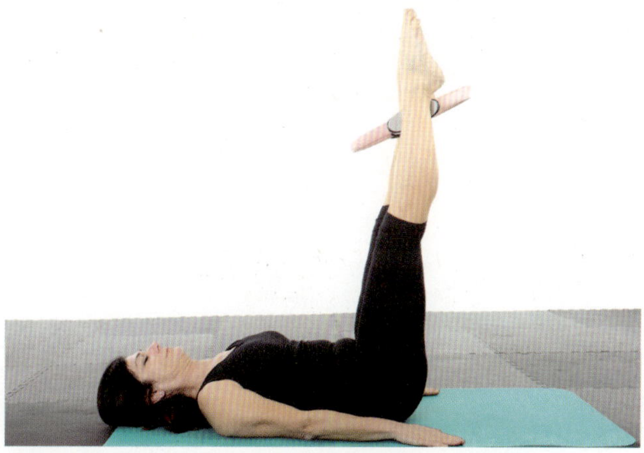

변형 : 발바닥굽힘(발목 사이에 매직 서클 배치)

5회 반복

앵클 인 & 아웃 : 옆으로 누운 자세 (Ankle In & Out: lying on side)

앵클 아웃 (Ankle Out)

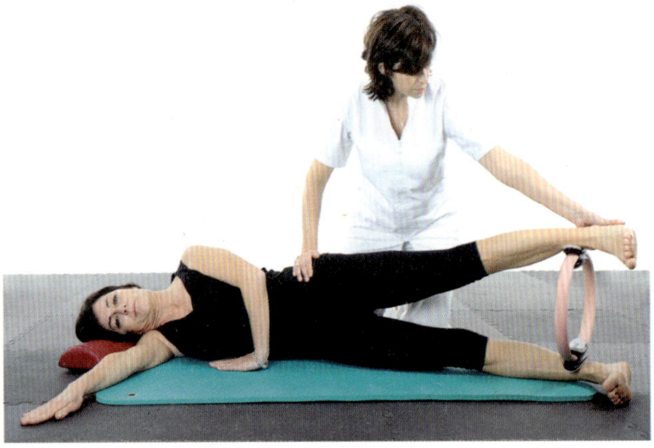

1. 옆으로 누운 자세에서 골반과 척추의 중립위를 찾는다. 균형을 잡기 위해 다리를 쭉 뻗고, 엉덩관절을 약간 굽힘하여 앞쪽으로 배치한다. 그리고 발목을 발등굽힘한다. 어깨뼈를 고정하고, 손을 엎침하고 아래 쪽 팔을 쭉 뻗어 앞쪽으로 배치한다. 위쪽 팔은 몸통 앞에 배치한다. 매직 서클을 발목 사이에 배치한다.
이 자세에서 **들이쉰다.**

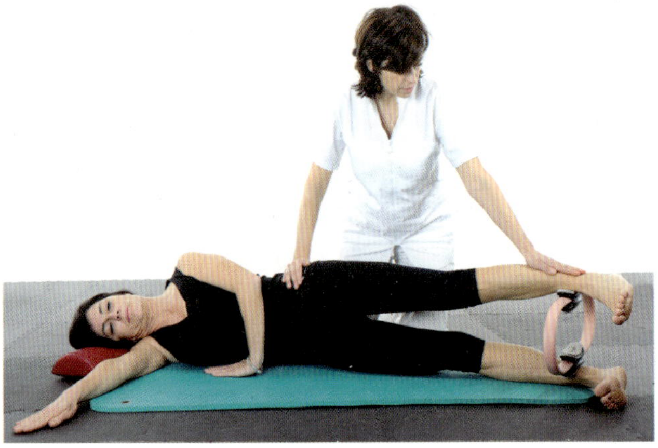

2. 내쉬면서 골반을 중립위로 고정하고, 다리를 바닥으로 부터 들어 올리지 않고, 양쪽 다리를 모음한다.

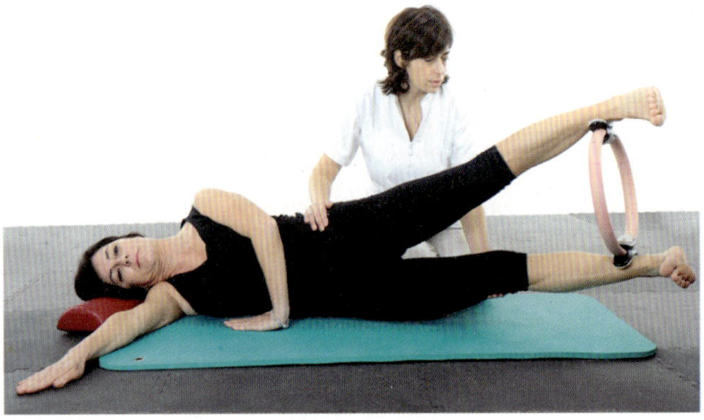

변형 : 발목 사이에 매직 서클 배치: 들어 올림.
팔을 뻗음.

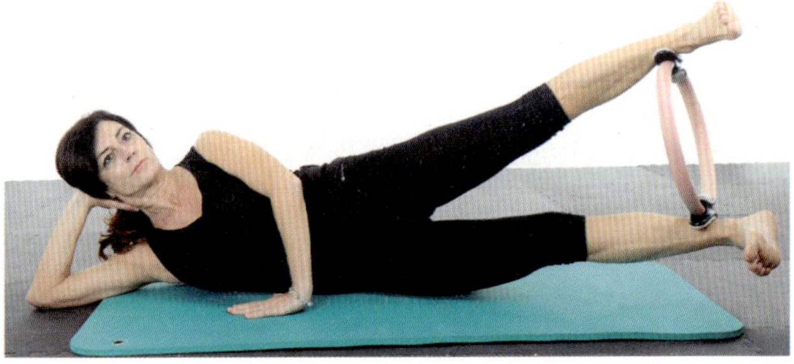

변형 : 발목 사이에 매직 서클 배치: 들어 올림.
팔꿈치로 지지함

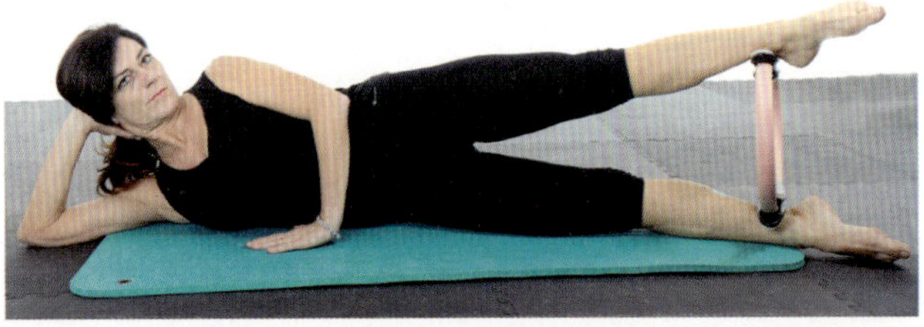

변형 : 발목 가쪽
가쪽돌림에서

5회 반복

앵클 인(Ankle In)

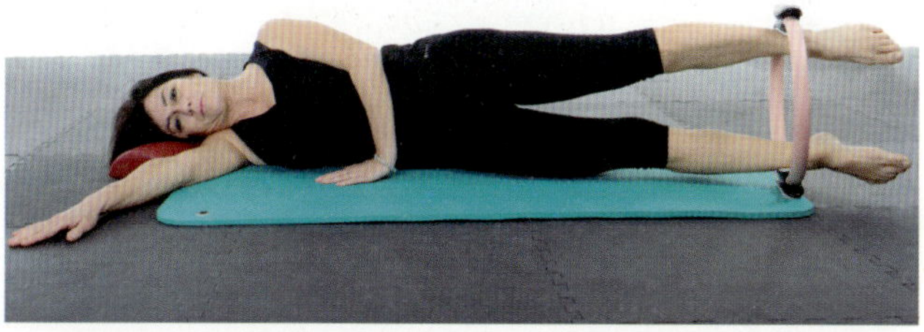

1. 옆으로 누운 자세에서 골반과 척추의 중립위를 찾는다. 균형을 잡기 위해 다리를 쭉 뻗고, 엉덩관절을 약간 굽힘하여 앞쪽으로 배치한다. 그리고 발목을 발바닥굽힘한다. 어깨뼈를 고정하고, 손을 엎침하고 아래 쪽 팔을 쭉 뻗어 앞쪽으로 배치한다. 위쪽 팔은 몸통 앞에 배치한다. 발목을 매직 서클 안에 배치한다.
이 자세에서 **들이쉰다.**

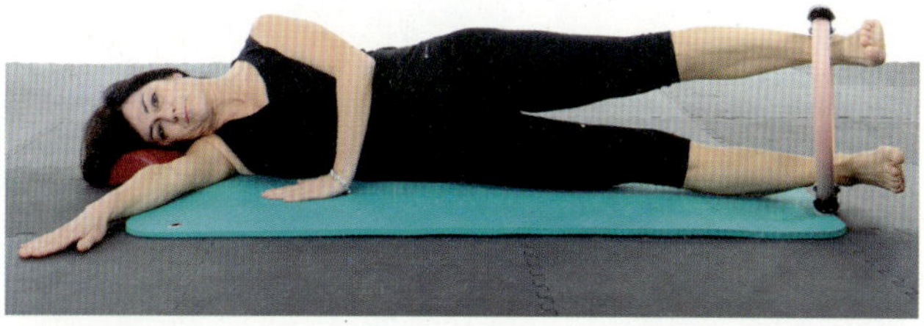

2. 내쉬면서 골반을 중립위로 고정하고, 다리를 바닥으로 부터 들어올리지 않고, 양쪽 다리를 벌림한다(발목을 발등굽힘할 수도 있다).

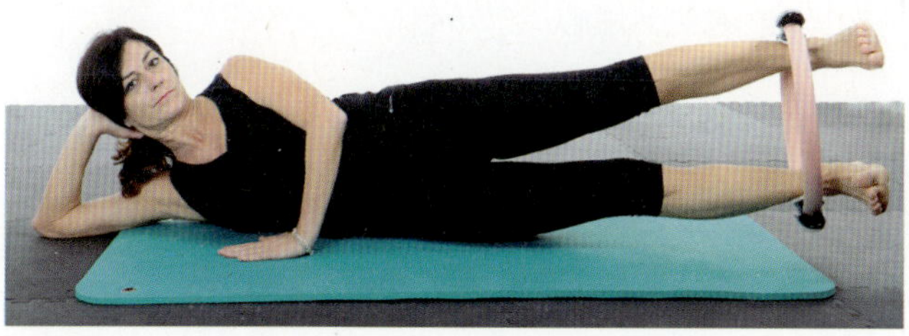

변형 : 발목을 매직 서클 안에 배치: 들어 올림 팔꿈치를 굽힘.

5회 반복

잘못된 운동 방법

- 다리를 벌림하는 대신에, 몸통을 옆굽힘한다.
- 다리를 벌릴 때 발을 뒤침한다.
- 다리를 벌릴 때 지지하는 팔의 어깨를 올림하거나 어깨뼈를 내밈한다.

헤드(Head)

턱 (Chin)

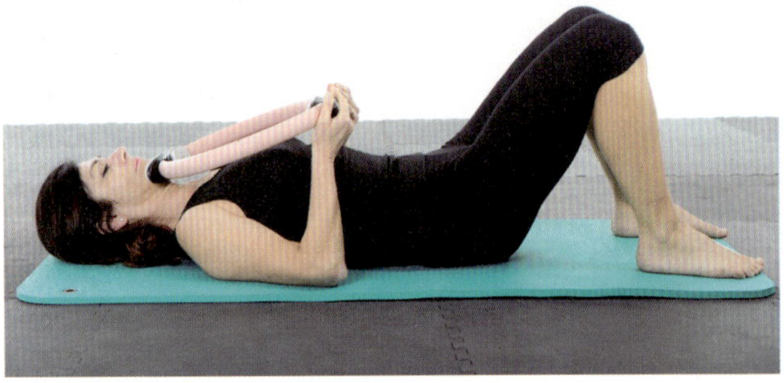

1. 무릎 세워 누운 자세에서 골반과 척추의 중립위를 찾는다. 매직 서클을 턱 밑에 배치한다.
이 자세에서 **들이쉰다**.

2. 머리와 목의 중립위를 유지하고 **내쉬면서** 배가로근과 골반바닥근을 수축한다. 양손으로 매직 서클을 턱으로 약간 미는 동안, 매직 서클의 핸들로부터 턱을 멀리 움직인다.
들이쉬며, 시작 자세에서 이완한다.

이마 (Forehead)

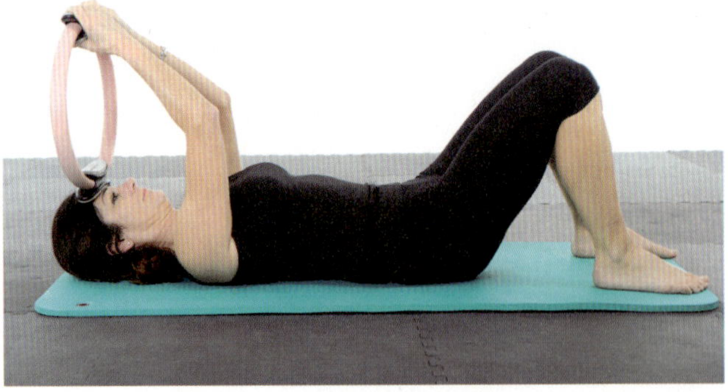

1. 무릎 세워 누운 자세에서 골반과 척추의 중립위를 찾는다. 매직 서클을 이마 가운데에 배치한다.
이 자세에서 **들이쉰다**.

2. 머리와 목의 중립위를 유지하고 **내쉬면서** 배가로근과 골반바닥근을 수축한다. 양손으로 매직 서클을 이마 쪽으로 약간 미는 동안, 매직 서클의 핸들로부터 이마를 멀리 움직인다.
들이쉬며, 시작 자세에서 이완한다.

가쪽 (Lateral)

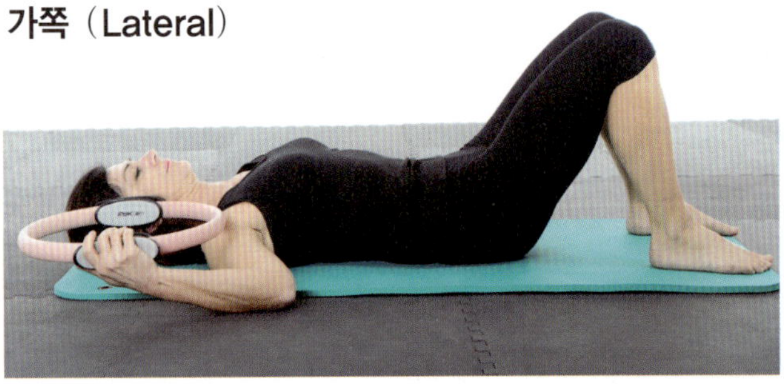

1. 무릎 세워 누운 자세에서 골반과 척추의 중립위를 찾는다. 매직 서클을 머리 가쪽(관자뼈)에 배치한다.
이 자세에서 **들이쉰다**.

2. 머리와 목의 중립위를 유지하고 **내쉬면서** 배가로근과 골반바닥근을 수축한다. 움직임에 저항하는 동안, 매직 서클 핸들 쪽으로 이마를 미는 등척성 수축을 한다.
들이쉬며, 시작 자세에서 이완한다.

5회 반복

주요 목적

코어 안정성, 머리와 목을 중립위로 안정화, 코어 안정화와 HTN 안정성의 통합

노트

- 약간의 저항을 제공한다.
- 움직임을 시작하기 전에 배가로근을 수축한다.
- 배근육에 긴장을 주기 위해 항상 배를 안쪽으로 당김한다.

치료사

환자 옆에 위치한다: 운동을 수행할 때 머리와 목의 자세를 조절한다. 배가로근의 자각을 촉진하고, 운동 중 골반 자세를 조절한다.

통합

이 운동은 주로 다음을 활성화시킨다 :

- **깊은 코어 안정근 :** 배가로근, 골반바닥근, 가로막, 뭇갈래근
- **전체 안정근과 전체 가동근 :** 머리와 목의 폄근과 옆굽힘근

주요 적응증/금기증/주의사항

적응증 : 척추 기능 재교육, 자세 재교육, 다발성 경화증, 임신, 골다공증
금기증 : 운동 시 통증 증가
주의사항 : 목뼈 통증, 머리 전방 자세, 일자목

팔: 누운 자세 (Arm: lying on back)

배 (Belly)

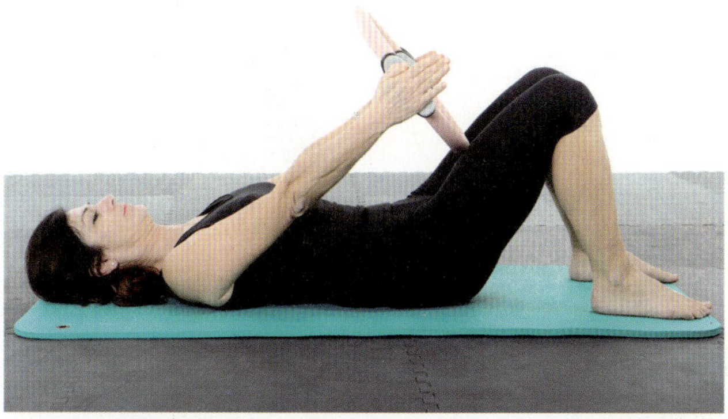

1. 무릎 세워 누운 자세에서 골반과 척추의 중립위를 찾는다. 어깨뼈를 고정하고, 양손으로 매직 서클을 잡고 배꼽 높이까지 뻗는다.
이 자세에서 **들이쉰다.**

2. **내쉬면서** 배가로근과 골반바닥근을 수축하고, 팔을 모음한다. **들이쉬며,** 점차적으로 근육을 이완하여 시작 자세로 돌아온다.

어깨 (Shoulder)

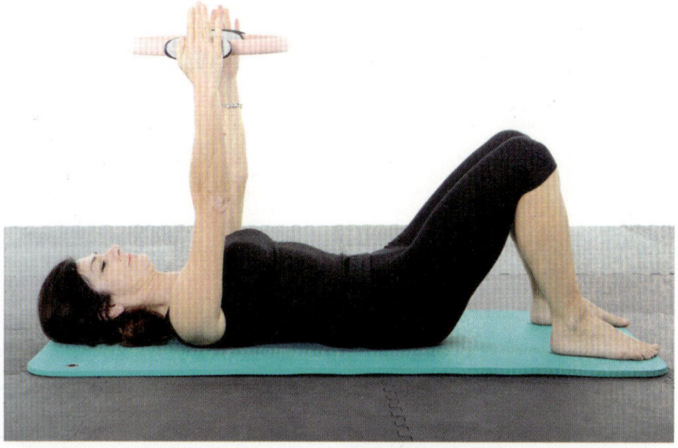

1. 무릎 세워 누운 자세에서 골반과 척추의 중립위를 찾는다. 어깨뼈를 고정하고, 양손으로 매직 서클을 잡고 어깨 높이까지 뻗는다.
이 자세에서 **들이쉰다.**

2. **내쉬면서** 배가로근과 골반바닥근을 수축하고, 팔을 모음한다. **들이쉬며,** 점차적으로 근육을 이완하여 시작 자세로 돌아온다.

오버헤드 (Overhead)

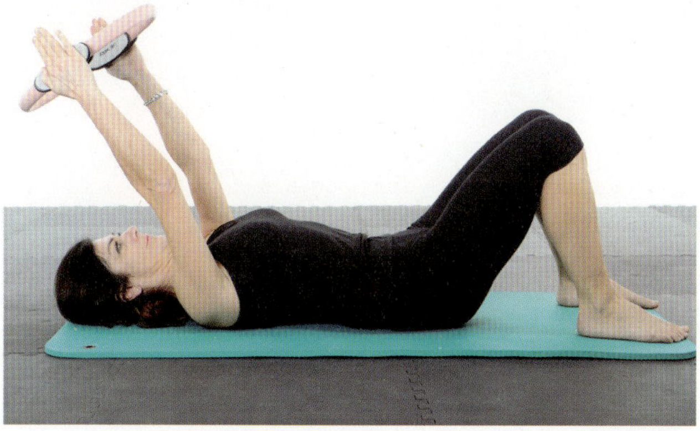

1. 무릎 세워 누운 자세에서 골반과 척추의 중립위를 찾는다. 어깨뼈를 고정하고, 양손으로 매직 서클을 잡고 머리 높이까지 뻗는다.
이 자세에서 **들이쉰다.**

2. **내쉬면서,** 배가로근과 골반바닥근을 수축하고, 팔을 모음한다.
들이쉬며, 점차적으로 근육을 이완하여 시작 자세로 돌아온다.

10회 반복

팔 : 앉은 자세 (Arm : sitting)

배 (Belly)

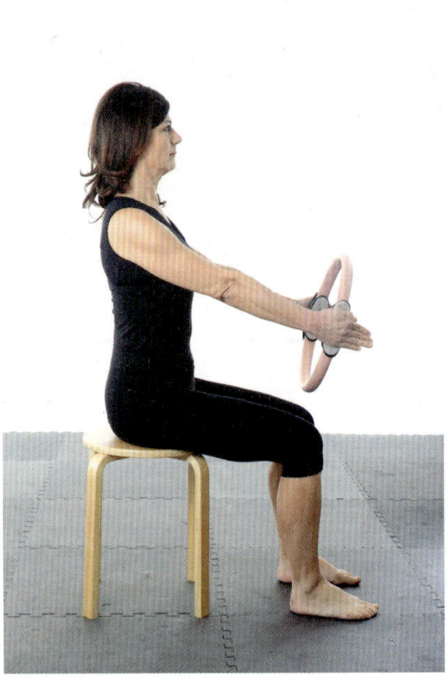

1. 앉은 자세에서 골반과 척추의 중립위를 찾는다. 어깨뼈를 고정하고, 양손으로 매직 서클을 잡고, 배꼽 높이로 뻗는다.
이 자세에서 **들이쉰다.**

2. 내쉬면서 배가로근과 골반바닥근을 수축하고, 팔을 모음한다.
들이쉬며, 점차적으로 근육을 이완하여 시작 자세로 돌아온다.

어깨 (Shoulder)

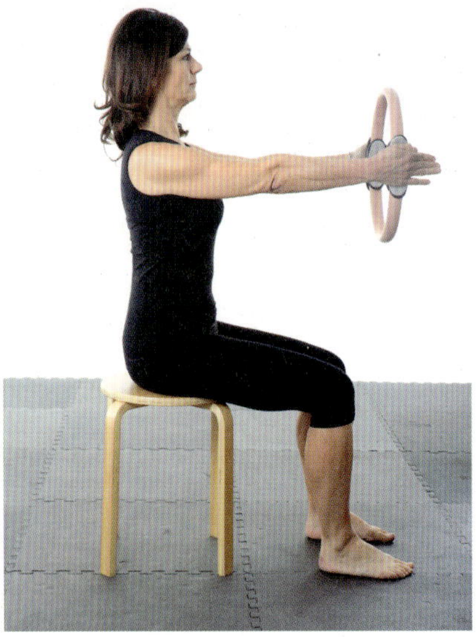

1. 앉은 자세에서 골반과 척추의 중립위를 찾는다. 어깨뼈를 고정하고, 양손으로 매직 서클을 잡고, 어깨 높이로 뻗는다.
이 자세에서 **들이쉰다.**

2. 내쉬면서 배가로근과 골반바닥근을 수축하고, 팔을 모음한다.
들이쉬며, 점차적으로 근육을 이완하여 시작 자세로 돌아온다.

오버헤드 (Overhead)

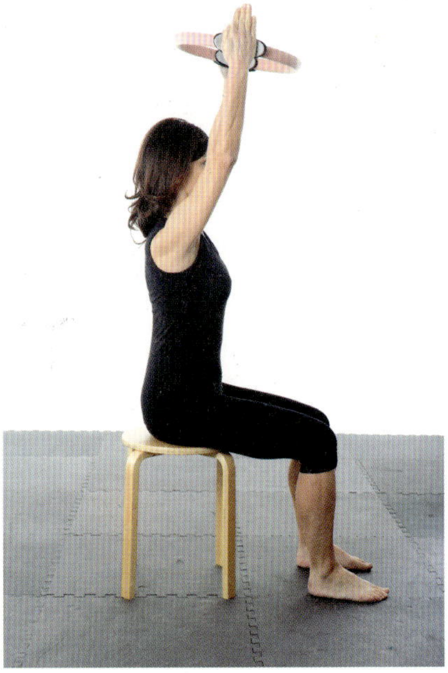

1. 앉은 자세에서 골반과 척추의 중립위를 찾는다. 어깨뼈를 고정하고, 양손으로 매직 서클을 잡고, 머리 높이로 뻗는다.
이 자세에서 **들이쉰다.**

2. 내쉬면서 배가로근과 골반바닥근을 수축하고, 팔을 모음한다.
들이쉬며, 점차적으로 근육을 이완하여 시작 자세로 돌아온다.

뒤 (Behind)

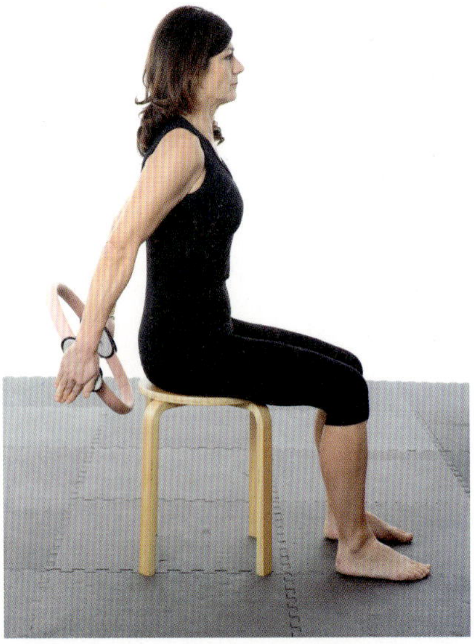

1. 앉은 자세에서 골반과 척추의 중립위를 찾는다. 어깨뼈를 고정하고, 양손으로 매직 서클을 잡고, 골반 뒤쪽으로 뻗는다.
이 자세에서 **들이쉰다.**

2. 내쉬면서 배가로근과 골반바닥근을 수축하고, 팔을 모음한다.
들이쉬며, 점차적으로 근육을 이완하여 시작 자세로 돌아온다.

10회 반복

팔 : 선 자세 (Arm: standing)

배 (Belly)

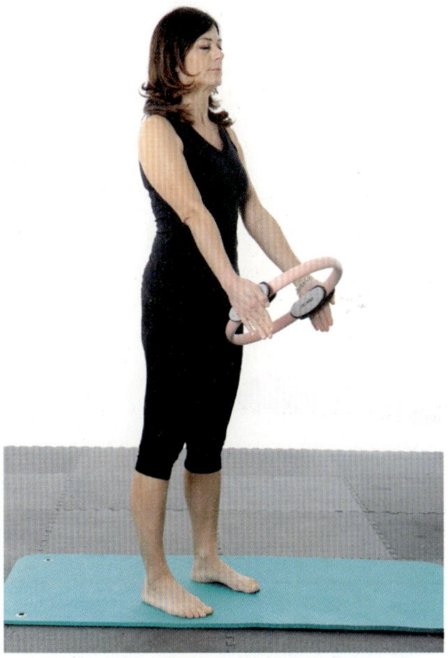

1. 다리를 엉덩관절 넓이만큼 벌리고 선 자세에서 골반과 척추의 중립위를 찾는다. 어깨뼈를 고정하고, 양손으로 매직 서클을 잡고, 배꼽 높이로 뻗는다. 이 자세에서 **들이쉰다**.

2. 내쉬면서 배가로근과 골반바닥근을 수축하고, 팔을 모음한다.
들이쉬며, 점차적으로 근육을 이완하여 시작 자세로 돌아온다.

어깨 (Shoulder)

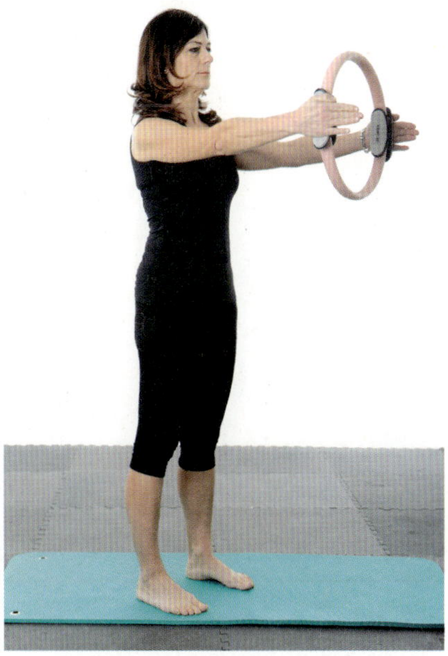

1. 다리를 엉덩관절 넓이만큼 벌리고 선 자세에서 골반과 척추의 중립위를 찾는다. 어깨뼈를 고정하고, 양손으로 매직 서클을 잡고, 어깨 높이로 뻗는다. 이 자세에서 **들이쉰다**.

2. 내쉬면서 배가로근과 골반바닥근을 수축하고, 팔을 모음한다.
들이쉬며, 점차적으로 근육을 이완하여 시작 자세로 돌아온다.

오버헤드 (Overhead)

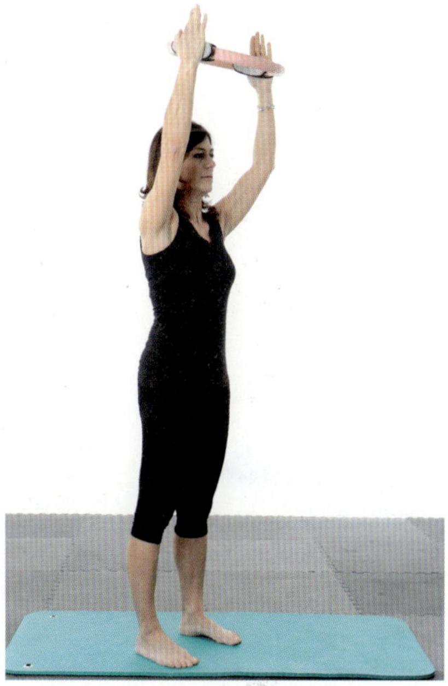

1. 다리를 엉덩관절 넓이만큼 벌리고 선 자세에서 골반과 척추의 중립위를 찾는다. 어깨뼈를 고정하고, 양손으로 매직 서클을 잡고, 머리 높이로 뻗는다. 이 자세에서 **들이쉰다**.

2. 내쉬면서 배가로근과 골반바닥근을 수축하고, 팔을 모음한다.
들이쉬며, 점차적으로 근육을 이완하여 시작 자세로 돌아온다.

10회 반복

뒤 (Behind)

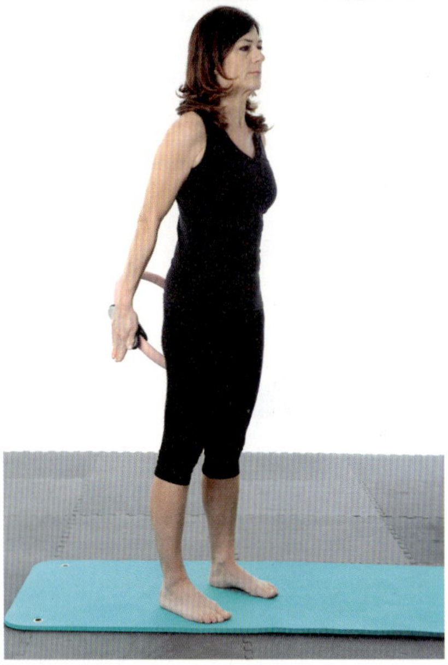

1. 다리를 엉덩관절 넓이만큼 벌리고 선 자세에서 골반과 척추의 중립위를 찾는다. 어깨뼈를 고정하고, 양손으로 매직 서클을 잡고, 골반 뒤쪽으로 뻗는다. 이 자세에서 **들이쉰다**.

2. **내쉬면서** 배가로근과 골반바닥근을 수축하고, 팔을 모음한다.
들이쉬며, 점차적으로 근육을 이완하여 시작 자세로 돌아온다.

가쪽 (Lateral)

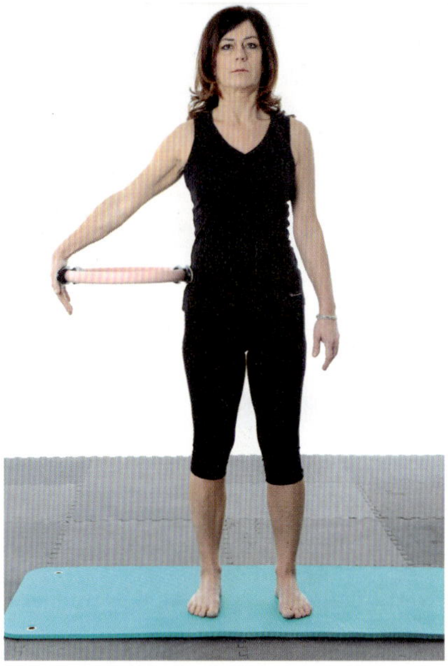

1. 다리를 엉덩관절 넓이만큼 벌리고 선 자세에서 골반과 척추의 중립위를 찾는다. 어깨뼈를 고정하고, 한 손으로 매직 서클을 잡고, 골반 옆에 매직 서클을 배치한다.
이 자세에서 **들이쉰다**.

2. **내쉬면서** 배가로근과 골반바닥근을 수축하고, 팔을 모음한다.
들이쉬며, 점차적으로 근육을 이완하여 시작 자세로 돌아온다.

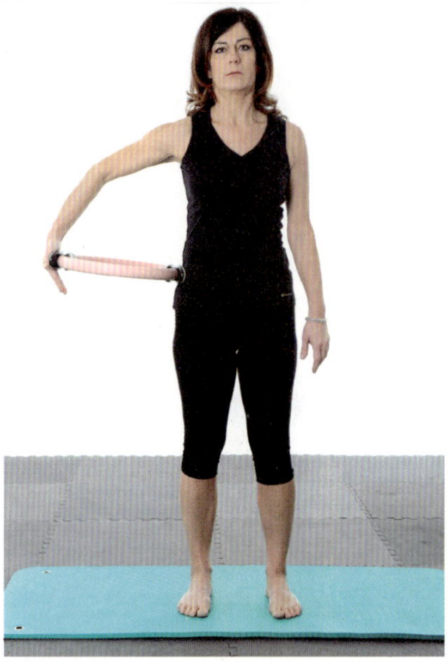

가쪽 변형 :
팔을 약간 굽힘하여 아치를 만든다.

10회 반복

주요 목적

코어 안정성, 팔의 굽힘/폄 분리운동과 가동, HTN 정렬의 올바른 통합, 팔이음뼈 안정화, 코어 안정화와 팔 굽힘/폄의 통합

노트

- 움직임을 시작하기 전에 배가로근을 수축한다.
- 배근육에 긴장을 주기 위해 항상 배를 안쪽으로 당김한다.
- 목을 이완하고 어깨뼈를 고정한다.

치료사

환자 옆에 위치한다 : 배가로근의 자각을 촉진하고, 운동 동안 골반, 어깨, 머리 및 목의 자세를 조절한다.

통합

이 운동은 주로 다음을 활성화시킨다 :

- **깊은 코어 안정근 :** 배가로근, 골반바닥근, 가로막, 뭇갈래근.
- **전체 안정근과 전체 가동근 :** 어깨뼈 안정근, 큰가슴근, 어깨세모근, 넓은등근.

잘못된 운동 방법

- 팔을 움직일 때 어깨를 올림한다.
- 팔을 머리 위로 움직일 때 골반을 앞쪽경사하고 등뼈를 폄한다.

주요 적응증/금기증/주의사항

적응증 : 척추와 어깨의 기능 재교육, 자세 재교육, 다발성 경화증, 파킨슨병, 골다공증, 임신, LBP
금기증 : 운동 시 통증 증가

스탠딩 밸런스 컨트롤 (Standing Balance Control)

앵클 인 (Ankle in)

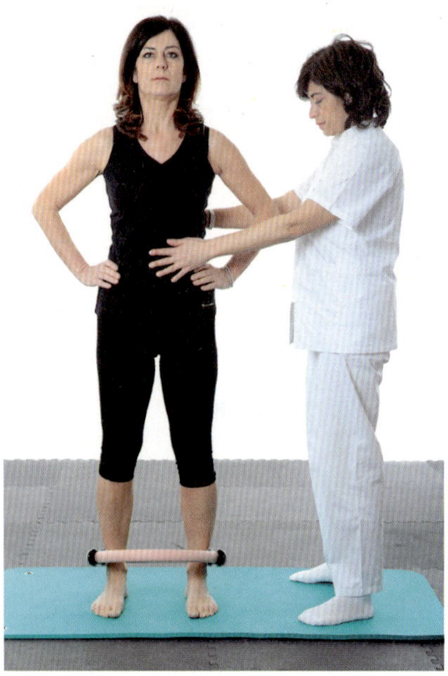

1. 선 자세에서 골반과 척추의 중립위를 찾는다. 매직 서클 안에 발목을 넣는다. 어깨뼈를 고정하고, 양손을 골반 옆에 배치한다.

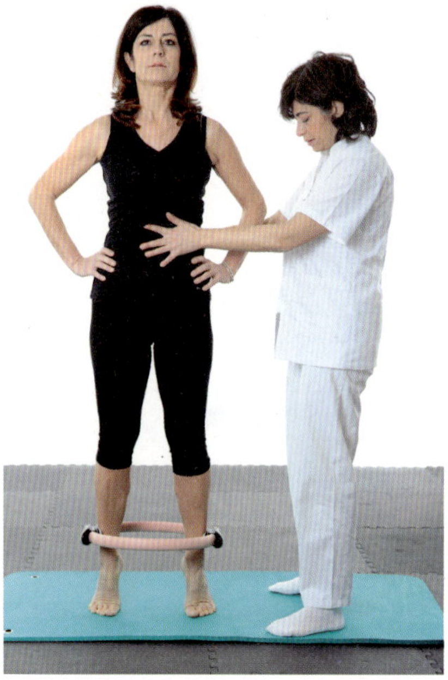

2. **들이쉬며**, 배가로근과 골반바닥근을 수축하고, 발꿈치를 들어올려 발가락끝으로 선 자세를 유지한다.

3. **내쉬면서**, 점차적으로 근육을 이완하여 시작 자세로 돌아온다.

앵클 아웃 (Ankle Out)

1. 선 자세에서 골반과 척추의 중립위를 찾는다. 매직 서클 안에 발목을 넣는다. 어깨뼈를 고정하고, 양손을 골반 옆에 배치한다.

2. 들이쉬며, 배가로근과 골반바닥근을 수축하고, 발꿈치를 들어올려 발가락끝으로 선 자세를 유지한다.
내쉬면서, 점차적으로 근육을 이완하여 시작 자세로 돌아온다.

5-8회 반복

주요 목적

코어 안정성, 코어, HTN 및 다리 정렬의 올바른 통합, 발목의 발바닥굽힘 가동, 코어 안정화와 발목 발바닥굽힘의 통합

노트

- 움직임을 시작하기 전에 배가로근을 수축한다.
- 배근육에 긴장을 주기 위해 항상 배를 안쪽으로 당김한다.
- 골반을 경사하지 않는다. 골반을 뒤쪽이나 앞쪽으로 경사하지 않는다.
- 목을 이완하고 어깨뼈를 고정한다.

치료사

환자 옆에 위치한다 : 배가로근의 자각을 촉진하고, 운동 동안의 발바닥굽힘, 골반과 척추 자세를 조절한다.

잘못된 운동 방법

- 팔을 벌릴 때 발을 뒤침한다.
- 팔을 모음할 때 발을 엎침한다.

주요 적응증/금기증/주의사항

적응증 : 척추와 발목의 기능 재교육, 자세 재교육, 다발성 경화증, 임신, 골다공증, 파킨슨병.
금기증 : 운동 시 통증 증가

원 풋 아웃 (One Foot Out)

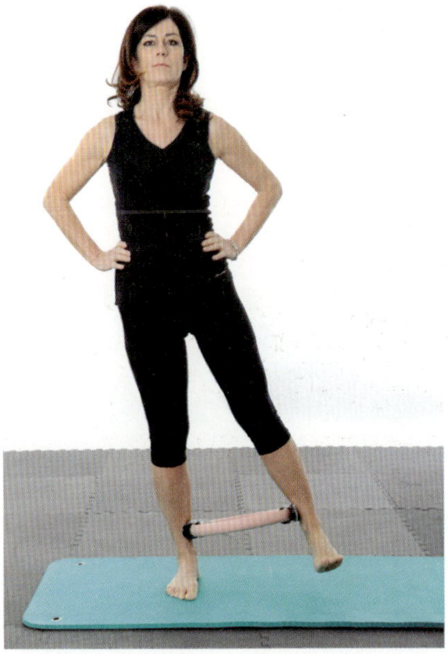

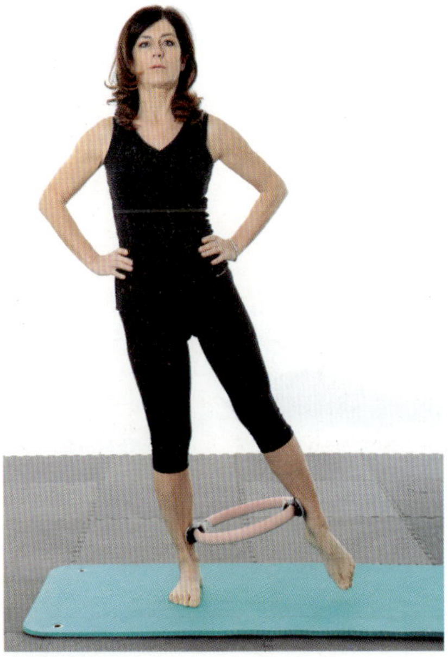

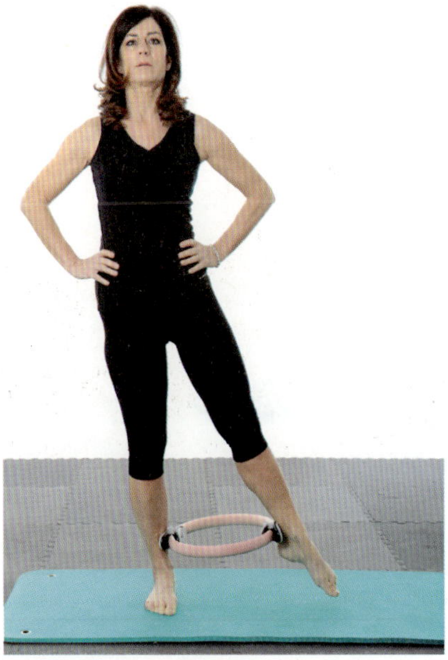

1. 선 자세에서 골반과 척추의 중립위를 찾는다. 매직 서클을 발목 사이에 배치하고, 골반을 과도하게 기울이지 않고 한쪽 다리를 올려 벌린다. 발목을 발등굽힘한다. 어깨뼈를 고정하고, 양손을 골반 옆에 배치한다. 이 자세에서 **들이쉰다**.

2. **내쉬면서**, 배가로근과 골반바닥근을 수축하고, 엉덩관절을 모음한다.
들이쉬며, 점차적으로 근육을 이완하여 시작 자세로 돌아온다.

자세 변화 :
발목을 발바닥굽힘한다.

자세 변화 : 가쪽돌림.
발목을 발바닥굽힘하고,
엉덩관절을 가쪽 돌림한다.

원 풋 인 (One Foot In)

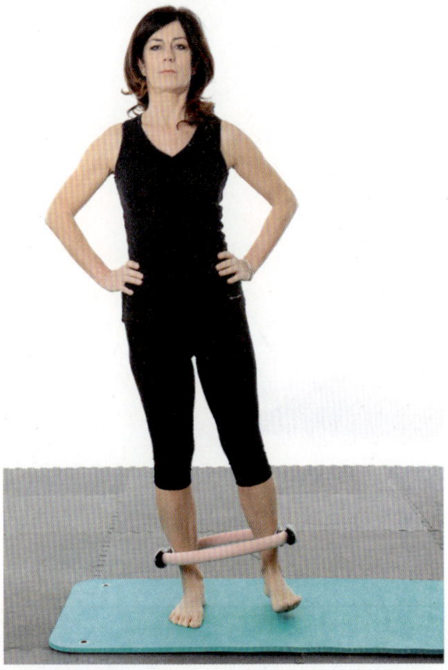

1. 선 자세에서 골반과 척추의 중립위를 찾는다. 발목을 매직 서클 안에 넣고, 한쪽 다리를 벌림한다. 이때 골반을 과도하게 기울이지 않고 한쪽 다리를 들어올려 벌림한다. 발목을 발등굽힘한다. 어깨뼈를 고정하고, 양손을 골반 옆에 배치한다.
이 자세에서 **들이쉰다**.

2. **내쉬면서**, 배가로근과 골반바닥근을 수축하고, 엉덩관절을 벌림한다.
들이쉬며, 점차적으로 근육을 이완하여 시작 자세로 돌아온다.

10회 반복

잘못된 운동 방법

- 다리를 벌림하는 대신에, 몸통을 옆굽힘한다.
- 다리를 벌릴 때 발을 뒤침한다.

싯팅 레그 프레스 (Sitting Leg Press)

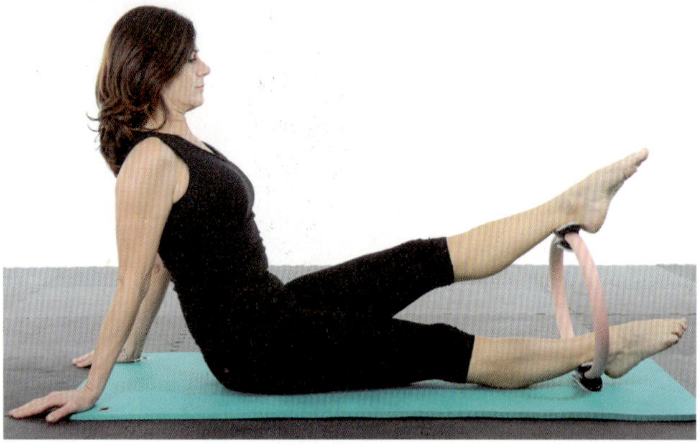

1. 앉은 자세에서 골반과 척추의 중립위를 찾는다. 발목을 발바닥굽힘하여 다리를 쭉 뻗는다. 한쪽 다리를 매직 서클 안에 넣고, 다른 쪽 다리를 약간 가쪽돌림하여 매직 서클 밖에 배치한다. 손을 뻗어 손가락을 뒤쪽으로 향하도록 하고 몸통 뒤쪽의 바닥 지점에 배치한다.

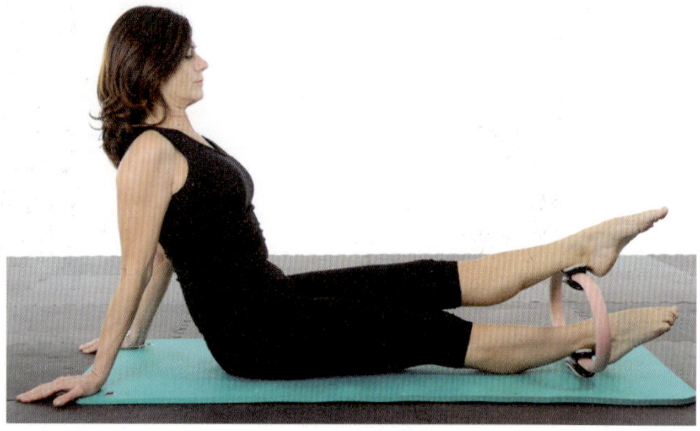

2. **들이쉬며**, 배가로근과 골반바닥근을 수축하고, 위쪽 다리의 엉덩관절을 펴하면서 매직 서클을 아래 쪽으로 압박한다.

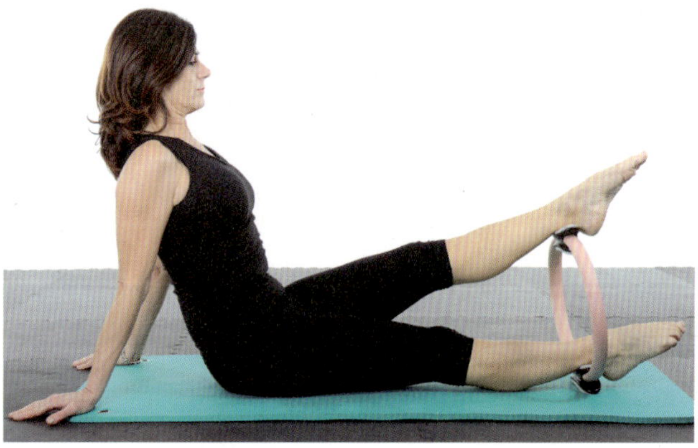

3. **내쉬면서**, 점차적으로 근육을 이완하여 시작 자세로 돌아온다.

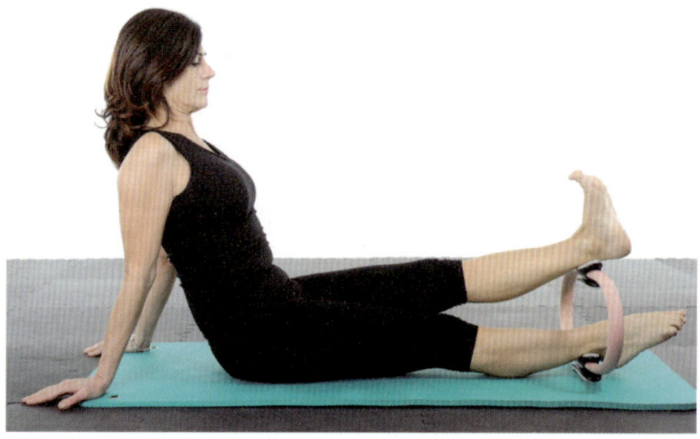

변형 : 굽힘된 발
발목을 발등굽힘한다.

좌 · 우 각각 5회 반복

주요 목적

코어 안정성, 엉덩관절 분리운동, 코어와 HTN 사이의 올바른 통합, 팔이음뼈 안정화, 엉덩관절의 폄 가동, 코어 안정화와 엉덩관절 폄/굽힘의 통합

노트

- 움직임을 시작하기 전에 배가로근을 수축한다.
- 배근육에 긴장을 주기 위해 항상 배를 안쪽으로 당긴다.
- 골반을 뒤쪽이나 앞쪽으로 경사하지 않는다.
- 목을 이완하고 어깨뼈를 고정한다.
- 매직 서클을 압박할 때 몸통을 무너뜨리지 않는다.

치료사

환자 옆에 위치한다 : 배가로근의 자각을 촉진하고, 운동 동안 골반과 몸통의 자세를 조절한다.

통합

이 운동은 주로 다음을 활성화시킨다 :

- **깊은 코어 안정근 :** 배가로근, 골반바닥근, 가로막, 뭇갈래근.
- **전체 안정근과 전체 가동근 :** 큰볼기근과 뒤넙다리근, 발목의 발바닥굽힘/발등굽힘.

잘못된 운동 방법

- 다리를 폄할 때 몸통을 굽힘한다.

주요 적응증/금기증/주의사항

적응증 : 척추, 엉덩관절 및 무릎의 기능 재교육, 자세 재교육, LBP, 다발성 경화증, 임신, 파킨슨병.
금기증 : 운동 시 통증 증가
주의사항 : 골다공증

ABD 프레스 (ABD Press)

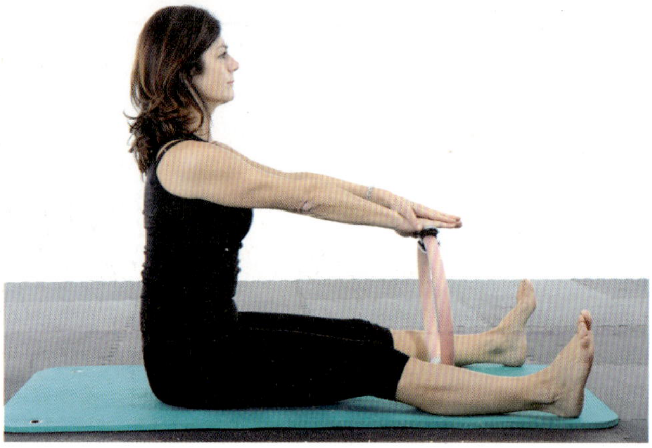

1. 앉은 자세에서 골반과 척추의 중립위를 찾는다. 다리를 벌림하고 발목을 발등굽힘하여, 엉덩관절을 약간 가쪽돌림한다. 어깨뼈를 고정하고, 양손을 겹쳐서 매직 서클 위에 올려놓는다.

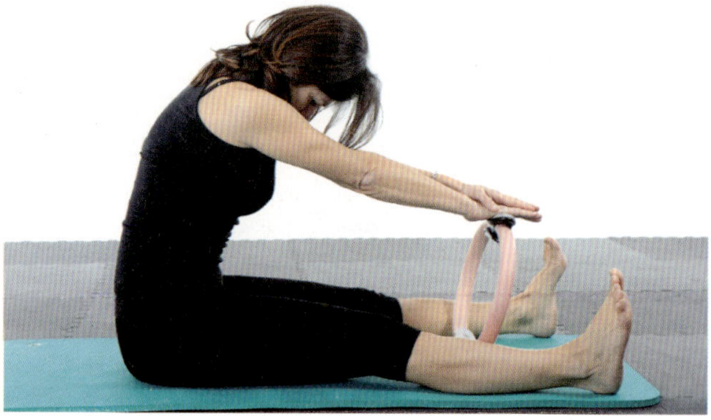

2. **들이쉬며**, 배가로근과 골반바닥근을 수축하고, 매직 서클을 압박하기 위해 등뼈를 굽힘한다. **내쉬면서**, 점차적으로 근육을 이완하여 시작 자세로 돌아 온다.

6회 반복

주요 목적

코어 안정성, 코어와 굽힘 시 HTN의 올바른 통합, 팔이음뼈 안정화, 코어 안정화와 HTN 운동의 통합

노트

- 움직임을 시작하기 전에 배가로근을 수축한다.
- 배근육에 긴장을 주기 위해 항상 배를 안쪽으로 당김한다.
- 매직 서클을 압박할 때 몸통을 "무너뜨리지" 않는다.

치료사

환자 옆에 위치한다 : 배가로근의 자각을 촉진하고, 운동 동안 몸통의 자세를 조절한다.

통합

이 운동은 주로 다음을 활성화시킨다 :

- **깊은 코어 안정근 :** 배가로근, 골반바닥근, 가로막, 뭇갈래근.
- **전체 안정근과 전체 가동근 :** 배빗근, 척추 폄근, 어깨뼈 안정근.

잘못된 운동 방법

- HTN을 굽힘할 때 어깨를 올림하고 어깨뼈를 과도하게 내밈한다.

주요 적응증/금기증/주의사항

적응증 : 척추 기능 재교육, 허리 통증 기능 재교육, 자세 재교육, 다발성 경화증.
금기증 : 운동 시 통증 증가, 파킨슨병
주의사항 : 골다공증, 임신

노트

숄더 모빌리제이션 1 (Shoulder Mobilization 1)

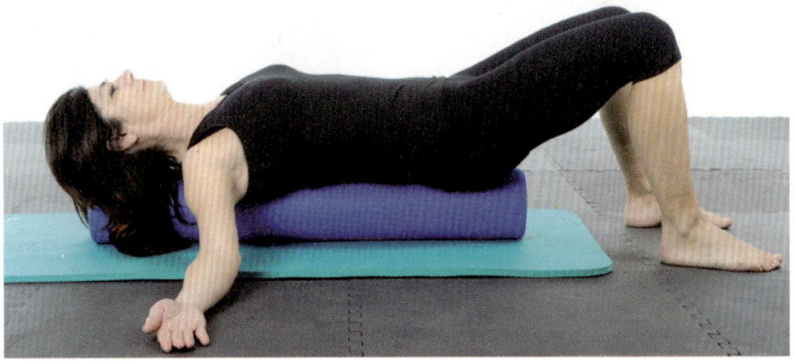

5회 반복

1. 폼 롤러 위의 누운 자세에서 골반과 척추의 중립위를 찾는다. 무릎과 발을 엉덩관절과 일직선되게 하고, 무릎을 세운다. 어깨뼈를 고정하고, 손을 위쪽으로 향하게 하고 양팔을 어깨 높이로 벌림한다.

2. **들이쉬며**, 배가로근과 골반바닥근을 수축하고, 아래팔을 지면 위로 활주하여 팔꿈치를 폼 롤러 쪽으로 움직인다.
내쉬면서, 시작 자세로 돌아간다.

주요 목적 (whole shoulder mobilisation series)

코어 안정성, 코어와 HTN의 올바른 통합, 팔의 분리운동, 가쪽돌림/모음/벌림/폄의 팔 가동,
코어 안정화와 팔운동(불안정한 지면)의 통합

노트

- 움직임을 시작하기 전에 배가로근을 수축한다.
- 배근육에 긴장을 주기 위해 항상 배를 안쪽으로 당김한다.
- 골반을 앞쪽이나 뒤쪽으로 경사하지 않는다.
- 머리와 목을 이완하고 어깨뼈를 고정한다.
- 몸통을 골반, 머리, 목과 일직선되게 유지한다.

치료사

환자 옆에 위치한다 : 배가로근의 자각을 촉진하고, 운동 동안 몸통과 골반의 자세를 조절한다.
올바른 어깨 운동의 자각을 촉진한다.

통합

이 운동은 주로 다음을 활성화시킨다 :

- **깊은 코어 안정근 :** 배가로근, 골반바닥근, 가로막, 뭇갈래근.
- **전체 안정근과 전체 가동근 :** 어깨관절의 가쪽돌림근/벌림근/모음근(가동 1), 어깨관절의 굽힘근/벌림근/모음근(가동 2), 어깨뼈 안정근.

잘못된 운동 방법

- 팔을 움직일 때 어깨를 과도하게 올림하거나 안쪽돌림하고, 앞쪽 자세를 취한다.

주요 적응증/금기증/주의사항

적응증 : 척추와 어깨의 기능 재교육, 자세 재교육, LBP, 다발성 경화증, 파킨슨병.
금기증 : 운동 시 통증 증가, 어깨관절의 이완
주의사항 : 골다공증, 임신, 앞쪽 어깨 불안정

숄더 모빌리제이션 2 (Shoulder Mobilization 2)

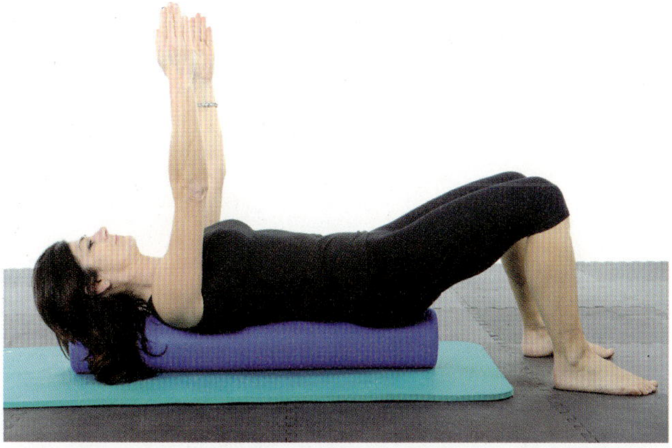

1. 폼 롤러 위의 누운 자세에서 골반과 척추의 중립위를 찾는다. 무릎과 발을 엉덩관절과 일직선되게 하고, 무릎을 세운다. 어깨뼈를 고정하고, 손을 서로 마주보게 하고, 팔을 천장 쪽으로 들어올린다.

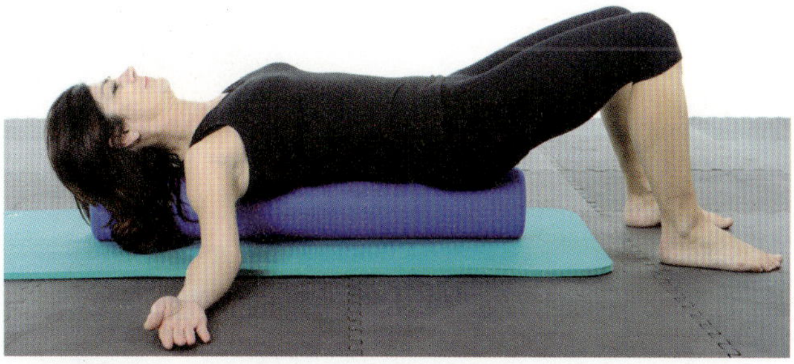

2. **들이쉬며**, 배가로근과 골반바닥근을 수축하고, 팔이 지면과 닿을 때까지 팔을 수평으로 벌림한다.

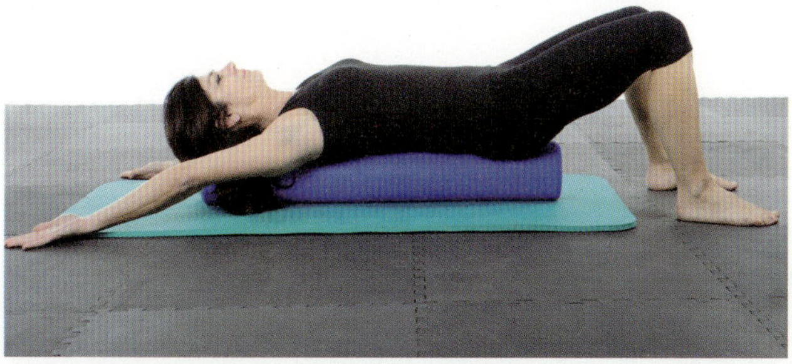

3. **내쉬면서**, 팔이 머리 쪽으로 올라갈 때까지 팔을 활주한다.

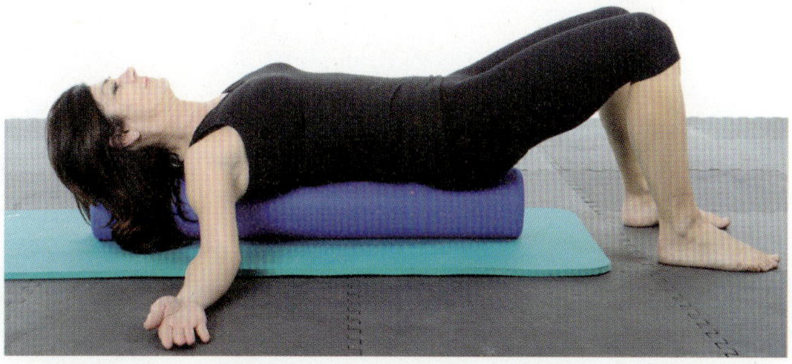

4. **들이쉬며**, 팔을 지면 위로 활주시켜 양팔을 수평으로 벌림한다.

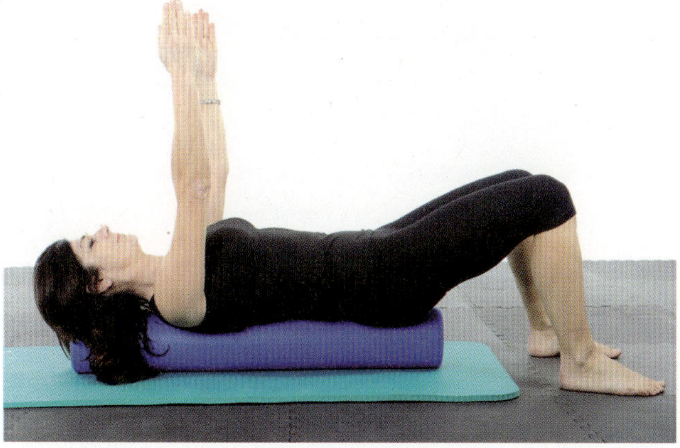

5. **내쉬면서**, 시작 자세로 돌아온다.

5회 반복

암 시저 (Arm Scissor)

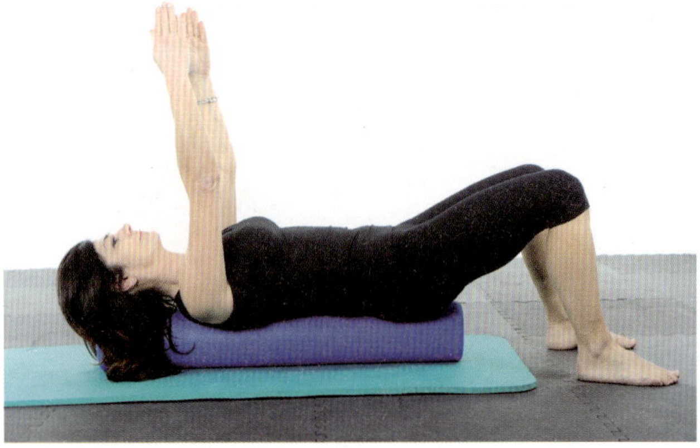

1. 폼 롤러 위의 누운 자세에서 골반과 척추의 중립위를 찾는다. 무릎과 발을 엉덩관절과 일직선되게 하고, 무릎을 세운다. 어깨뼈를 고정한 후, 손을 서로 마주보게 하고, 팔을 천장 쪽으로 들어올린다.
이 자세에서 **들이쉰다**.

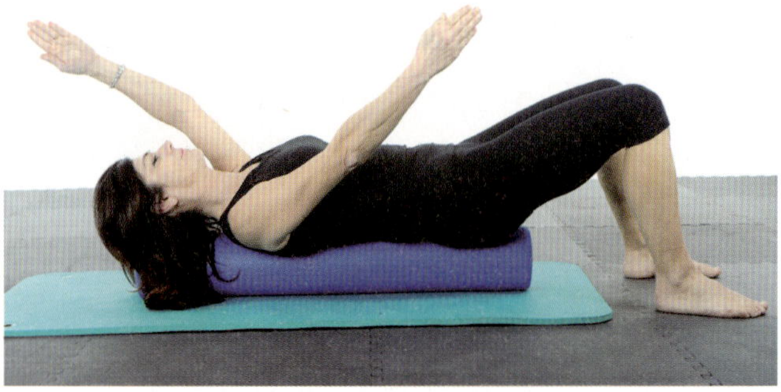

2. **내쉬면서**, 배가로근을 수축한다. 어깨뼈를 고정하고 한 팔을 머리 위로 올리고, 다른 팔을 무릎 쪽으로 움직인다.
들이쉬며, 시작 자세로 돌아간다.

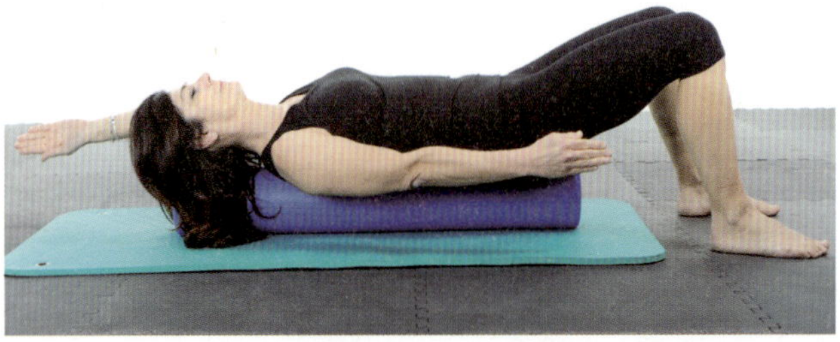

가동 변형 :
팔의 가동범위를 증가시킨다.

8회 반복

주요 목적 (whole arm series)

코어 안정성, HTN의 올바른 통합, HTN과 팔의 분리운동, 팔이음뼈 안정화, 굽힘/폄과 휘돌림의 팔 가동, 코어 안정화와 팔운동 (불안정한 지면)의 통합

노트

- 움직임을 시작하기 전에 배가로근을 수축한다.
- 배근육에 긴장을 주기 위해 항상 배를 안쪽으로 당김한다.
- 골반을 앞쪽이나 뒤쪽으로 경사하지 않는다.
- 머리와 목을 이완하고 어깨뼈를 고정한다.
- 몸통을 골반, 머리, 목과 일직선되게 유지한다.

치료사

환자 옆에 위치한다: 배가로근의 자각을 촉진하고, 운동 중 몸통과 골반의 자세를 조절한다. 올바른 어깨 운동의 자각을 촉진한다.

통합

이 운동은 주로 다음을 활성화시킨다 :

- **깊은 코어 안정근 :** 배가로근, 골반바닥근, 가로막, 뭇갈래근.
- **전체 안정근과 전체 가동근 :** 팔의 굽힘근/폄근(시저), 팔의 굽힘근/폄근/벌림근/모음근(원 그리기), 어깨뼈 안정근.

잘못된 운동 방법

- 팔을 움직일 때 어깨를 과도하게 올림하거나 안쪽돌림하고, 앞쪽 자세를 취한다.

주요 적응증/금기증/주의사항

적응증 : 척추와 어깨의 기능 재교육, 자세 재교육, LBP, 다발성 경화증, 파킨슨병.
금기증 : 운동 시 통증 증가, 어깨관절의 이완
주의사항 : 골다공증, 임신

암 서클 (Arm Circle)

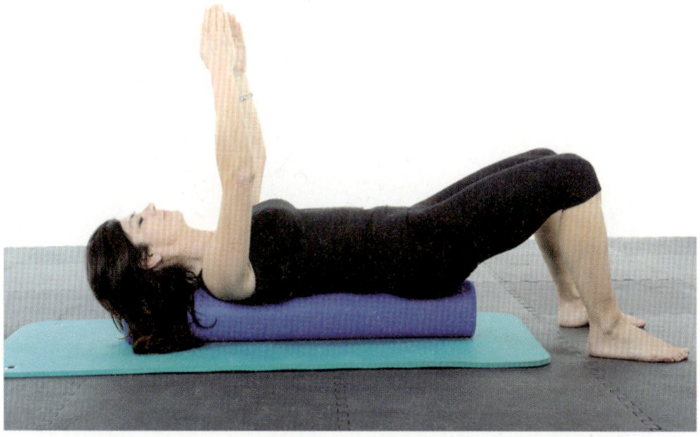

1. 폼 롤러 위의 누운 자세에서 골반과 척추의 중립위를 찾는다. 무릎과 발을 엉덩관절과 일직선되게 하고, 무릎을 세운다. 어깨뼈를 고정하고, 손을 서로 마주보게 하고, 팔을 천장 쪽으로 들어올린다.
이 자세에서 **들이쉰다.**

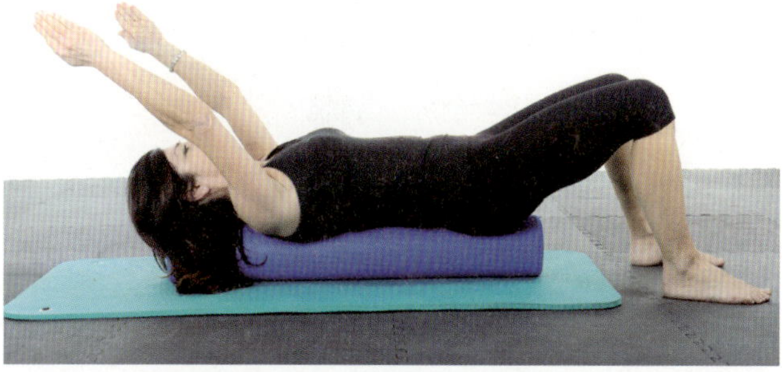

2. **들이쉬며**, 배가로근을 수축한다. 어깨뼈를 고정하고, 양팔을 머리 위로 가져가면서 원을 그리기 시작한다.

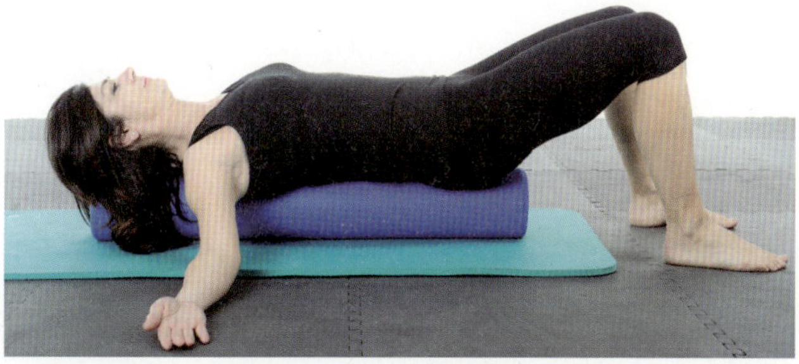

3. **내쉬면서**, 양팔을 가쪽으로 가져간다.

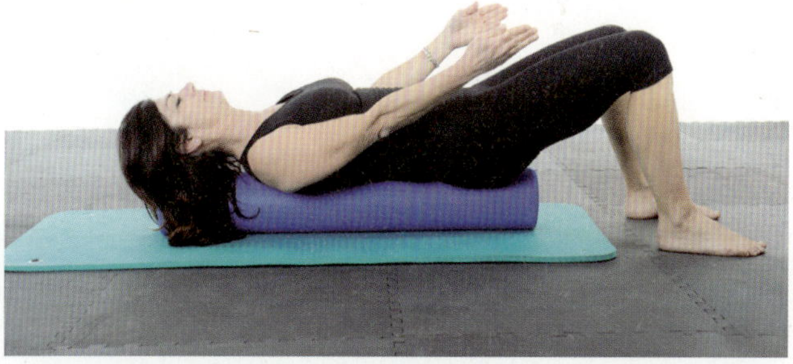

4. 양팔을 천장 쪽으로 가져감으로써 원 그리기를 마무리한다.

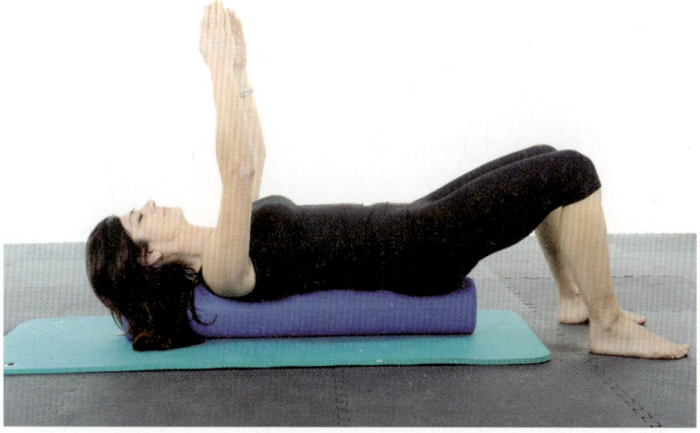

5. 시작 자세를 취한다.

5회 반복

밸런스 컨트롤 (Balance Control)

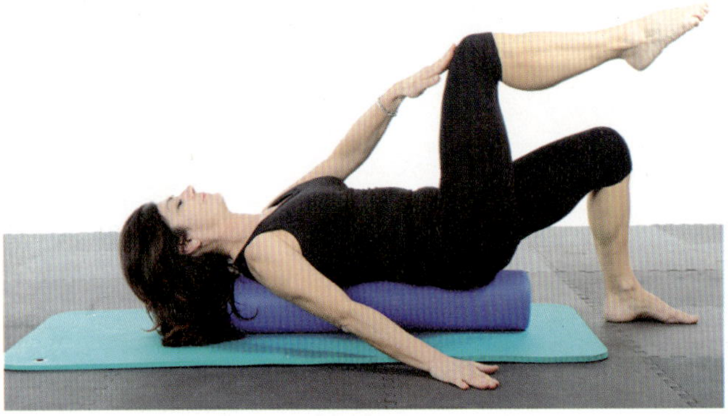

1. 폼 롤러 위의 누운 자세에서 골반과 척추의 중립위를 찾는다. 무릎과 발을 엉덩관절과 일직선되게 하고, 무릎을 세운다. 어깨뼈를 고정하고, 양팔을 몸통 옆으로 가져간다.
들이쉬며, 한쪽 다리를 발바닥굽힘하고 90° 다리 자세를 취한다. 그리고 반대 쪽 손을 그 무릎으로 가져간다.
내쉬면서, 시작 자세로 돌아간다.

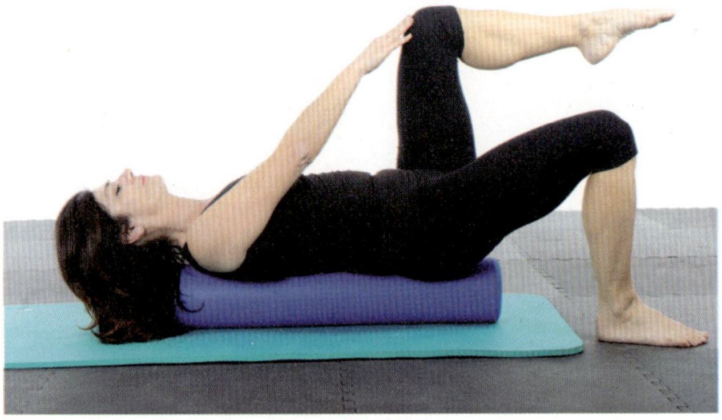

2. **들이쉬며**, 반대 쪽 다리를 90° 다리 자세로 만들고, 반대 쪽 손을 그 무릎으로 가져간다.
내쉬면서, 시작 자세로 돌아간다.

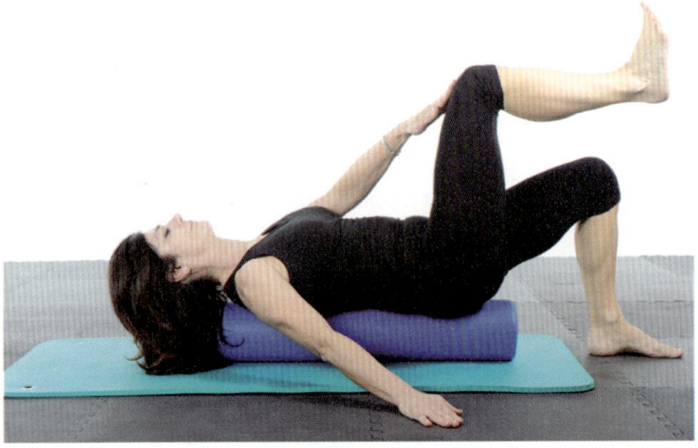

좌 · 우 각각 5회 반복

변형 : 발목 발등굽힘

주요 목적

코어 안정성, HTN의 올바른 통합, 다리와 팔의 분리운동, 팔이음뼈 안정화, 굽힘/폄의 다리와 팔 가동, 코어 안정화와 다리/팔운동 (불안정한 지면)의 통합

노트

- 움직임을 시작하기 전에 배가로근을 수축한다.
- 배근육에 긴장을 주기 위해 항상 배를 안쪽으로 당김한다.
- 골반을 앞쪽이나 뒤쪽으로 경사하지 않는다.
- 머리와 목을 이완하고 어깨뼈를 고정한다.
- 몸통을 골반, 머리, 목과 일직선되게 유지한다.

치료사

환자 옆에 위치한다 : 배가로근의 자각을 촉진하고, 운동 동안 몸통과 골반의 자세를 조절한다.
올바른 운동 협응의 자각을 촉진하고, 균형을 보조한다.

통합

이 운동은 주로 다음을 활성화시킨다 :

- **깊은 코어 안정근 :** 배가로근, 골반바닥근, 가로막, 뭇갈래근.
- **전체 안정근과 전체 가동근 :** 엉덩관절의 굽힘근, 무릎의 굽힘근, 발목의 발바닥굽힘/발등굽힘근, 어깨뼈 안정근.

주요 적응증/금기증/주의사항

적응증 : 척추, 어깨 및 엉덩관절의 기능 재교육, 자세 재교육, LBP, 다발성 경화증, 파킨슨병.
금기증 : 운동 시 통증 증가
주의사항 : 골다공증, 임신

크리스 크로스 (Criss Cross)

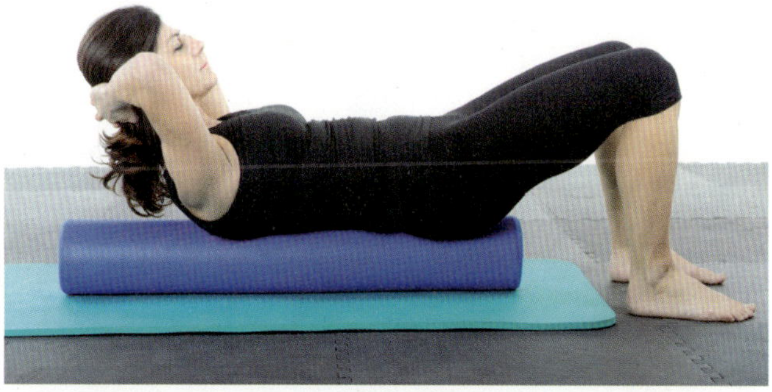

1. 폼 롤러 위의 누운 자세에서 골반과 척추의 중립위를 찾는다. 무릎과 발을 엉덩관절과 일직선되게 하고, 무릎을 세운다. 어깨뼈를 고정하고, 양손을 머리 뒤에 배치한다.
들이쉬며, 배가로근을 수축한다. 어깨뼈를 고정하고, 어깨뼈의 아래각까지 머리와 어깨를 위로 들어올린다.

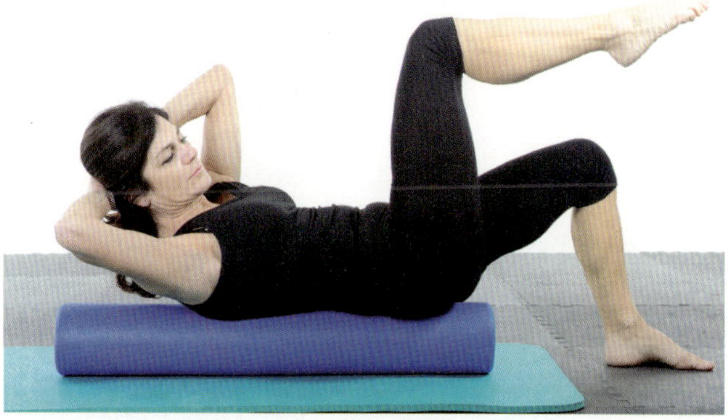

2. **들이쉬며**, 한쪽 다리를 발바닥굽힘하고 90° 다리 자세로 만들고, 동시에 반대 쪽 어깨를 무릎 쪽으로 가져가면서 몸통을 돌림한다.
들이쉬며, 중심 쪽으로 돌아간다.

좌 · 우 각각 5회 반복

주요 목적

코어 안정성, 다리의 분리운동, 굽힘/돌림 시 HTN의 올바른 통합, 팔이음뼈 안정화, 굽힘/폄의 다리 가동과 돌림의 몸통 가동, 코어 안정화와 팔 운동(불안정한 지면)의 통합

노트

- 움직임을 시작하기 전에 배가로근을 수축한다.
- 배근육에 긴장을 주기 위해 항상 배를 안쪽으로 당김한다.
- 골반을 앞쪽이나 뒤쪽으로 경사하지 않는다.
- 머리와 목을 이완하고 어깨뼈를 고정한다.
- 몸통을 골반, 머리, 목과 일직선되게 유지한다.

치료사

환자 옆에 위치한다 : 배가로근의 자각을 촉진하고, 운동 동안 몸통과 골반의 자세를 조절한다.

통합

이 운동은 주로 다음을 활성화시킨다 :

- **깊은 코어 안정근 :** 배가로근, 골반바닥근, 가로막, 뭇갈래근.
- **전체 안정근과 전체 가동근 :** 배곧은근, 배빗근, 엉덩관절의 굽힘근, 어깨뼈 안정근, 무릎관절의 굽힘근, 발목의 발바닥굽힘근.

잘못된 운동 방법

- 다리를 굽힘할 때 골반을 뒤쪽경사한다.
- 다리를 폄할 때 골반을 앞쪽경사한다.
- 몸통을 돌림하는 대신에, 팔꿈치를 모음한다.
- 몸통 운동을 할 때 어깨를 올림한다.

주요 적응증/금기증/주의사항

적응증 : 척추 기능 재교육, 허리 통증 기능 재교육, 자세 재교육, LBP, 다발성 경화증, 파킨슨병.
금기증 : 운동 시 통증 증가, 과도한 등뼈 뒤굽음증
주의사항 : 골다공증, 임신

시저 (Scissor)

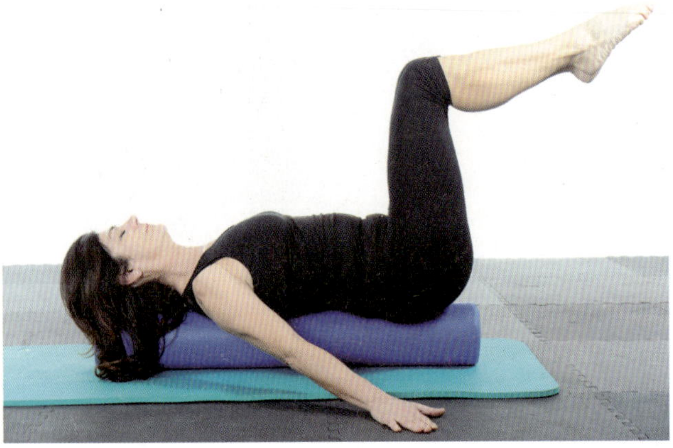

1. 폼 롤러 위의 누운 자세에서 골반과 척추의 중립위를 찾는다. 무릎과 발을 엉덩관절과 일직선되게 하고, 무릎을 세운다. 어깨뼈를 고정하고, 양팔을 몸통 옆에 배치한다.
이 자세에서 **들이쉰다**.

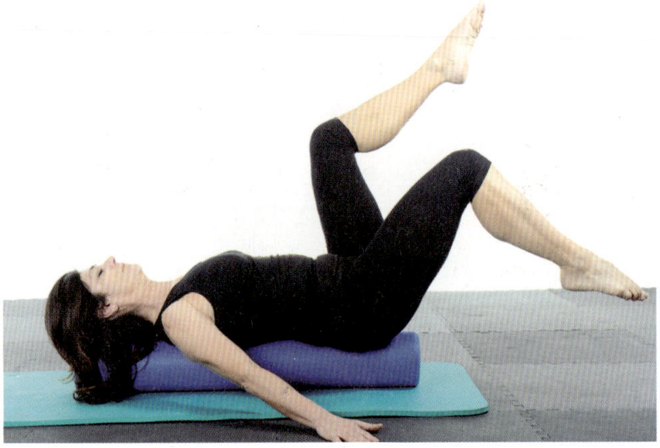

2. **내쉬면서**, 골반을 고정하고, 한쪽 엉덩관절은 굽힘하고, 다른 쪽 엉덩관절은 폄하는데, 이때 무릎을 굽힘하고 있어야 한다.
들이쉬며 다리를 바꾼다.

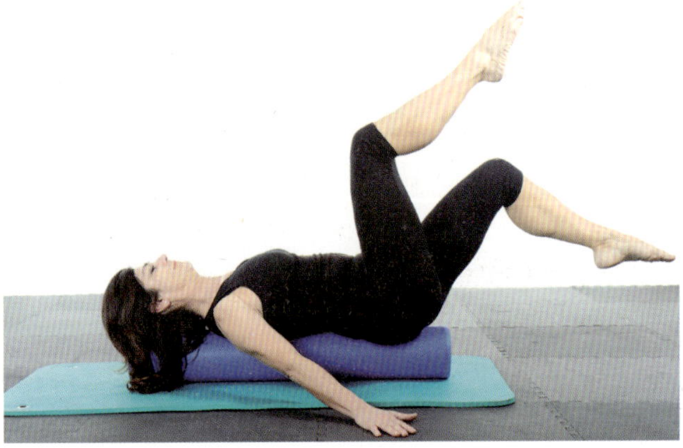

3. **들이쉬며**, 골반을 고정하고 다리를 바꾼다.
내쉬면서, 다리를 계속 교대한다.

10회 반복

버터플라이 엑스트라 (Butterfly Extra)

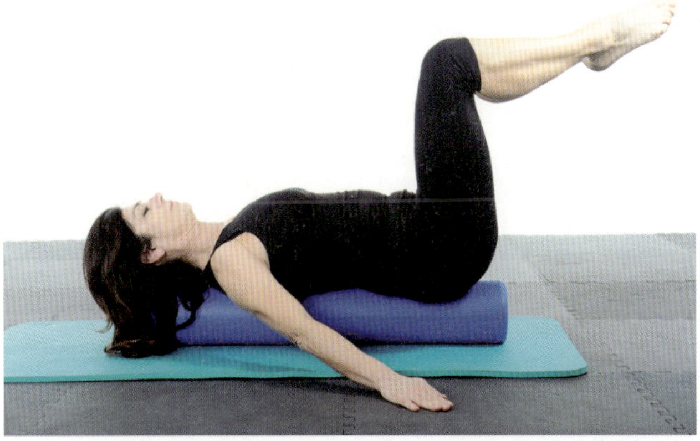

1. 폼 롤러 위의 누운 자세에서 골반과 척추의 중립위를 찾는다. 무릎과 발을 엉덩관절과 일직선되게 하고, 90° 자세를 취한다. 그리고 발목을 발바닥굽힘하고 양쪽 발가락끝을 서로 닿는다. 어깨뼈를 고정하고, 양팔을 몸통 옆에 배치한다.
이 자세에서 **들이쉰다**.

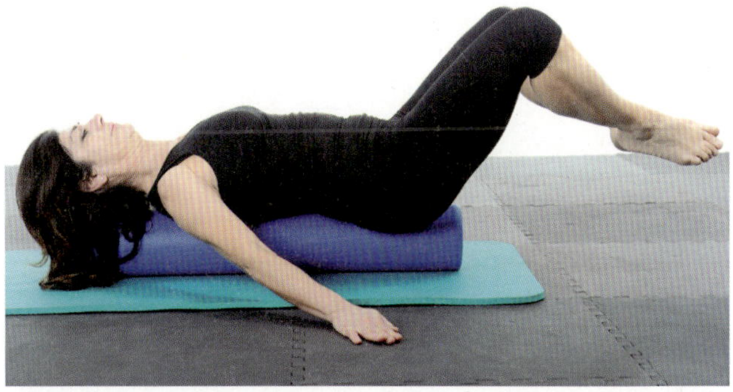

2. **내쉬면서** 골반을 고정한다. 무릎과 발의 자세를 그대로 유지하고 엉덩관절을 펴하면서 발을 지면 쪽으로 가져간다.

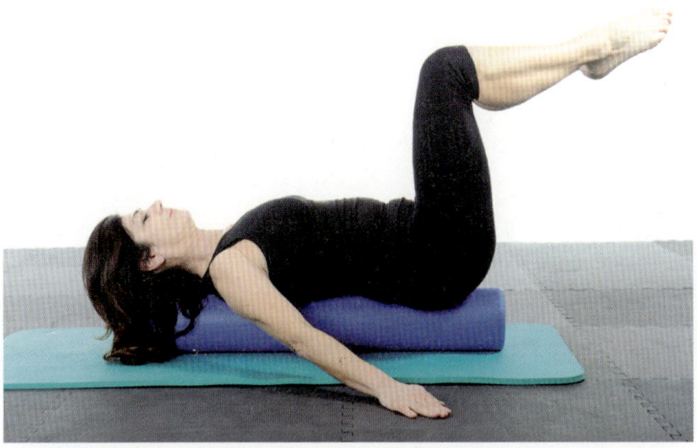

3. **들이쉬며** 엉덩관절을 굽힘하여 시작 자세로 돌아간다. 이때도 무릎과 발의 자세를 그대로 유지한다.

버터플라이 인트라 (Butterfly Intra)

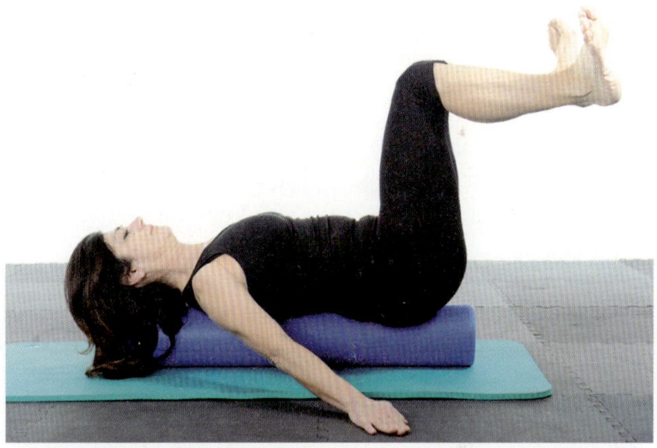

1. 폼 롤러 위의 누운 자세에서 골반과 척추의 중립위를 찾는다. 무릎과 발을 엉덩관절과 일직선되게 하고, 90° 자세를 취한다. 그리고 발목을 발등굽힘하고, 양발의 간격을 띄운다. 어깨뼈를 고정하고, 양팔을 몸통 옆에 배치한다.
이 자세에서 **들이쉰다**.

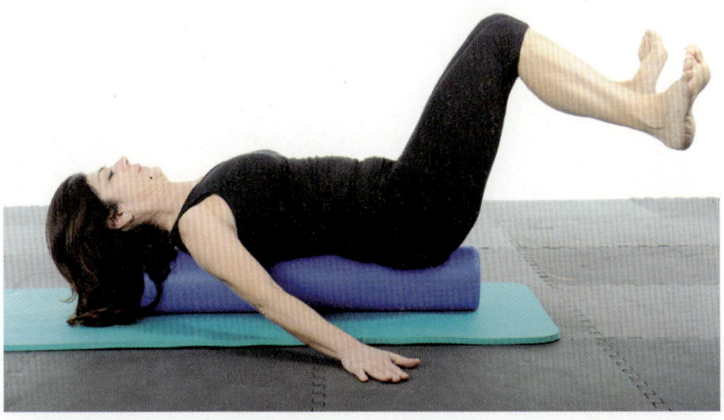

2. **내쉬면서** 골반을 고정한다. 무릎과 발의 자세를 그대로 유지하고 엉덩관절을 펴하면서 발꿈치를 지면 쪽으로 가져간다.

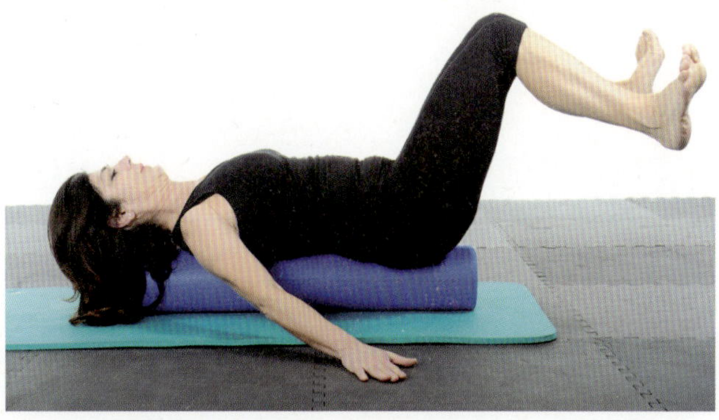

3. **들이쉬며** 엉덩관절을 굽힘하여 시작 자세로 돌아간다. 이때도 무릎과 발의 자세를 그대로 유지한다.

5회 반복

주요 목적

코어 안정성, 다리의 분리운동, HTN의 올바른 통합, 팔이음뼈 안정화, 굽힘/폄의 다리 가동,
코어 안정화와 다리 운동(불안정한 지면)의 통합

노트

- 움직임을 시작하기 전에 배가로근을 수축한다.
- 배근육에 긴장을 주기 위해 항상 배를 안쪽으로 당김한다.
- 골반을 앞쪽이나 뒤쪽으로 경사하지 않는다.
- 머리와 목을 이완하고 어깨뼈를 고정한다.
- 몸통을 골반, 머리, 목과 일직선되게 유지한다.

치료사

환자 옆에 위치한다 : 배가로근의 자각을 촉진하고, 운동 동안 몸통과 골반의 자세를 조절한다. 올바른 운동 협응의 자각을 촉진한다.

통합

이 운동은 주로 다음을 활성화시킨다 :

- **깊은 코어 안정근 :** 배가로근, 골반바닥근, 가로막, 뭇갈래근.
- **전체 안정근과 전체 가동근 :** 엉덩관절의 굽힘근, 엉덩관절의 가쪽돌림/안쪽돌림(버터플라이), 무릎관절의 굽힘근, 발목의 발바닥굽힘근/발등굽힘근, 어깨뼈 안정근.

잘못된 운동 방법

- 다리를 굽힘할 때 골반을 뒤쪽경사한다.
- 다리를 폄할 때 골반을 앞쪽경사한다.
- 다리를 움직일 때 어깨를 올림하고 안쪽돌림한다.

주요 적응증/금기증/주의사항

적응증 : 척추, 허리 통증 및 엉덩관절의 기능 재교육, 자세 재교육, 다발성 경화증, 파킨슨병.
금기증 : 운동 시 통증 증가
주의사항 : 골다공증, 임신

노트

넥 익스텐션 (Neck Extension)

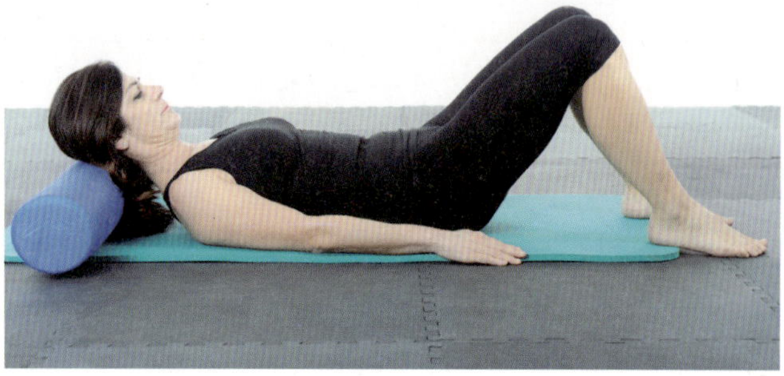

1. 머리 밑에 폼 롤러를 배치하고 무릎 세워 누운 자세에서 골반과 척추의 중립위를 찾는다. 이때 다리를 엉덩관절 넓이만큼 벌림하고, 무릎과 발을 엉덩관절과 일직선으로 유지한다. 양팔을 몸통 옆에 배치한다.

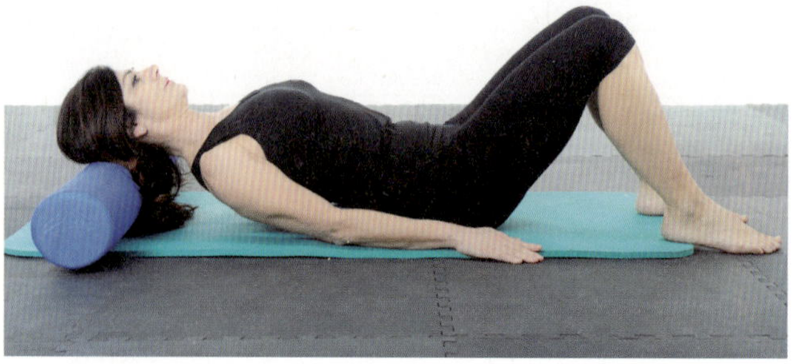

2. **들이쉬기**를 하고 머리로 폼 롤러를 압박하면서, 등뼈를 폄한다.
내쉬면서 시작 자세로 돌아온다.

5-7회 반복

주요 목적

굽힘/폄 시 HTN의 올바른 통합, 팔이음뼈 안정화, 굽힘/폄의 등뼈와 목뼈 가동, 코어 안정화와 HTN (굽힘/폄) 의 통합

노트

- 움직임을 시작하기 전에 배가로근을 수축한다.
- 배근육에 긴장을 주기 위해 항상 배를 안쪽으로 당김한다.
- 골반을 앞쪽경사하지 않는다.
- 몸통을 골반, 머리, 목과 일직선되게 유지한다.

치료사

환자 옆에 위치한다: 운동 동안 몸통과 골반의 자세를 조절한다. 운동 동안 HTN의 올바른 정렬 자각을 촉진한다.

통합

이 운동은 주로 다음을 활성화시킨다 :

- **깊은 코어 안정근 :** 배가로근, 골반바닥근, 가로막, 뭇갈래근.
- **전체 안정근과 전체 가동근 :** 등뼈, 머리, 목의 폄근, 어깨뼈 안정근.

잘못된 운동 방법

- 머리를 폄할 때 어깨를 올림한다.
- 과도한 어깨뼈의 모음

주요 적응증/금기증/주의사항

적응증 : 척추 기능 재교육, 자세 재교육, 다발성 경화증, 파킨슨병.
금기증 : 운동 시 통증 증가
주의사항 : 골다공증, 임신

숄더 브리지 (Shoulder Bridge)

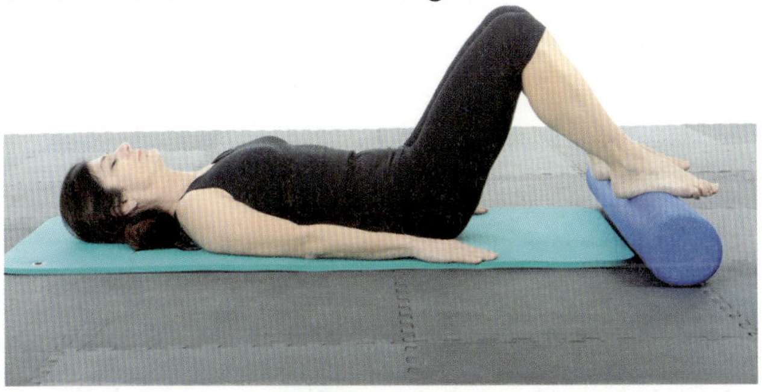

1. 발을 폼 롤러 위에 배치하고 무릎 세워 누운 자세에서 골반과 척추의 중립위를 찾는다. 이때 다리를 엉덩관절 넓이만큼 벌림하고, 무릎과 발을 엉덩관절과 일직선으로 유지한다. 양팔을 몸통 옆에 배치한다.

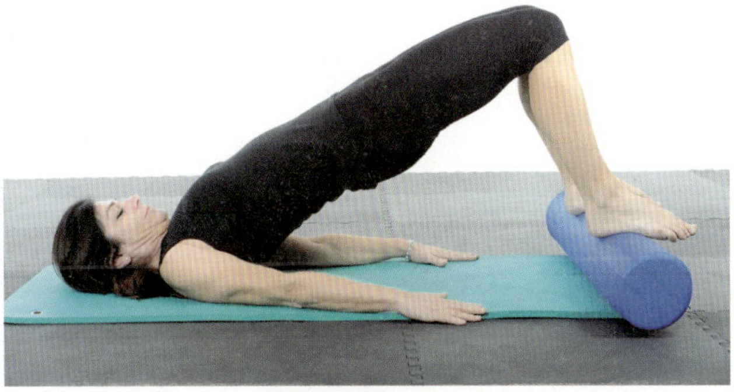

2. **들이쉬며** 배가로근과 골반바닥근을 수축하고, 어깨뼈를 고정한다. 어깨뼈각까지 골반과 척추를 들어올린다.
내쉬면서 시작 자세로 돌아온다.

Bottom Lift(바텀 리프트)

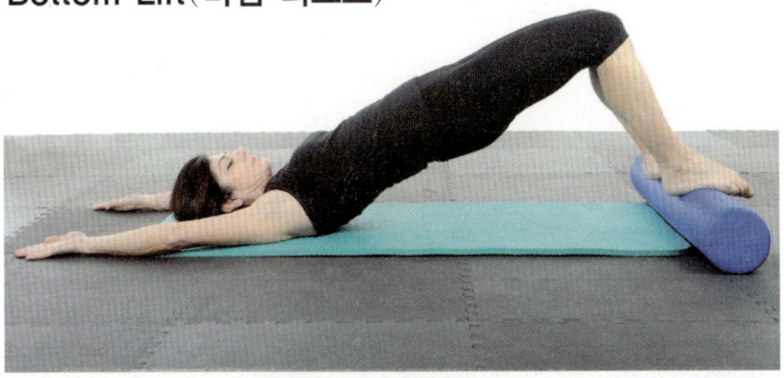

1. 머리 밑에 폼 롤러를 배치하고 무릎 세워 누운 자세에서 골반과 척추의 중립위를 찾는다. 이때 다리를 엉덩관절 넓이만큼 벌림하고, 무릎과 발을 엉덩관절과 일직선으로 유지한다. 양팔을 머리 위로 올림하여 "V"자 형태를 만든다.
이 자세에서 **들이쉰다.**

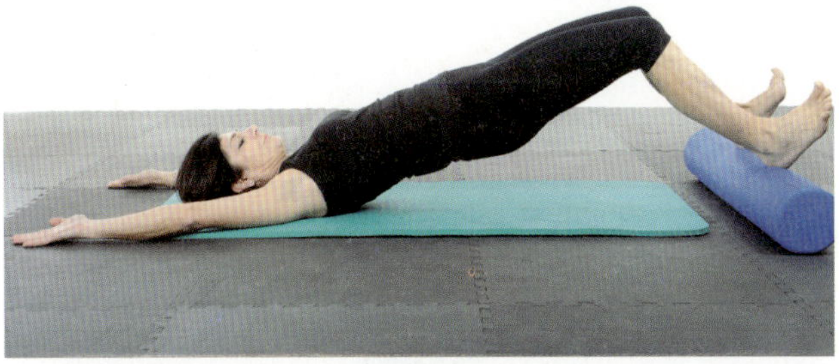

2. **내쉬면서**, 배가로근과 골반바닥근을 수축하고, 골반, 척추 및 허벅지를 고정한다. 폼 롤러 쪽으로 활주 하면서 무릎을 약간 폄한다(발목 발등굽힘).
들이쉬며 시작 자세로 돌아오기 위해 무릎을 굽힘한다.

5-7회 반복

주요 목적

코어 안정성, 다리의 분리운동, 굽힘/폄 시 HTN의 올바른 통합, 팔이음뼈 안정화, 굽힘/폄의 다리 가동, 코어 안정화와 다리 운동(불안정한 지면)의 통합

노트

- 움직임을 시작하기 전에 배가로근을 수축한다.
- 배근육에 긴장을 주기 위해 항상 배를 안쪽으로 당김한다.
- 어깨뼈의 고정을 유지한다.
- 몸통을 골반, 머리, 목과 일직선되게 유지한다.

치료사

환자 옆에 위치한다 : 운동 동안 몸통과 골반의 자세를 조절한다.

통합

이 운동은 주로 다음을 활성화시킨다 :

- **깊은 코어 안정근 :** 배가로근, 골반바닥근, 가로막, 깊은 척추 안정근.
- **전체 안정근과 전체 가동근 :** 큰볼기근과 뒤넙다리근(숄더 브리지), 무릎의 굽힘근/폄근(바텀 리프트), 어깨뼈 안정근.

주요 적응증/금기증/주의사항

적응증 : 척추, 허리 통증, 엉덩관절 및 무릎의 기능 재교육, 자세 재교육, 다발성 경화증, 파킨슨병.
금기증 : 운동 시 통증 증가
주의사항 : 골다공증, 임신

서클 (Circles)

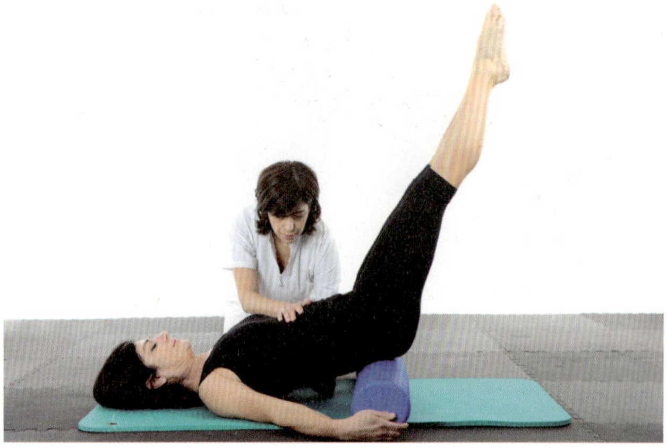

1. 누운 자세에서 골반 밑에 폼 롤러를 배치한다. 양쪽 다리를 모음하고 발바닥굽힘하여 위쪽으로 들어올린다. 이때 양팔을 몸통 옆에 배치하고, 손으로 폼 롤러를 잡는다.

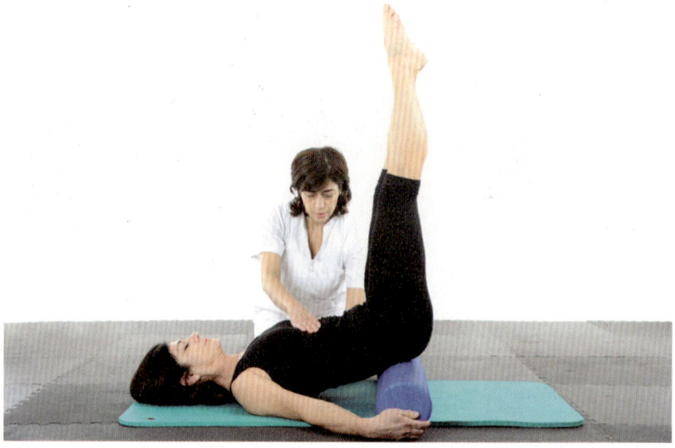

2. **들이쉬며**, 골반의 안정화를 유지하고 모음된 다리를 여러분이 할 수 있을 만큼 몸통 쪽으로 더 가져간다.

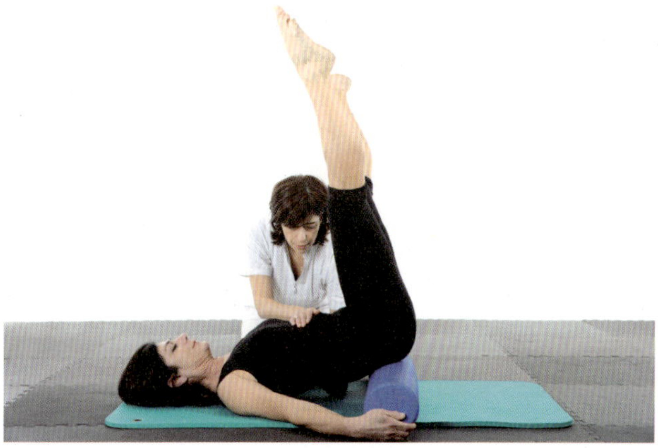

3. 다리를 벌림한다.

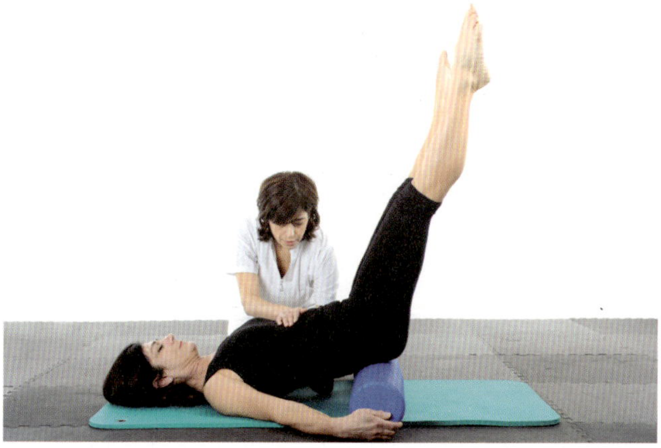

4. **내쉬면서**, 골반의 안정화를 유지하고, 벌림된 다리를 지면 쪽으로 내림한다.

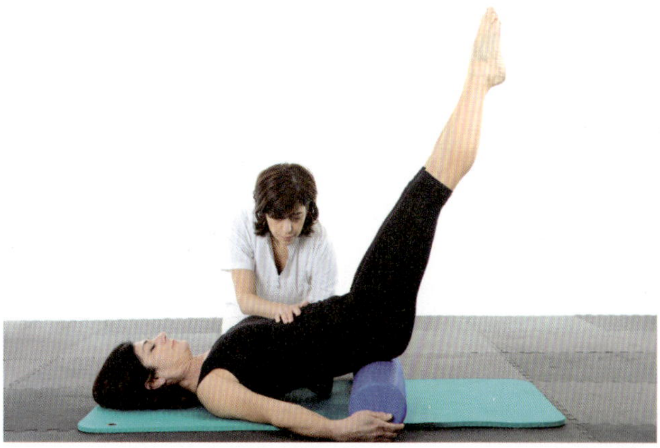

5. 다리를 모음하고, 시작 자세로 돌아간다.

5회 반복 + 반대로 시행한다

시저 + 윈드밀 (Scissor + Windmill)

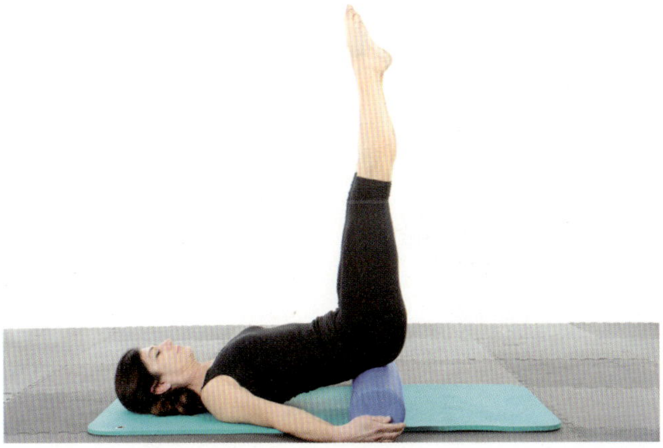

1. 누운 자세에서 골반 밑에 폼 롤러를 배치한다. 양쪽 다리를 모음하고 발바닥굽힘하여 위쪽으로 들어올린다. 이때 양팔을 몸통 옆에 배치하고, 손으로 폼 롤러를 잡는다.

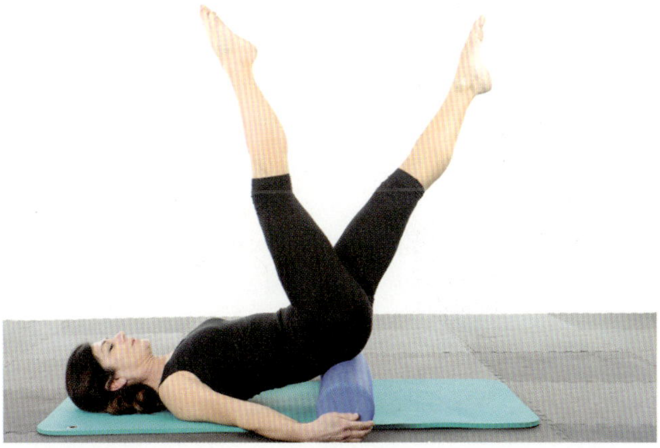

2. **들이쉬며**, 골반의 안정화를 유지하고, 2번의 다리 시저를 수행한다.

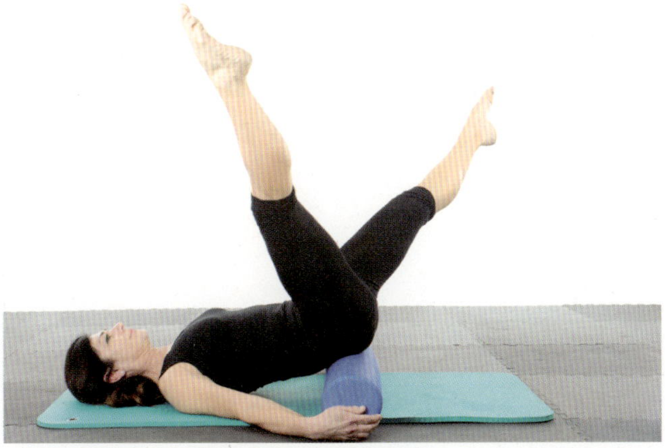

3. **내쉬면서**, 다리를 벌림하여 원을 그린다.

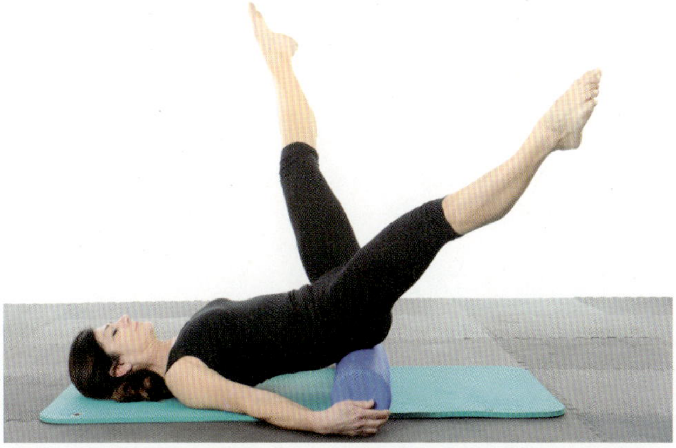

4. 다리를 시저 자세로 가져갈 때까지 계속 원을 그린다.

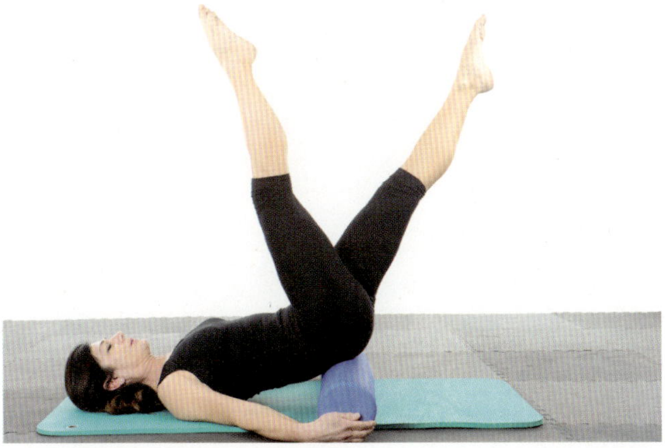

5. **들이쉬며**, 골반의 안정화를 유지하고 2번의 다리 시저를 수행한다.

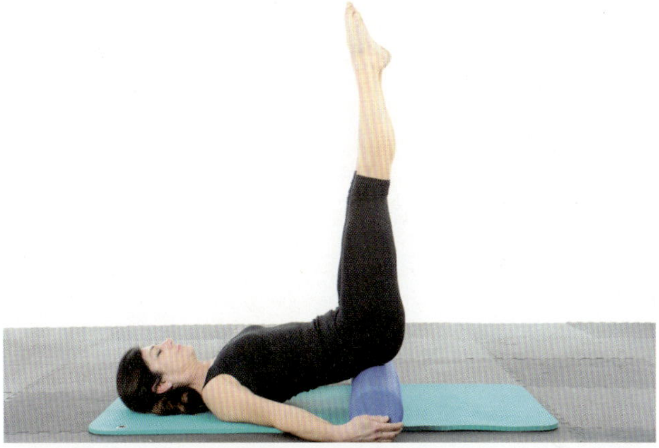

6. **내쉬면서**, 다리를 벌림하고 원을 그린다. 그런 다음, 다리를 평행하게 모음하여 시작 자세로 돌아온다.

5회 반복

주요 목적

코어 안정성, 엉덩관절의 분리운동과 가동, 굽힘 시 HTN의 올바른 통합, 팔이음뼈 안정화, 코어 안정화와 다리 운동의 통합

노트

- 움직임을 시작하기 전에 배가로근을 수축한다.
- 배근육에 긴장을 주기 위해 항상 배를 안쪽으로 당김한다.
- 골반을 앞쪽이나 뒤쪽으로 경사하지 않는다.
- 어깨뼈를 고정하고, 머리와 목을 이완한다.
- 몸통을 골반, 머리, 목과 일직선되게 유지한다.

치료사

환자 옆에 위치한다 : 배가로근 수축의 자각을 촉진하고, 운동 동안 몸통과 골반의 자세를 조절한다. 운동의 올바른 협응 자각을 촉진한다.

통합

이 운동은 주로 다음을 활성화시킨다 :

- **깊은 코어 안정근 :** 배가로근, 골반바닥근, 가로막, 뭇갈래근.
- **전체 안정근과 전체 가동근 :** 배빗근, 엉덩관절의 굽힘근, 모음근/벌림근, 어깨뼈 안정근.

잘못된 운동 방법

- 다리를 굽힘할 때 골반을 뒤쪽경사한다.
- 다리를 폄할 때 골반을 앞쪽경사한다.
- 다리를 움직일 때 어깨를 올림하고 안쪽돌림한다.

주요 적응증/금기증/주의사항

적응증 : 척추, 허리통증 및 엉덩관절의 기능 재교육, 자세 재교육, 다발성 경화증
금기증 : 운동 시 통증 증가
주의사항 : 골다공증, 임신, 파킨슨병

노트

스캡풀라 포지션: 프론+익스텐션 (Scapular Position: Prone + Extension)

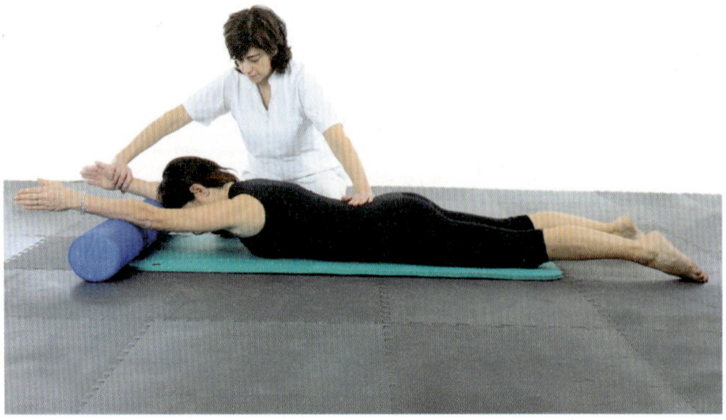

1. 엎드린 자세에서 머리와 몸통을 정렬한다. 다리를 엉덩관절 넓이만큼 벌림하고 쭉 뻗은 후, 약간 가쪽돌림하고 발바닥굽힘을 한다. 어깨뼈를 고정한 채 머리 위로 양팔을 들어올리고, 아래팔 밑에 폼 롤러를 배치한다. 이때 손바닥을 서로 마주 보게 한다. 이 자세에서 **들이쉰다**.

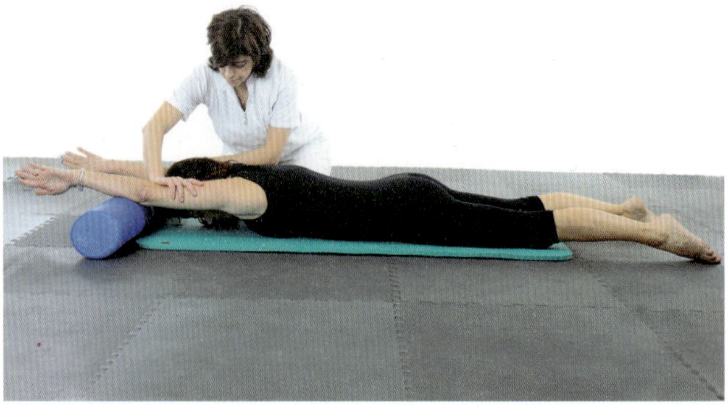

2. **내쉬면서** 어깨뼈를 앞쪽으로 활주하는 동시에 팔을 안쪽돌림하여(손등이 서로 마주보게), 폼 롤러를 머리 쪽으로 가져온다.

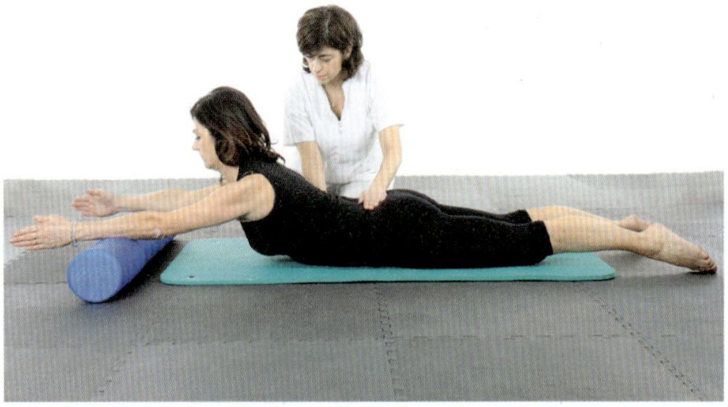

3. **들이쉬며**, 어깨뼈를 발쪽으로 활주하고 척추를 약간 펴하는 동시에 팔을 가쪽돌림하여(손바닥을 서로 마주보게) 몸쪽으로 폼 롤러를 움직인다.

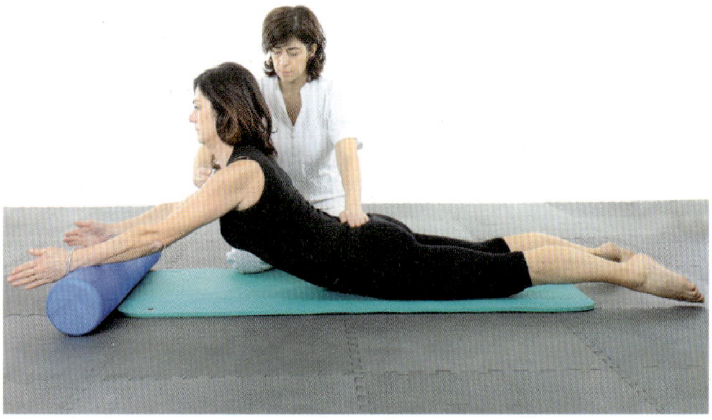

4. ASIS가 바닥으로부터 떨어질 때까지 척추를 계속 폄한다.

5회 반복

원 스캡풀라 포지션: 스탠딩 + 프론 (One Scapular Position: Standing + Prone)

앞쪽 (Front)

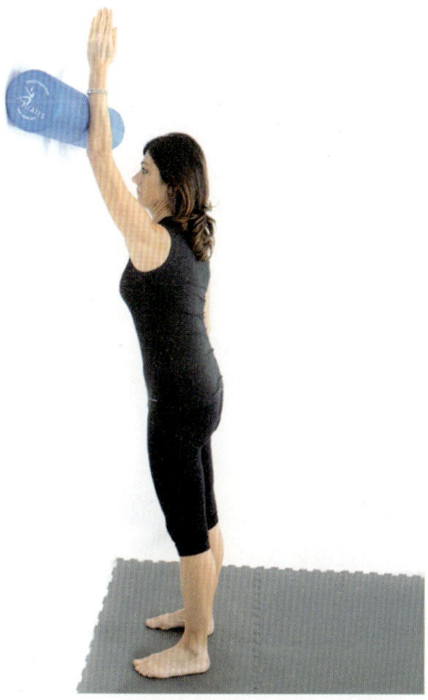

1. 선 자세에서 골반과 척추의 중립위를 찾는다. 다리를 엉덩관절 넓이만큼 벌림하고, 발을 지면에 붙인다. 한쪽 팔을 머리 위로 들어올리고, 벽에 배치한 폼 롤러 위에 아래팔을 배치한다.
들이쉬며 어깨뼈를 위쪽으로 활주하여 머리 쪽으로 폼 롤러를 움직인다.

2. **내쉬면서** 어깨뼈를 아래 쪽으로 활주하여 발 쪽으로 폼 롤러를 움직인다.

가쪽 (Lateral)

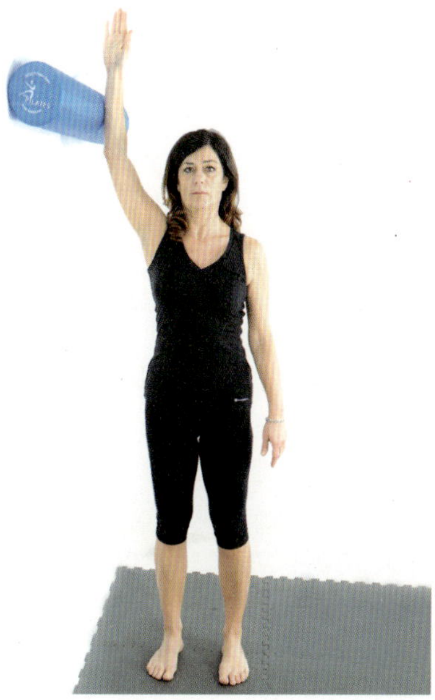

1. 선 자세에서 골반과 척추의 중립위를 찾는다. 다리를 엉덩관절 넓이만큼 벌림하고, 발을 지면에 붙인다. 한쪽 팔을 머리 위로 들어올리고, 벽에 배치한 폼 롤러 위에 아래팔을 배치한다.
들이쉬며 어깨뼈를 위쪽으로 활주하여 머리 쪽으로 폼 롤러를 움직인다.

2. **내쉬면서** 어깨뼈를 아래 쪽으로 활주하여 발 쪽으로 폼 롤러를 움직인다.

배를 바닥에 대고, 엎드린 자세 (Prone)

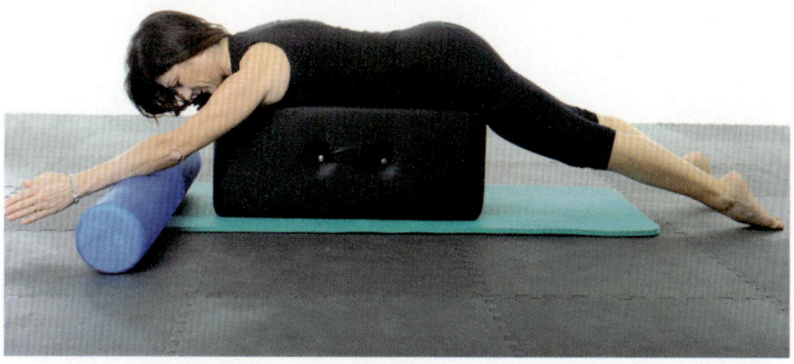

1. 머리를 몸통과 일직선 되게 상자 위에 엎드린 자세를 취하고, 골반과 척추의 중립위를 찾는다. 양팔을 머리 위로 벌림하여 손을 폼 롤러 위에 배치한다.
들이쉬며, 어깨뼈를 앞쪽으로 활주하여 폼 롤러를 머리 쪽으로 움직인다.

2. **내쉬면서**, 어깨뼈를 뒤쪽으로 활주하여 폼 롤러를 발 쪽으로 움직인다.

5회 반복

주요 목적

코어 안정성, 폄 시 HTN의 올바른 통합, 팔이음뼈 안정화, 팔의 분리운동, 코어 안정화와 몸통 폄의 통합

노트

- 움직임을 시작하기 전에 배가로근을 수축한다.
- 배근육에 긴장을 주기 위해 항상 배를 안쪽으로 당긴다.
- 골반을 앞쪽으로 경사하지 않는다.
- 몸통을 골반, 머리, 목과 일직선되게 유지한다.

치료사

환자 옆에 위치한다: 배가로근 수축의 자각을 촉진하고, 운동 동안 몸통과 골반, 머리의 자세를 조절한다. 운동의 올바른 협응 자각을 촉진한다.

통합

이 운동은 주로 다음을 활성화시킨다 :

- **깊은 코어 안정근 :** 배가로근, 골반바닥근, 가로막, 뭇갈래근.
- **전체 안정근과 전체 가동근 :** 넓은등근, 아래등세모근, 위등세모근, 어깨관절의 안쪽돌림근/가쪽돌림근.

잘못된 운동 방법

- 다리를 폄할 때 골반을 앞쪽경사한다.
- 다리를 굽힘할 때 골반을 뒤쪽경사한다.
- 몸통을 펴하거나 팔을 안쪽돌림/가쪽돌림할 때 팔꿈치를 굽힘한다.
- 어깨뼈를 내림할 때 팔꿈치를 굽힘한다.

주요 적응증/금기증/주의사항

적응증 : 척추, 허리통증 및 어깨관절의 기능 재교육, 자세 재교육, 다발성 경화증, 파킨슨병.
금기증 : 운동 시 통증 증가
주의사항 : 골다공증

노트

머메이드 (Mermaid)

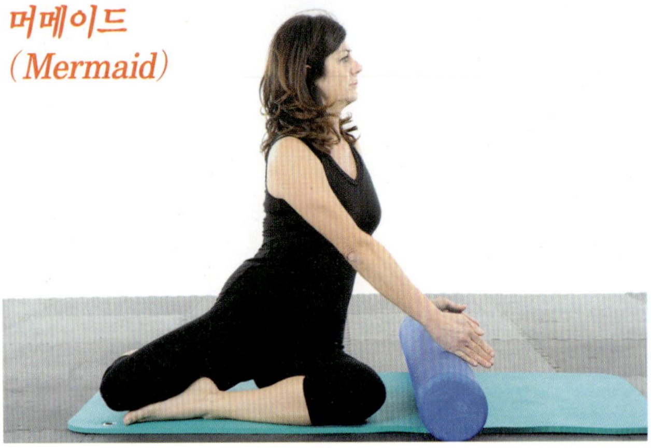

1. 앉은 자세에서, 척추를 곧게 펴고, 인어 자세를 취한다. 몸통을 한쪽으로 돌림하고, 어깨뼈를 고정한다. 양손을 폼 롤러 위에 배치하고 손바닥을 서로 마주보게 한다.
이 자세에서 **들이쉬고**, 척추를 신장한다.

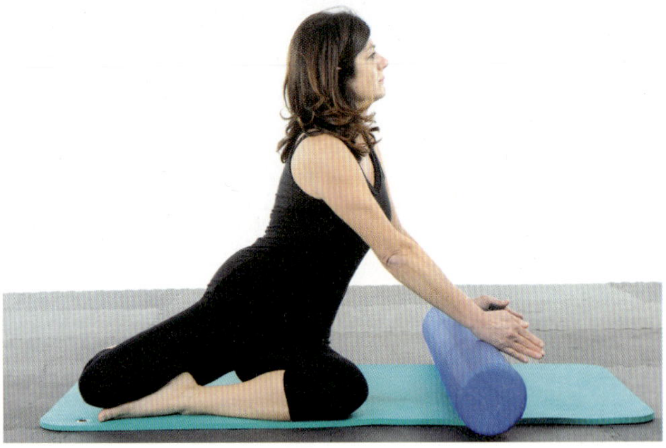

2. **내쉬면서** 골반의 안정화를 유지하면서 폼 롤러와 몸통을 앞쪽으로 움직인다.

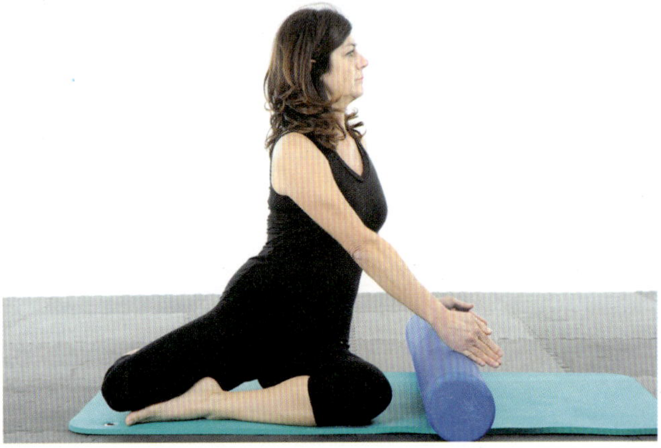

3. **들이쉬며** 시작 자세로 돌아간다.

5회 반복

주요 목적

코어 안정성, 엉덩관절의 분리운동, 폄/돌림 시 HTN의 올바른 통합, 팔이음뼈 안정화, 폄과 돌림의 척추 가동, 코어 안정화와 팔 운동의 통합

노트

- 움직임을 시작하기 전에 배가로근을 수축한다.
- 배근육에 긴장을 주기 위해 항상 배를 안쪽으로 당긴다.
- 골반을 앞쪽으로 경사하지 않는다.
- 머리와 목을 이완하고, 어깨뼈를 고정한다.

치료사

환자 옆에 위치한다 : 배가로근 수축의 자각을 촉진하고, 운동 중 몸통과 골반, 머리 자세를 조절한다. 운동의 올바른 협응 자각을 촉진한다.

통합

이 운동은 주로 다음을 활성화시킨다:
- **깊은 코어 안정근 :** 배가로근, 골반바닥근, 가로막, 뭇갈래근.
- **전체 안정근과 전체 가동근 :** 배바깥빗근과 반대 쪽 배속빗근, 척추 폄근, 어깨뼈 안정근.

잘못된 운동 방법

- 몸통을 폄할 때 그쪽 골반을 올림한다.

주요 적응증/금기증/주의사항

적응증 : 척추와 어깨의 기능 재교육, 자세 재교육, 다발성 경화증, 파킨슨병.
금기증 : 운동 시 통증 증가, 골다공증, 무릎인대 병리
주의사항 : 골다공증, 허리통증

사이드 마사지 (Side Massage)

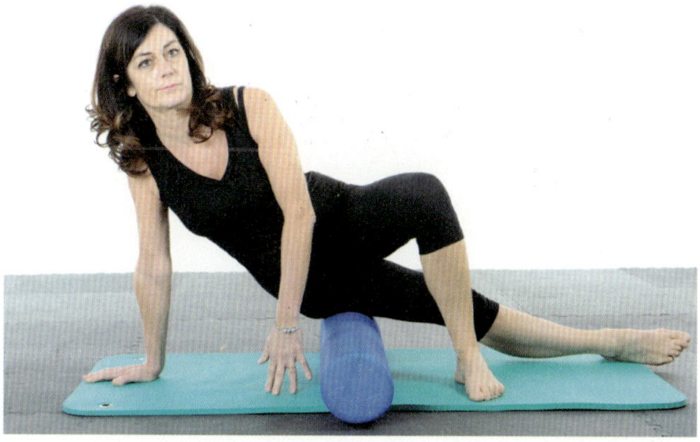

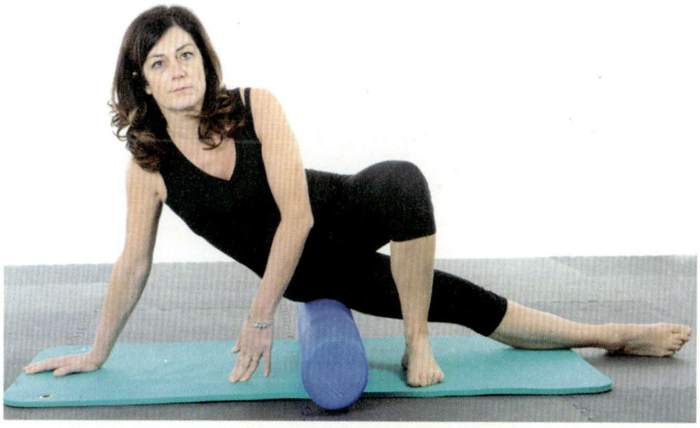

1. 옆으로 누운 자세에서 아래 쪽 다리의 허벅지 중간 부분을 폼 롤러 위에 배치하고 뻗는다. 위쪽 다리를 굽힘하여 아래 쪽 다리의 앞쪽에 발바닥을 붙이고 세운다. 어깨뼈를 고정하고, 아래 쪽 팔의 손을 어깨 밑 지점의 바닥에 배치하고, 위쪽 손을 폼 롤러 앞쪽에 배치한다.
이 자세에서 **들이쉬고**, 척추를 곧게 편다.

2. **내쉬면서**, 허벅지 가쪽면의 자가 마사지를 위해 폼 롤러 위에서 허벅지를 위아래로 움직인다.

좌 · 우 각각 8회 반복

주요 목적

허벅지 가쪽면의 자가 마사지

노트

- 통증 부분을 마사지한다.
- 할 수 있을 만큼 몸통 지지를 유지한다.
- 머리와 목을 이완한다.

치료사

환자 옆에 위치한다 : 허벅지 가쪽면을 따라 수행되는 움직임을 체크한다.

주요 적응증/금기증/주의사항

적응증 : 척추와 엉덩관절의 기능 재교육, 자세 재교육, 다발성 경화증, 파킨슨병.
금기증 : 운동 시 통증 증가
주의사항 : 임신, 골다공증

니 업 (Knee Up)

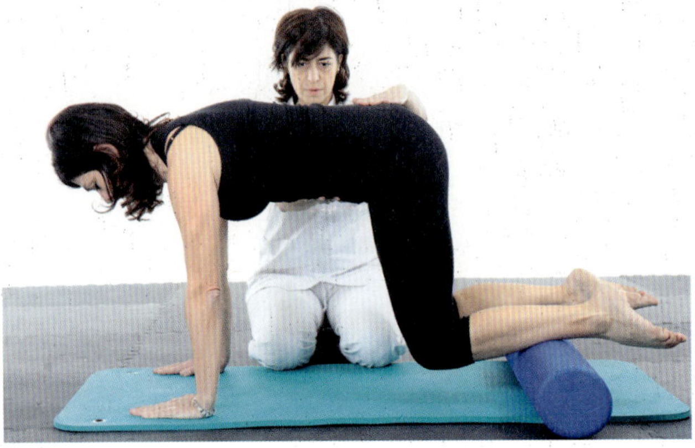

1. 네발 자세에서, 복사뼈 위쪽에 폼 롤러를 배치하고 발목을 발바닥굽힘한다. 무릎을 바닥으로부터 들어올리고 골반과 척추의 중립위를 찾는다.

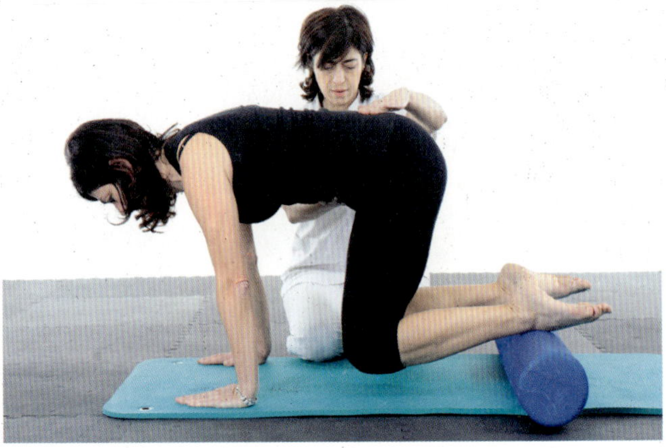

2. **들이쉬고**, 폼 롤러를 활주하면서 무릎을 앞쪽으로 움직인다.

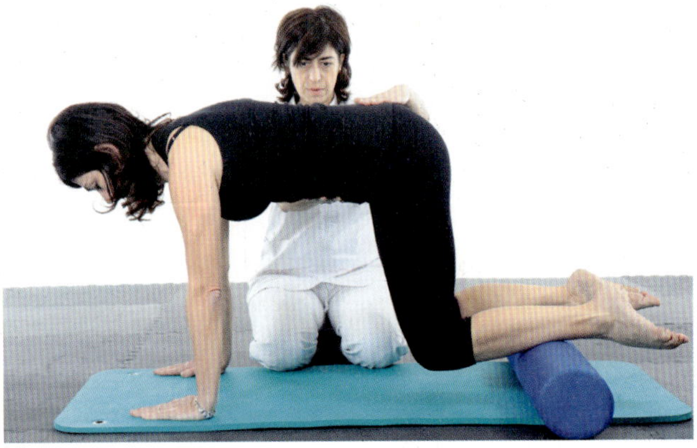

3. **내쉬면서**, 시작 자세로 돌아간다.

8회 반복

주요 목적

코어 안정성, 엉덩관절의 굽힘/폄 분리운동과 가동, HTN의 올바른 통합, 팔이음뼈 안정화, 코어 안정화와 다리 운동의 통합

노트

- 움직임을 시작하기 전에 배가로근을 수축한다.
- 배근육에 긴장을 주기 위해 항상 배를 안쪽으로 당긴다.
- 전체 운동 동안 골반의 중립위를 유지한다.
- 어깨뼈의 고정을 유지한다.
- 일정한 리듬으로 운동을 수행한다.

치료사

환자 옆에 위치한다 : 배가로근 수축의 자각을 촉진하고, 운동 동안 몸통과 어깨관절의 자세를 조절한다.
운동의 올바른 협응 자각을 촉진한다.

통합

이 운동은 주로 다음을 활성화시킨다 :

- **깊은 코어 안정근 :** 배가로근, 골반바닥근, 가로막, 깊은 척추 안정근.
- **전체 안정근과 전체 가동근 :** 엉덩관절 굽힘근, 어깨뼈 안정근.

잘못된 운동 방법

- 다리를 굽힘할 때 골반을 뒤쪽경사한다.
- 다리를 폄할 때 골반을 앞쪽경사한다.
- 머리를 굽힘한다.

주요 적응증/금기증/주의사항

적응증 : 척추와 어깨, 엉덩관절 및 무릎의 기능 재교육, 자세 재교육, 다발성 경화증, 파킨슨병.
금기증 : 운동 시 통증 증가, 골다공증
주의사항 : 임신

아리에스 (Aries)

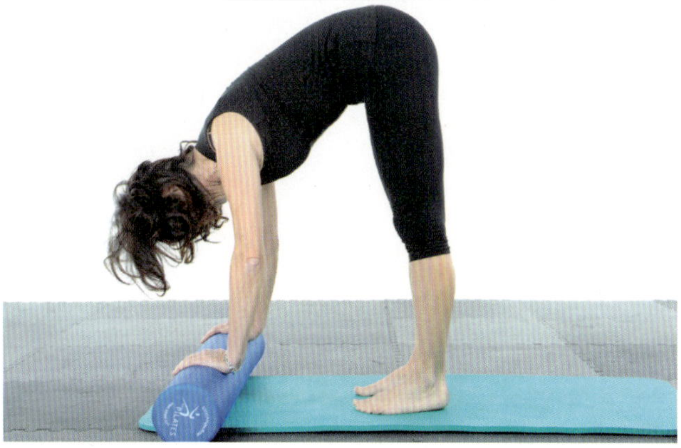

1. 다리를 엉덩관절 넓이만큼 벌림하고 선 자세에서 몸통을 앞쪽으로 굽힘한다. 이때 골반과 척추가 정렬되는 자세를 찾는다. 어깨뼈를 고정하고 폼 롤러 위에 양손을 배치한다.
이 자세에서 **들이쉰다**.

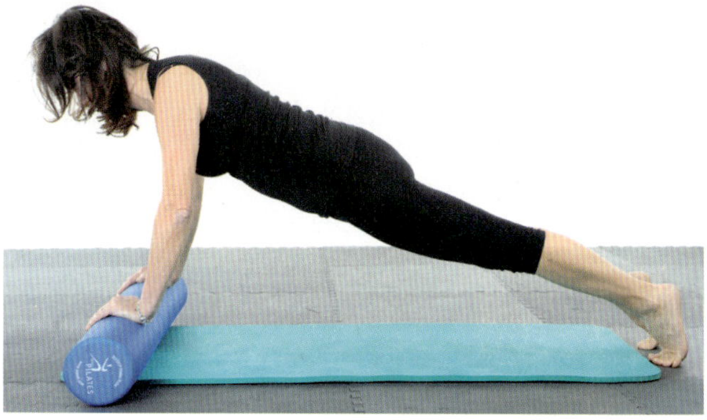

2. **내쉬면서**, 전체 척추가 일직선 될 때까지 뒤쪽으로 걸어간다. 이때 발목은 발바닥굽힘 자세를 취한다.

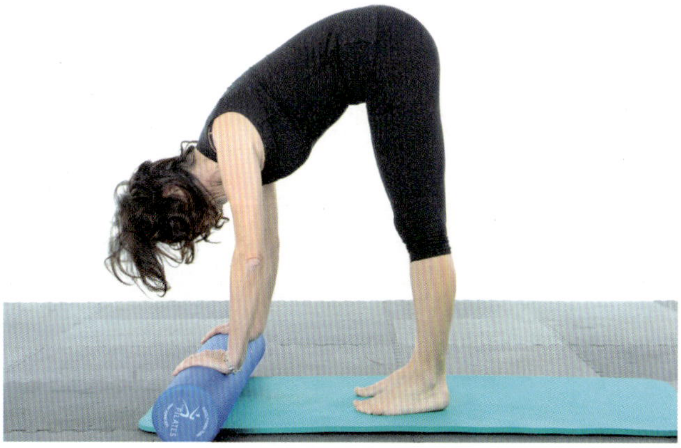

3. **들이쉬며**, 시작 자세가 될 때까지 앞쪽으로 걸어온다.

3회 반복

주요 목적

코어 안정성, 엉덩관절의 분리운동과 가동, HTN의 올바른 통합, 팔이음뼈 안정화, 코어 안정화와 다리 운동(불안정한 지면)의 통합

노트

- 움직임을 시작하기 전에 배가로근을 수축한다.
- 배근육에 긴장을 주기 위해 항상 배를 안쪽으로 당긴다.
- 골반을 중립위로 유지한다.
- 어깨뼈를 고정한다.

치료사

환자 옆에 위치한다 : 배가로근 수축의 자각을 촉진하고, 운동 동안 골반과 다리, 몸통 및 어깨 자세의 정렬을 조절한다.

통합

이 운동은 주로 다음을 활성화시킨다:

- **깊은 코어 안정근 :** 배가로근, 골반바닥근, 가로막, 뭇갈래근.
- **전체 안정근과 전체 가동근 :** 넙다리네갈래근, 엉덩관절의 굽힘근/폄근, 어깨뼈 안정근.

잘못된 운동 방법

- 다리를 정렬할 목적으로 움직일 때 골반을 앞쪽경사한다.
- 다리를 움직일 때 어깨를 올림하고 안쪽돌림한다.

주요 적응증/금기증/주의사항

적응증 : 척추, 어깨, 엉덩관절 및 무릎의 기능 재교육, 자세 재교육, 다발성 경화증, 파킨슨병.
금기증 : 운동 시 통증 증가, 골다공증
주의사항 : 임신

ABD 컨드롤 (ABD Control)

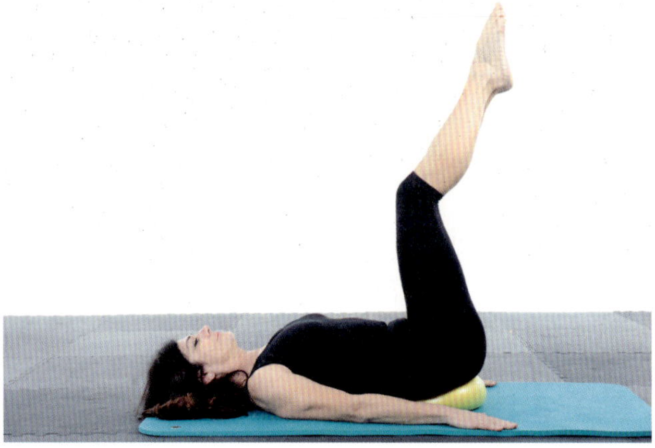

1. 엉치뼈 밑에 소프트 볼을 배치하고 누운 자세를 취한다. 모음된 다리를 위쪽으로 들어올릴 때 무릎을 약간 굽힘하고, 발목을 발바닥굽힘한다. 이때 어깨뼈를 고정하고 손을 엎침하여 몸통 옆에 배치한다.
이 자세에서 **들이쉰다**.

2. **내쉬면서**, 배근육을 수축하고, 엉치뼈를 소프트 볼로부터 들어올린다.
들이쉬며, 시작 자세로 돌아온다.

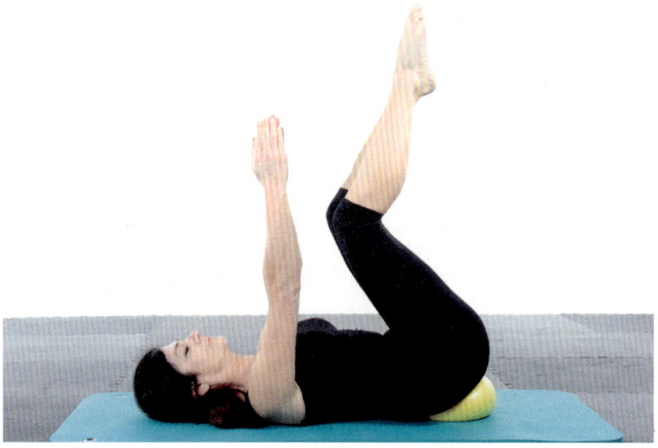

변형 : 양팔을 지면과 수직으로 들어올린다.

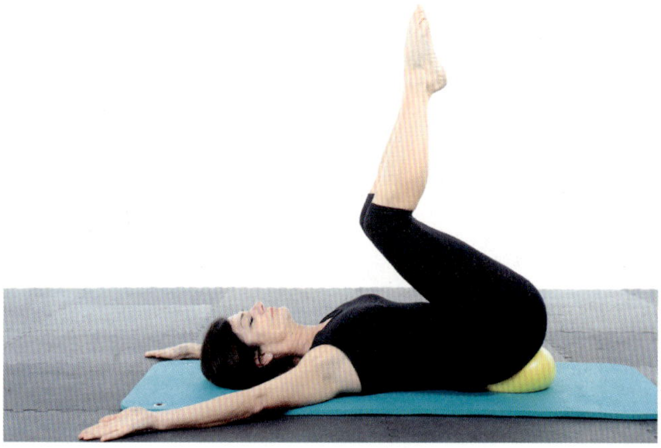

변형 : 양팔을 머리 위로 들어올린다.

10회 반복

주요 목적

코어 안정성 + 허리뼈 굽힘 가동, HTN의 올바른 통합, 팔이음뼈 안정화, 코어 안정화와 허리뼈 굽힘의 통합

노트

- 움직임을 시작하기 전에 배가로근을 수축한다.
- 골반을 들어올리기 위해 선택적으로 배근육을 수축한다.
- 팔로 바닥을 밀지 않는다.
- 머리와 목을 이완한다.
- 어깨뼈의 고정을 유지한다.

치료사

환자 옆에 위치한다 : 배가로근 수축의 자각을 촉진하고, 머리와 어깨의 이완을 체크한다.

통합

이 운동은 주로 다음을 활성화시킨다 :

- **깊은 코어 안정근 :** 배가로근, 골반바닥근, 가로막, 뭇갈래근.
- **전체 안정근과 전체 가동근 :** 배빗근, 배곧은근, 어깨뼈 안정근.

잘못된 운동 방법

- 배근육을 활성하는 대신, 엉덩관절을 과도하게 굽힌다.

주요 적응증/금기증/주의사항

적응증 : 척추 기능 재교육, 자세 재교육, 다발성 경화증.
금기증 : 운동 시 통증 증가, 골다공증

스파인 모빌라이제이션 (Spine Mobilization)

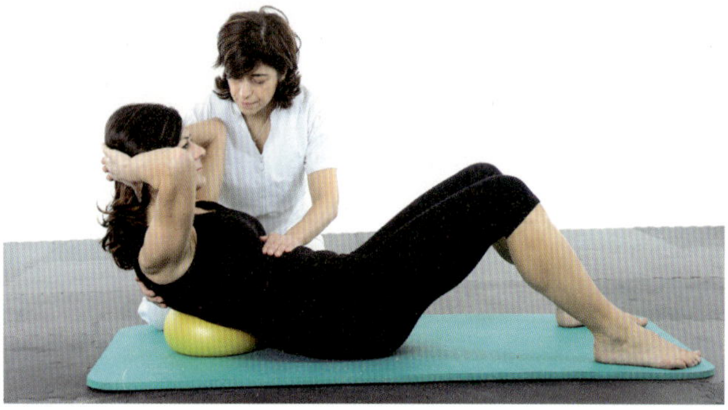

1. 등뼈 밑에 소프트 볼을 배치하고 무릎 세워 누운 자세를 취한다. 이때 다리를 엉덩관절 넓이만큼 벌림한다. 어깨뼈를 고정하고, 머리를 지지하기 위해 목 뒤에 양손을 배치한다.

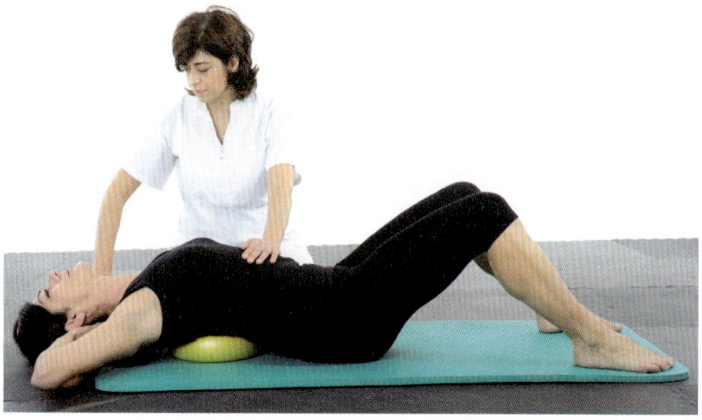

2. **들이쉬며** 배가로근과 골반바닥근을 수축한다. 골반의 안정화를 유지하고, 여러분이 할 수 있을 만큼 몸통을 폄한다.

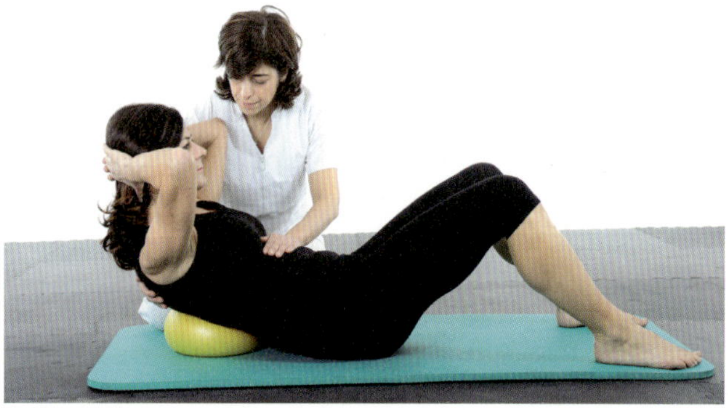

3. **내쉬면서**, 시작 자세로 돌아간다.

6-8회 반복

주요 목적

코어 안정성, 폄/돌림 시 HTN의 올바른 통합, 굽힘/폄의 등뼈 가동, 팔이음뼈 안정화, 코어 안정화와 등뼈(굽힘/폄)의 통합

노트

- 움직임을 시작하기 전에 배가로근을 수축한다.
- 항상 배근육을 긴장한다.
- 머리와 목을 이완하고, 어깨뼈를 고정한다.
- 몸통을 머리와 목과 일직선 되게 유지한다.

치료사

환자 옆에 위치한다 : 배가로근 수축의 자각을 촉진하고, 운동 동안 골반의 자세를 체크한다. 운동의 올바른 협응 자각을 촉진한다.

통합

이 운동은 주로 다음을 활성화시킨다 :

- **깊은 코어 안정근 :** 배가로근, 골반바닥근, 가로막, 뭇갈래근.
- **전체 안정근과 전체 가동근 :** 배곧은근, 배빗근, 어깨뼈 안정근.

잘못된 운동 방법

- 몸통을 굽힘할 때 골반을 뒤쪽경사한다.
- 몸통을 폄할 때 골반을 앞쪽경사한다.
- 몸통을 폄할 때 어깨뼈를 과도하게 모음한다.

주요 적응증/금기증/주의사항

적응증 : 척추 기능 재교육, 자세 재교육, 다발성 경화증, 파킨슨병.
금기증 : 운동 시 통증 증가
주의사항 : 임신, 골다공증

넥 모빌라이제이션 (Neck Mobilization)

플레그션 앤드 익스텐션 (Flexion & Extension)

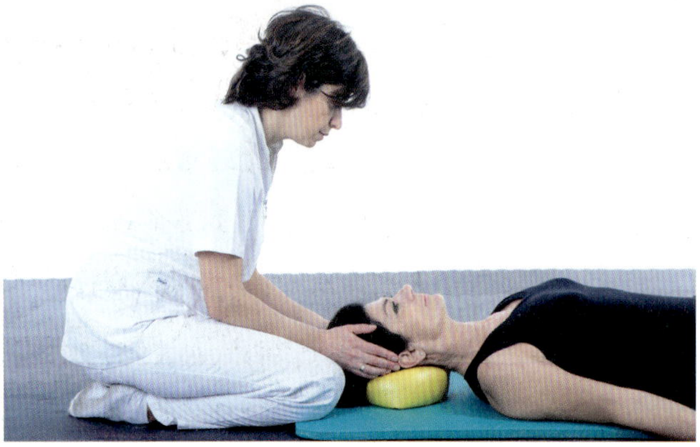

1. 머리 밑에 소프트 볼을 배치한 후, 다리를 엉덩관절 넓이만큼 벌림하고 무릎을 세워 누운 자세를 취한다. 그리고 골반과 척추의 중립위를 찾는다. 양팔을 몸통 옆에 배치한다.

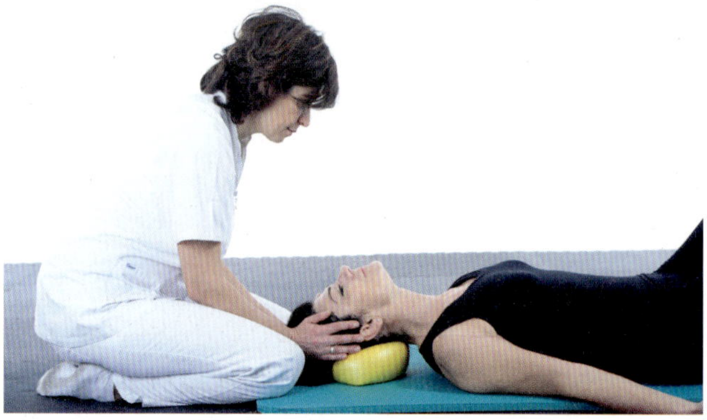

2. 들이쉬며, 목뼈를 폄한다.

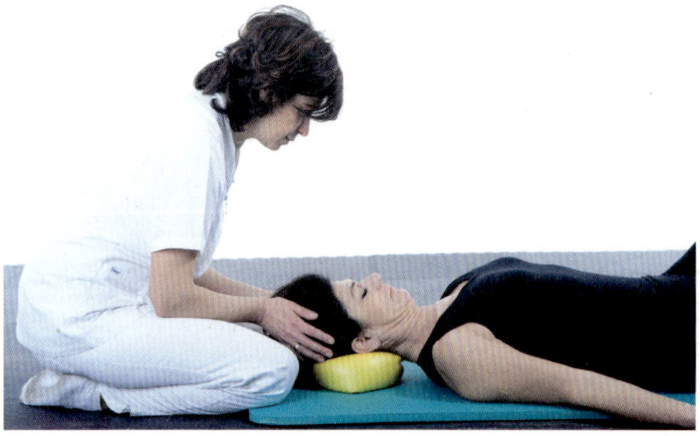

3. 내쉬면서, 목뼈를 굽힘한다.

6회 반복

주요 목적

코어 안정성, 목뼈의 굽힘/폄/가쪽 경사/휘돌림 시 HTN의 올바른 통합, 팔이음뼈 안정화, 엉덩관절의 폄 가동, 코어 안정화와 목뼈 운동의 통합

노트

- 움직임을 시작하기 전에 배가로근을 수축한다.
- 소프트 볼 위의 머리를 이완한다.
- 어깨를 이완하고 어깨뼈를 고정한다.
- 힘을 주고 움직이지 않는다.

치료사

환자 옆에 위치한다 : 배가로근의 자각을 촉진하고, 운동 동안 어깨의 이완을 체크한다.

로테이션 + 알파벳 위드 노우즈 (Rotation + Alphabet with nose)

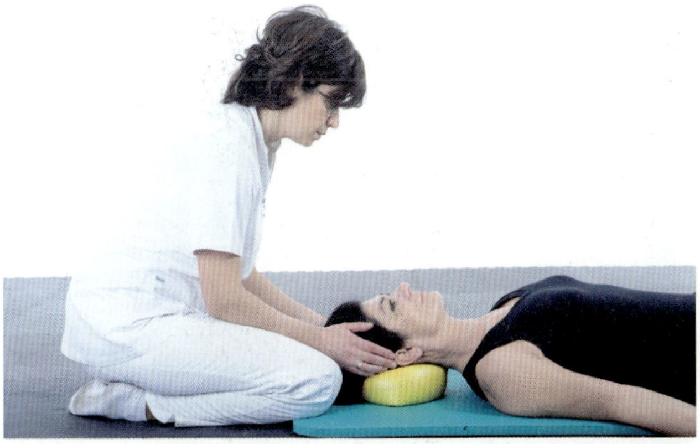

1. 머리 밑에 소프트 볼을 배치한 후, 다리를 엉덩관절 넓이만큼 벌림하고 무릎을 세워 누운 자세를 취한다.
양팔을 몸통 옆에 배치한다.
이 자세에서 **들이쉰다**.

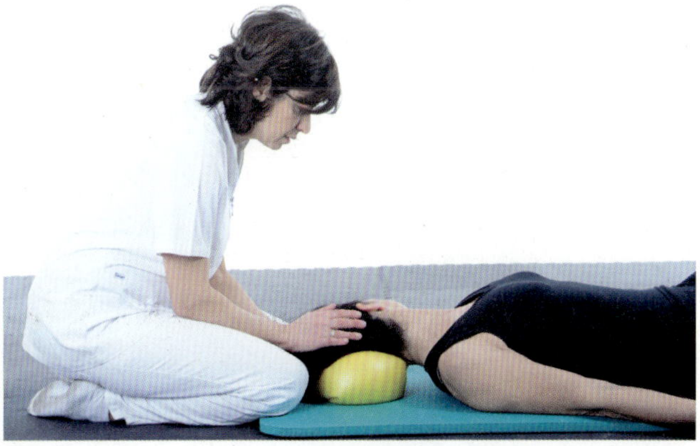

2. **내쉬면서**, 머리를 한쪽으로 돌림한다.
들이쉬며 머리를 중앙으로 돌림한다.

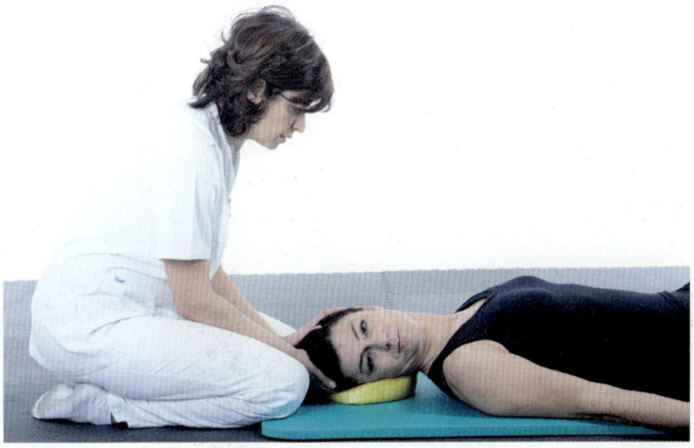

3. **내쉬면서**, 반대 쪽으로 머리를 돌림한다.
들이쉬며, 머리를 중앙으로 돌림한다.

4. 코로 알파벳 글자를 그린다. 그리고 양쪽 방향으로 큰 원을 그리고 무한대 기호를 그린다.

통합

이 운동은 주로 다음을 활성화시킨다 :

- **깊은 코어 안정근 :** 배가로근, 골반바닥근, 가로막, 뭇갈래근.
- **전체 안정근과 전체 가동근 :** 머리와 목의 굽힘근/폄근, 돌림근과 옆굽힘근, 어깨뼈 안정근

잘못된 운동 방법

- 머리를 과도하게 폄한다.
- 머리를 과도하게 굽힘한다.
- 머리를 움직일 때 어깨를 안쪽돌림과 앞쪽 자세를 취한다.

주요 적응증/금기증/주의사항

적응증 : 척추 기능 재교육, 자세 재교육, 다발성 경화증, 파킨슨병, 임신.
금기증 : 운동 시 통증 증가

숄더 릴리즈 (Shoulder Release)

투 숄더 (Two Shoulder)

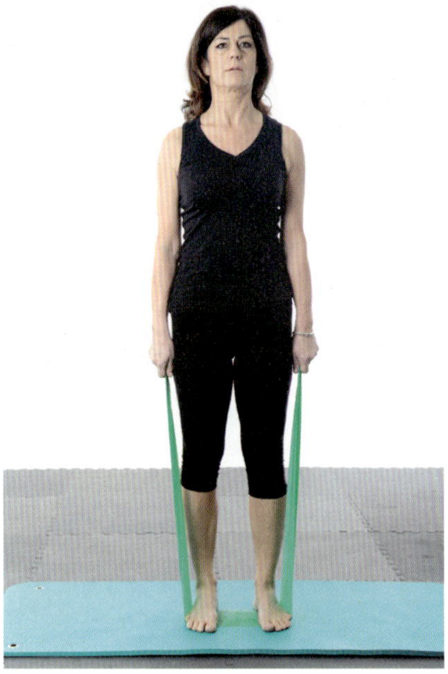

1. 발을 엉덩관절 넓이만큼 벌리고, 선 자세에서 골반과 척추의 중립위를 찾는다. 발 밑에 엘라스틱을 배치하고 양손으로 잡는다.

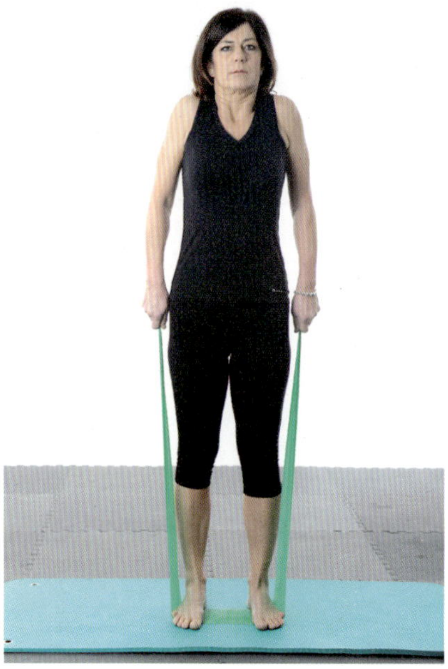

2. **들이쉬며** 양쪽 어깨를 올림한다.

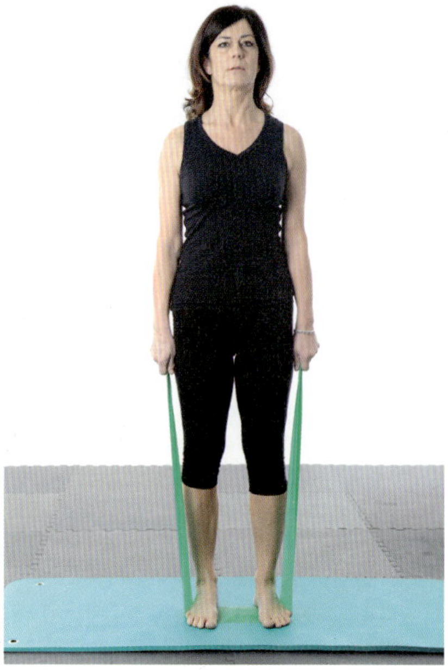

3. **내쉬면서**, 어깨를 이완한다. 점차적으로 시작 자세로 돌아간다.

원 숄더 (One Shoulder)

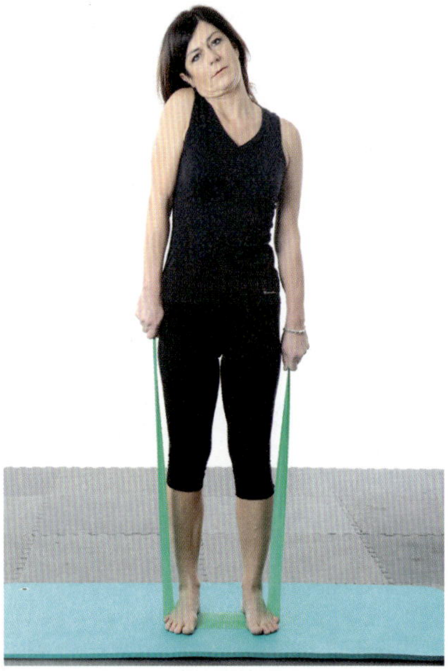

1. 발을 엉덩관절 넓이만큼 벌리고, 선 자세에서 골반과 척추의 중립위를 찾는다. 발 밑에 엘라스틱을 배치하고 양손으로 잡는다.
들이쉬며, 어깨를 한쪽 귀 쪽으로 움직이고, 머리를 그 쪽으로 옆굽힘한다.

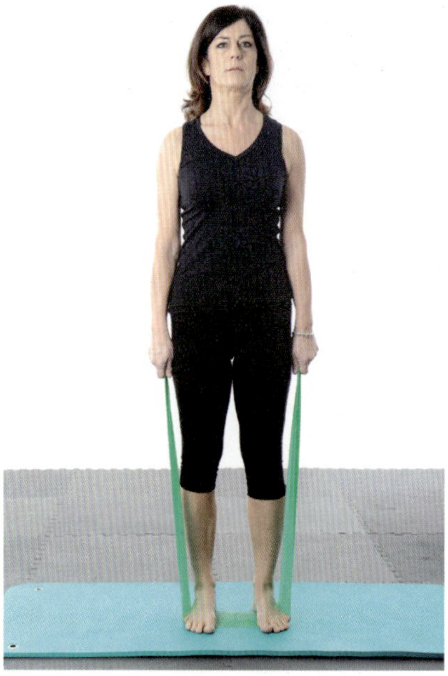

2. **내쉬면서** 어깨를 점차 이완하고, 머리가 똑바른 자세를 취하도록 움직인다.

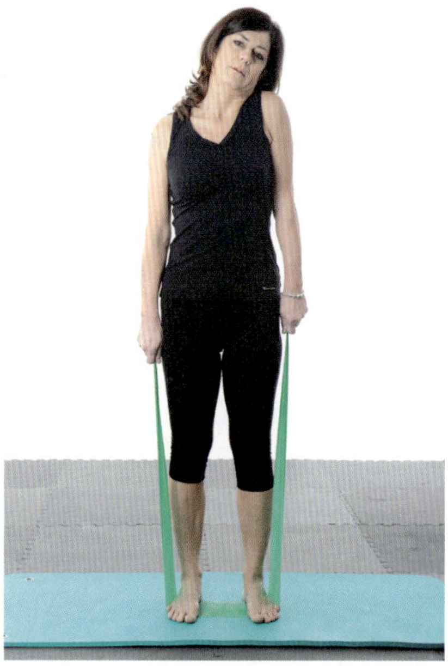

3. **들이쉬고**, 반대 쪽 어깨를 귀 쪽으로 올림하고, 머리를 그 쪽으로 옆굽힘한다.
내쉬면서, 어깨와 머리를 점차 이완하고 머리가 똑바른 자세를 취하도록 움직인다.

6회 반복

주요 목적

코어 안정성, HTN과 목뼈 가쪽 경사의 올바른 통합, 옆굽힘의 목뼈 가동, 올림과 내림의 어깨 가동, 코어 안정화와 어깨, 머리 및 목의 통합

노트

- 움직임을 시작하기 전에 배가로근을 수축한다.
- 엘라스틱을 "당길 때" 어깨를 올림한다.
- 힘을 많이 주고 움직이지 않는다.

치료사

환자 옆에 위치한다 : 배가로근 수축의 자각을 촉진하고, 정렬을 교정한다.

통합

이 운동은 주로 다음을 활성화시킨다 :

- **깊은 코어 안정근 :** 배가로근, 골반바닥근, 가로막, 뭇갈래근.
- **전체 안정근과 전체 가동근 :** 위등세모근, 어깨올림근, 목의 옆굽힘근.

잘못된 운동 방법

- 팔을 움직일 때, 어깨를 안쪽돌림한다.
- 어깨를 올림할 때, 팔꿈치를 굽힘한다.

주요 적응증/금기증/주의사항

적응증 : 척추 기능 재교육, 자세 재교육, 다발성 경화증, 파킨슨병, 임신, 골다공증.
금기증 : 운동 시 통증 증가

평가 시트

Assessment Sheets

"Silvia 박사의 필라테스" 7 단계
(건강과 기능 운동을 회복시키는 점진적 방법)

1. 중심 인지 :	**사용된 운동**
자각 획득 : • 골반의 중립위 • 등뼈의 중립위 • 목과 머리의 중립위 • 골반과 몸통의 통합; 두덩뼈와 복장뼈 사이의 일직선	평가 운동 중립위
• 배가로근(최대 수축과 조정된 수축)	평가 운동 배가로근 활성
• 골반바닥근(최대 수축과 조정된 수축)	평가 운동 골반바닥근 활성 골반바닥근의 자각 운동
2. 호흡 : 숨쉬기	**사용된 운동**
자각 획득 : • 복부 호흡 • 갈비뼈 호흡 • 복장뼈 호흡	호흡운동의 평가
배가로근과 골반바닥근을 유지하는 복부 호흡을 수행한다.	평가 운동 배가로근 활성 평가 운동 골반바닥근 활성
3. 중심 안정화 : 깊은 근육 활성화	**사용된 운동**
코어 안정성과 AAII의 분리운동	코어 안정성과 AAII 분리운동의 평가
안정화 운동과 호흡 협응의 소개	
올바르게 활성화하기 : • 배가로근(예상 수축과 적절한 힘) • 골반바닥근(수축과 적절한 힘)	
4. 팔이음뼈 : 자각 획득과 안정화	**사용된 운동**
자각 획득 : • 어깨뼈의 중립위	평가 운동 중립위
어깨뼈를 안정화하고, AASS를 분리운동한다.	평가 운동 어깨뼈 안정화와 AASS 분리운동
AASS와 가슴우리의 통합	평가 운동 어깨뼈-팔 가동성

5. 초급 매트 운동 : 기능 운동 창조	사용된 운동
누운 자세에서 앉은 자세 : • 굽힘과 돌림/경사 운동	초급 매트 운동
엎드린 자세로부터 : • 폄 운동	
옆으로 누운 자세 : • 모음/벌림과 돌림 운동	
6. 중급 매트 운동 : 중력에 대항	**사용된 운동**
누운 자세에서 앉은 자세 : • 굽힘과 돌림 운동	중급 매트 운동
엎드린 자세로부터 : • 폄 운동	
옆으로 누운 자세 : • 모음/벌림과 돌림 운동	
7. 고급 매트 운동 : 몸을 흐름에 맡김	**사용된 운동**
누운 자세에서 앉은 자세 : • 굽힘과 돌림 운동	고급 매트 운동
엎드린 자세로부터 : • 폄 운동	
옆으로 누운 자세 : • 벌림/모음과 돌림 운동	

개인 평가 시트

이름 : 날 짜 :

주소 : 전화번호 :

사고, 외상, 수술, 과거 건강 문제

현재 건강 문제

어떤 치료를 받고 있는지?
(약물, 마사지, 물리치료, 도수치료 등)

직업 ?

활동 중인 스포츠 ?

하루 중에서 어떤 자세를 얼마나 오랫동안 유지하고 있는가 ?

어떤 자세가 통증을 악화시키는가 ?

어떤 자세가 증상을 좋게 만드는가 ?

하루 중 어느 순간이 가장 좋지 않는가 ? 증상이 어느 순간에 나타나는가 ? 어느 순간이 좋아지는가 ?

1-10 중에서 여러분의 통증은 어느 지점에 있는가 ?

정적 자세 평가

내용 기술

동적 자세 평가

골반 중립위
등뼈 중립위
머리와 목의 중립위
배가로근 활성
회음바닥 활성
갈비뼈 호흡 (흉식호흡)
갈비뼈 호흡 + 배가로근 호흡
갈비뼈 호흡 + 배가로근 호흡 + 골반바닥근 호흡
코어 안정성
AAII (엉덩관절) 분리운동
올바른 어깨뼈 위치
어깨뼈 안정화
AASS 분리운동
척추 가동성
어깨 가동성
엉덩관절 가동성

재활 프로그램의 목표

개인 운동	소그룹 운동	순환 운동

"Silvia 박사의 필라테스"의 매트 운동

운동	수정	반복횟수
평가		
호흡	앉은 자세	5회
누운 자세에서의 중립위 골반 몸통 머리와 목		5회 5회 5회 5회
어깨뼈 자세		5회
엎드린 자세의 중립위		5회
옆으로 누운 자세의 중립위		5회
선 자세의 중립위		5회
준비 운동		
회음 자각 : 소프트 볼 저항에 대한 활성 네발 자세 엎드린 자세(prone) 싯팅 프레스(sitting press) 싯팅 트위스트(sitting twist) 아치 앤 컬(arch & curl) 스탠딩 이렉트(standing erect)		 5회 5회 5회 5회 5회 5회 5회 5회
코어 안정성 : 시계(clock) 슬라이딩 레그(sliding legs) 레그 오프닝(leg opening) 힙 릴리즈(hips release) 스트레이트 레그 업(straight leg up) 시저(scissor) 레그 오프닝 90°(leg opening 90°) 버터플라이(butterfly)	 다리를 거의 똑바로 뻗음 안쪽돌림/가쪽돌림 	 3–5회 3–5회 3–5회 3–5회 3–5회 3–5회 3–5회 3–5회
스탠딩 코어 안정성(standing core stability) 레그 플렉스(leg flex) 레그 스트레이트(leg straight) 다리 flex(감바 플렉스) + ABD		 3회 3회 3회
스파인 모빌리제이션 1(spine mobilization 1)		3–5회
스파인 모빌리제이션 2(spine mobilization 2)		3–5회
소프트 볼을 이용한 스파인 모빌리제이션		6–8회
소프트 볼을 이용한 굽힘과 폄		6회
소프트 볼을 이용한 로테이션 + 휘돌림		6회
스파이널 로테이션(spinal rotation)		2–3회
싯팅 머메이드(sitting mermaid)		2–3회
어깨뼈 안정화 : 시저(scissor) 팔 원 그리기(arm circle) V 자세의 팔 원 그리기(arm circle in V position)		 10회 10회 10회
숄더 모빌리제이션(shoulder mobilization)		5회

운동	수정	반복횟수
매트 운동		
싱글 레그 서클(singe leg circle)	다리 굽힘	10회 + 반대로
헌드레드(hundred)	바닥에 발을 붙이고, 팔-호흡 협응	100회
롤 업(roll up)	롤 다운; 절반 롤 업	5-8회
**롤 오버(roll over)	다리 굽힘; 반원통 바렐	6-8회
롤링 라이커 볼(rolling like a ball)	prep (준비)	8-10회
싱글 레그 스트레치(singe leg stretch)	팔 협응	8-10회
**더블 레그 스트레치(double leg stretch)	머리를 바닥에 댐 발을 바닥에 댐	8-10회
**시저(sicssor)		8-10회
**크리스-크로스(criss-cross)	바닥에 발을 붙이고; 90° 다리자세	8-10회
**업 앤 다운(up and down)		6-8회
스파인 스트레치(spine stretch)	길게 신장; 양 팔을 들어올림	3-5회
**오픈 레그 락커(open leg rocker)	다리 모음	8-10회
**코르크 스크류(corkscrew)	반원통	3회
쏘우(saw)	길게 신장	3-5회
스파인 트위스트(spine twist)	팔꿈치 굽힘	3-5회
스퀴징(squeezing)	Raised	8-10회
싱글 레그 익스텐션(single leg extension)	양쪽 다리	6-8회
암 서클 프론(arm circle prone) + 익스텐션(extension)	배 밑에 쿠션을 받치고, 손으로 지지	5-8회
**싱글 레그 킥(single leg kick)		5-8회
**더블 레그 킥(doube leg kick)		4-6회
***익스텐션(extension) + 헤드 서클(head circle)		3회
***스완 다이브(swan dive)		
**스위밍(swimming)		3-5회
안정 자세		
**넥 풀(neck pull)		
***시저 인 디 에어(scissor in the air)		
***바이사이클 인 디 에어(bicycle in the air)		
***숄더 브리지(shoulder bridge)	반원통	5회
***잭-나이프(jack-knife)		4-6회
사이드 킥 시리즈(side kick series) : 프론트(front) 바이사이클(bicycle) + 리버스(reverse) 인 앤 아웃(in & out) 서클(circles) 비트(beat) 그랜드 론드(grand rond) 모음근 + 서클(circle)		 8-10회 5회 + 반대로 5회 + 반대로 5-10회 30회 3회 20회

운동	수정	반복횟수
매트 운동		
***티저(teaser)	1, 2, 3	3-5회
***힙 서클(hips circle)		3회
***레그 풀 다운(leg pull down)	4점 무릎꿇은 자세	3-6회
***레그 풀 업(leg pull up)		3회
***사이드 킥 닐링(side kick kneeling)		8-10회
머메이드(mermaid)		2-3회
***사이드 벤드 트위스트(side bend twist)	무릎꿇은 자세; 오직 옆굽힘 지지	3-5회
***부메랑(boomerang)		6-8회
물개(seal)		8-10회
**게 자세(crab)		3-6회
***락킹(rocking)		5-10회
***밸런스 컨트롤(balance control)		3회

"Silvia 박사의 필라테스"의 소도구 운동

운동	수정	반복횟수
매직 서클		
ABD 준비(ABD prep)		10회
가쪽 안정성(lateral stability)		5회
레그 스트레칭(leg stretching)		5회
인 앤 아웃 니 (in & out knees) : 누운 자세 앉은 자세		 5회 5회
인 앤 아웃 앵클(in & out ankle) : 누운 자세 옆으로 누운 자세		 5회 5회
헤드, 머리(head)		5회
arms(팔) : 누운 자세 앉은 자세 선 자세		 10회 10회 10회
스탠딩 밸런스 컨트롤(standing balance control)	한 발	5-8회
싯팅 레그 프레스(sitting leg press)	굽힘 발	5회
ABD 프레스(ABD press)		6회
폼 롤러		
숄더 모빌리제이션 1(shoulder mobilization 1)		5회
숄더 모빌리제이션 2(shoulder mobilization 2)		5회
암 시저(arm scissor)		8회
암 서클(arm circle)		5회
밸런스 컨트롤(balance control)		10회
크리스-크로스(criss-cross)		10회
시저(scissor)		10회
버터플라이(butterfly)	가쪽/안쪽	5회
넥 익스텐션(neck extension)		5-7회
숄더 브리지(shoulder bridge) - 바텀 리프트(bottom lift)		5-7회
서클(circles)		10회
시저 (scissor) + 윈드밀 (windmill)		10회
스캡풀라 포지션(scapula position) : 엎드린 자세(prone) + 익스텐션(extension)		5회
원 스캡풀라 포지션(one scapula position) : 스탠딩(standing) 엎드린 자세(prone)	앞쪽 가쪽	5회 5회 5회
머메이드(mermaid)		5회

운동	수정	반복횟수
폼 롤러		
사이드 마사지(side massage)		8회
니 업(knees up)		8회
아리에스(aries)		3회
소프트 볼		
ABD 컨트롤(ABD control)	팔 올림	10회
스파인 모빌리제이션 (spine mobilization)		6-8회
넥 모빌리제이션(neck mobilization)	굽힘/돌림/알파벳	6회
엘라스틱		
숄더 릴리즈(shoulder release)	한쪽 어깨	6회

임신을 위한 "Silvia 박사의 필라테스"의 매트와 소도구 운동

운동	수정	반복횟수
평가		
호흡	누운 자세/앉은 자세 다리 벌림	5회
누운 자세에서의 중립위 골반 몸통 머리와 목		 5회 5회 5회
어깨뼈 자세		5회
옆으로 누운 자세의 중립위		5회
선 자세의 중립위		5회
준비 운동		
회음 자각 : 소프트 볼 저항에 대한 활성 네발 자세 싯팅 프레스(sitting press) 싯팅 트위스트(sitting twist) 트위스트 스탠딩 이렉트(twist standing erect)		 5회 5회 5회 5회 5회 5회
코어 안정성 : 시계(clock) 슬라이딩 레그(sliding legs) 레그 오프닝(leg opening) 시저(scissor)		 3-5회 3-5회 3-5회 3-5회
스탠딩 코어 안정성(standing core stability)	모든 수정들	
힙 릴리즈(hip release)		3회
사이드 레그 오프닝(side leg opening)		3회
스파인 모빌리제이션 1(spine mobilization 1)		3-5회
스파인 모빌리제이션 2(spine mobilization 2)		2-3회
스파이널 로테이션(spinal rotation)		2-3회
어깨뼈 안정화 : 시저(scissor) 팔 원 그리기(arm circle) "V" 자세의 팔 원 그리기(arm circle in "V" position)		 10회 10회 10회
숄더 모빌리제이션(shoulder mobilization)		5회
매트 운동		
싱글 레그 서클(singe leg circle)	협응, 팔	8-10회
헌드레드(hundred)	바닥에 발을 붙이고, 팔-호흡 협응	100회
롤 업(roll up)	절반 롤 업; 다리 굽힘; 앉은 자세; 롤 다운	5-8회

운동	수정	반복횟수
매트 운동		
싱글 레그 스트레치(singe leg stretch)	다리 굽힘	10회 + 반대로
싱글 레그 스트레치(spine stretch)	다리 굽힘	3-5회
쏘우(saw)	반원통	3-5회
스파인 트위스트(spine twist)	한 번만 비틀기	3-5회
사이드 킥 시리즈(side kick series) : 프론트(front) 바이사이클(bicycle) + 리버스(reverse) 인 앤 아웃(in and out) 서클(circles) 비트(beat) 그랜드 론드(grand rond) 모음근 + 서클(circle)		 8-10회 5회 + 반대로 5회 + 반대로 5-10회 30회 3회 20회
머메이드(mermaid)		2-3회
매직 서클		
ABD 준비(ABD prep)		10회
가쪽 안정성(lateral stability)	굽힘 다리로 지지	5회
인 앤 아웃 니(in & out knees) : 누운 자세 앉은 자세		 5회 5회
인 앤 아웃 앵클(in & out ankle) : 옆으로 누운 자세		5회
머리, 헤드 (Head)		5회
팔 (Arms) : 누운 자세 앉은 자세		 10회 10회
선 자세		10회
스탠딩 밸런스 컨트롤(standing balance control)	한 발	5-8회
싯팅 레그 프레스(sitting leg press)	굽힘 발	5회
ABD 프레스(ABD press)	척추 중립위	6회
폼 롤러		
숄더 모빌리제이션 1, 2(shoulder mobilization 1, 2)		5회
암 시저(arm scissor)		8회
암 서클(arm circle)		5회
밸런스 컨트롤(balance control)		10회
크리스-크로스(criss-cross)		10회
넥 익스텐션(neck extension)		5-7회
숄더 브리지(shoulder bridge) - 바텀 리프트(bottom lift)		5-7회
원 스캡풀라 포지션(one scapula position): 스탠딩(standing)	앞쪽 가쪽	5회 5회
머메이드(mermaid)		5회
사이드 마사지(side massage)		8회

운동	수정	반복횟수
소프트 볼		
스파인 모빌리제이션(spine mobilization)		6-8회
넥 모빌리제이션(neck mobilization)	굽힘/돌림/알파벳	6회
엘라스틱		
숄더 릴리즈(shoulder release)	한쪽 어깨	6회

요통을 위한 "Silvia 박사의 필라테스"의 매트와 소도구 운동

운동	수정	반복횟수
평가		
모두		
준비 운동		
회음 자각 : 소프트 볼 저항에 대한 활성 네발 자세 엎드린 자세(prone) 싯팅 프레스(sitting press) 싯팅 트위스트(sitting twist)		 5회 5회 5회 5회 5회 5회
코어 안정성 : 시계(clock) 슬라이딩 레그(sliding legs) 가쪽 안정성(lateral stabiiity) 시저(scissor)		 3-5회 3-5회 3-5회 3-5회
스탠딩 코어 안정성(standing core stability) 레그 플렉스(leg flex) 레그 플렉스(leg flex) + ABD		 3회 3회
힙 릴리즈(hip release)		3회
사이드 레그 오프닝(side leg opening)		3회
스파인 모빌리제이션 1(spine mobilization 1)		3-5회
스파인 모빌리제이션 2(spine mobilization 2)		2-3회
스파이널 로테이션(spinal rotation)		2-3회
어깨뼈 안정화 : 시저(scissor) 팔 원 그리기(arm circle) V 자세의 팔 원 그리기(arm circle in V position)		 10회 10회 10회
숄더 모빌리제이션(shoulder mobilization)		5회
매트 운동		
싱글 레그 서클(singe leg circle)	다리 굽힘: 엘라스틱 이용	10회 + 반대로
헌드레드(hundred)	바닥에 발을 붙이고, 팔-호흡 협응	100회
롤 업(roll up)	앉은 자세에서 다리 굽힘 절반 롤 업; 롤 다운	5-8회
싱글 레그 스트레치(singe leg stretch)	팔 협응	8-10회
**크리스-크로스(criss-cross)	바닥에 발을 붙이고	8-10회
스파인 스트레치(spine stretch)		3-5회
쏘우(saw)	반원통에 앉아서	3-5회
스파인 트위스트(spine twist)	팔꿈치 굽힘	3-5회
스퀴징(squeezing)		8-10회

운동	수정	반복횟수
매트 운동		
싱글 레그 익스텐션(single leg extension)	배밑에 쿠션을 받치고	6-8회
암 서클 프론(arm circle prone) + 익스텐션(extension)	배밑에 쿠션을 받치고, 손으로 지지	5-8회
**싱글 레그 킥(single leg kick)	매트에 머리를 대고	5-8회
**더블 레그 킥(doube leg kick)	매트에 머리를 대고	4-6회
안정 자세		
사이드 킥 시리즈(side kick series) : 인 앤 아웃 서클(in and out circle)		5회 + 반대로
사이드 킥 시리즈(side kick series)	모음근 + 서클(circle)	20회
***힙 서클(hips circle)	팔꿈치를 지지하고 캉캉	3회
***레그 풀 다운(leg pull down)	4점 무릎굻은 자세	3-6회
***레그 풀 업(leg pull up)	한쪽 다리 굽힘	3회
머메이드(mermaid)		2-3회
***사이드 벤드 트위스트(side bend twist)	무릎 자세; 팔꿈치로만 지지; 들어올리기	3-5회
매직 서클		
ABD 준비(ABD prep)		10회
가쪽 안정성(lateral stability)	굽힘 다리로 지지	5회
인 앤 아웃 니(in & out knees): 누운 자세 앉은 자세		 5회 5회
인 앤 아웃 앵클(in & out ankle): 누운 자세	 위쪽	 5회
헤드, 머리(head)		5회
팔(arms): 누운 자세 앉은 자세 선 자세 스탠딩 밸런스 컨트롤(standing balance control)	 한 발	 10회 10회 10회 5-8회
싯팅 레그 프레스(sitting leg press)	굽힘 발	5회
ABD 프레스(ABD press)		6회
폼 롤러		
숄더 모빌리제이션 1(shoulder mobilization 1)		5회
숄더 모빌리제이션 2(shoulder mobilization 2)		5회
암 시저(arm scissor)		8회
암 서클(arm circle)		5회
밸런스 컨트롤(balance control)		10회
크리스-크로스(criss-cross)		10회
시저(scissor)		10회
넥 익스텐션(neck extension)		5-7회

운동	수정	반복횟수
폼 롤러		
숄더 브리지(shoulder bridge)		5-7회
서클(circles)		10회
시저(scissor) + 윈드밀(windmill)		10회
스캡풀라 포지션(scapula position) : 엎드린 자세(prone) + 익스텐션(extension)		5회
원 스캡풀라 포지션(one scapula position) : 엎드린 자세(prone)	엎드린 자세	5회
머메이드(mermaid)		5회
사이드 마사지(side massage)		8회
소프트 볼		
스파인 모빌리제이션(spine mobilization)		6-8회
넥 모빌리제이션(neck mobilization)	굽힘/돌림/알파벳	6회

파킨스병을 위한 "Silvia 박사의 필라테스"의 매트와 소도구 운동

운동	수정	반복횟수
평가		
호흡	앉은 자세	5회
누운 자세에서의 중립위 골반 몸통 머리와 목		 5회 5회 5회
어깨뼈 자세		5회
엎그린 자세의 중립위		5회
옆으로 누운 자세의 중립위		5회
선 자세의 중립위		5회
준비 운동		
회음 자각 : 소프트 볼 저항에 대한 활성 네발 자세 엎드린 자세(prone) 싯팅 프레스(sitting press) 싯팅 트위스트(sitting twist) 아치 앤 컬(arch & curl) 스탠딩 이렉트(standing erect)		 5회 5회 5회 5회 5회 5회 5회 5회
코어 안정성 : 시계(clock) 슬라이딩 레그(sliding legs) 스트레이트 레그 업(straight leg up) 가쪽 벌림(lateral abduction) 시저(scissor)	 다리를 거의 똑바로 뻗음	 3-5회 3-5회 3-5회 3-5회 3-5회
스탠딩 코어 안정성(standing core stability) : 레그 플렉스(leg flex) 레그 스트레이트(leg straight) 레그 플렉스(leg flex) + ABD		 3회 3회 3회
힙 릴리즈(hip release)		3회
사이드 레그 오프닝(side leg opening)		3회
스파인 모빌리제이션 1(spine mobilization 1)		3-5회
스파인 모빌리제이션 2(spine mobilization 2)		2-3회
스파이널 로테이션(spinal rotation)		2-3회
어깨뼈 안정화 : 시저(scissor) 팔 원 그리기(arm circle) V 자세의 팔 원 그리기(arm circle in V position)		 10회 10회 10회
숄더 모빌리제이션(shoulder mobilization)		5회

운동	수정	반복횟수
매트 운동		
싱글 레그 서클(singe leg circle)	다리 굽힘	10회 + 반대로
헌드레드(hundred)	바닥에 발을 붙이고, 팔-호흡 협응	100회
**롤 오버(roll over)	다리 굽힘; 반원통	6-8회
롤링 라이커 볼(rolling like a ball)		8-10회
싱글 레그 스트레치(singe leg stretch)	다리 굽힘	8-10회
**더블 레그 스트레치(double leg stretch)	다리 굽힘	8-10회
**시저(sicssors)	머리를 바닥에 대고	8-10회
스파인 스트레치(spine stretch)	길게 신장; 양팔을 들어올림	3-5회
**오픈 레그 락커(open leg rocker)		8-10회
쏘우(saw)	길게 신장	3-5회
스파인 트위스트(spine twist)		3-5회
스퀴징(squeezing)		8-10회
싱글 레그 익스텐션(single leg extension)		6-8회
암 서클 프론(arm circle prone) + 익스텐션(extension)		5-8회
**싱글 레그 킥(single leg kick)	머리를 바닥에 대고	5-8회
**더블 레그 킥(doube leg kick)	머리를 바닥에 대고	4-6회
**스위밍(swimming)		3-5회
안정 자세		
***시저 인 디 에어(scissor in the air)	반원통	
***바이사이클 인 디 에어(bicycle in the air)	반원통	
***숄더 브리지(shoulder bridge)	반원통	5회
사이드 킥 시리즈(side kick series): 프론트(front) 바이사이클(bicycle) + 리버스(reverse) 인 앤 아웃(in & out) 서클(circles) 비트(beat) 그랜드 론드(grand rond) 모음근 + 서클(circle)		 8-10회 5회 + 반대로 5회 + 반대로 5-10회 30회 3회 20회
***티저(teaser)		3-5회
***힙 서클(hips circle)		3회
***레그 풀 다운(leg pull down)	네발 자세	3-6회
***레그 풀 업(leg pull up)	한쪽 다리 굽힘	3회
머메이드(mermaid)	의자에 앉아	2-3회
***사이드 벤드 트위스트(side bend twist)	바닥에 옆으로 팔뚝을 세우고, 무릎 세움	3-5회
***부메랑(boomerang)	발목 협응	6-8회
물개(seal)	양발 협응 골반 평형	8-10회

운동	수정	반복횟수
매트 운동		
**게 자세(crab)	양손/양발 협응 골반 평형	3-6회
***락킹(rocking)	엘라스틱과 함께	5-10회
소프트 볼		
스파인 모빌리제이션(spine mobilization)		6-8회
넥 모빌리제이션(neck mobilization)	굽힘/돌림/알파벳	6회
엘라스틱		
숄더 릴리즈(shoulder release)	한쪽 어깨	6회
폼 롤러		
숄더 모빌리제이션 1(shoulder mobilization 1)		5회
숄더 모빌리제이션 2(shoulder mobilization 2)		5회
암 시저(arm scissor)		8회
암 서클(arm circle)		5회
밸런스 컨트롤(balance control)		10회
크리스-크로스(criss-cross)		10회
시저(scissor)		10회
넥 익스텐션(neck extension)		5-7회
숄더 브리지(shoulder bridge)-바텀 리프트(bottom lift)		5-7회
시저(scissor) + 윈드밀(windmill)		10회
스캡풀라 포지션(scapula position) : 엎드린 자세(prone) + 익스텐션(extension)		5회
원 스캡풀라 포지션(one scapula position) : 스탠딩(standing)	엎드린 자세 가쪽	5회 5회
머메이드(mermaid)		5회
사이드 마사지(side massage)		8회
매직 서클		
스탠딩 밸런스 컨트롤(standing balance control)	한쪽 발	5-8회
가쪽 안정성(lateral stability)		5회
레그 스트레칭(leg stretching)		5회

골다공증을 위한 "Silvia 박사의 필라테스"의 매트와 소도구 운동

운동	수정	반복횟수
평가		
모두		
준비 운동		
회음 자각 : 소프트 볼 저항에 대한 활성 네발 자세 엎드린 자세(prone)		 5회 5회 5회 5회
코어 안정성 : 시계(clock) 슬라이딩 레그(sliding legs) 스트레이트 레그 업(straight leg up) 가쪽 안정성(lateral stability) 시저(scissor) 버터플라이(butterfly)	 다리를 약간 굽힘 안쪽/가쪽	 3-5회 3-5회 3-5회 3-5회 3회
스탠딩 코어 안정성(standing core stability) : 레그 플렉스(leg flex) 레그 스트레이트(leg straight) 레그 플렉스(leg flex) + ABD		 3회 3회 3회
힙 릴리즈(hip release)		3회
side leg opening		3회
어깨뼈 안정화 : 시저(scissor) 팔 원 그리기(arm circle) "V" 자세의 팔 원 그리기(arm circle in "V" position)		 10회 10회 10회
숄더 모빌리제이션(shoulder mobilization)		5회
매트 운동		
싱글 레그 서클(singe leg circle)	다리 굽힘	10회 + 반대로
헌드레드(hundred)	머리를 바닥에 대고; 바닥에 발을 붙이고, 팔-호흡 협응	100회
싱글 레그 스트레치(singe leg stretch)	머리를 바닥에 댐; 팔 협응	8-10회
**더블 레그 스트레치(double leg stretch)	머리를 바닥에 댐 발을 바닥에 댐	8-10회
스퀴징(squeezing)		8-10회
싱글 레그 익스텐션(single leg extension)	양쪽 다리	6-8회
암 서클 프론(arm circle prone) + 익스텐션(extension)	쿠션을 배치하고, 손으로 지지	5-8회
**싱글 레그 킥(single leg kick)		5-8회
**더블 레그 킥(doube leg kick)		4-6회

운동	수정	반복횟수
매트 운동		
***스완 다이브(swan dive)		
**스위밍(swimming)		3-5회
사이드 킥 시리즈(side kick series): 프론트(front) 바이사이클(bicycle) + 리버스(reverse) 인 앤 아웃(in & out) 서클(circles) 비트(beat) 모음근 + 서클(circle)		 8-10회 5회 + 반대로 5회 + 반대로 5-10회 30회 20회
***힙 서클(hips circle)	팔꿈치로 지지하고 캉캉	3회
***레그 풀 다운(leg pull down)	네발 자세	3-6회
머메이드(mermaid)	앉은 자세	2-3회
***사이드 벤드 트위스트(side bend twist)	무릎 자세; 오직 옆굽힘 지지; 들어올리기	3-5회
매직 서클		
가쪽 안정성(lateral stability)	굽힘 다리로 지지	5회
레그 스트레칭(leg stretching)		5회
인 앤드 아웃 니(in & out knees) : 누운 자세 앉은 자세		 5회 5회
인 앤 아웃 앵클(in & out ankle) : 누운 자세 옆으로 누운 자세	위쪽 다리 굽힘	 5회 5회
헤드, 머리(head)		5회
팔(arms) : 누운 자세 앉은 자세 선 자세 스탠딩 밸런스 컨트롤(standing balance control)	 한 발	 10회 10회 10회 5-8회
싯팅 레그 프레스(sitting leg press)	굽힘 발	5회
폼 롤러		
숄더 모빌리제이션 1(shoulder mobilization 1)		5회
숄더 모빌리제이션 2(shoulder mobilization 2)		5회
암 시저(arm scissor)		8회
암 서클(arm circle)		5회
밸런스 컨트롤(balance control)		10회
넥 익스텐션(neck extension)		5-7회
스캡풀라 포지션(scapula position) : 엎드린 자세(prone) + 익스텐션(extension)		5회

운동	수정	반복횟수
폼 롤러		
원 스캡풀라 포지션(one scapula position) : 스탠딩(standing)	엎드린 자세 가쪽	5회 5회
엎드린 자세(prone)	엎드린 자세	5회
사이드 마사지(side massage)	팔꿈치로 지지	8회
소프트 볼		
넥 모빌리제이션(neck mobilization)	굽힘/돌림/알파벳	6회
엘라스틱		
숄더 릴리즈(shoulder release)	한쪽 어깨	6회

참고문헌

References for further reading

Introduction to Pilates-Based Rehabilitation
Brent D. Anderson, Aaron Spector-Orthopaedic physical Therapy. *Clinics North America*, Sept. 2000.

The stabilizing system spine. Function dysfunction adaptation enhancement
Panjabi M.M. *Journal of spinal disorders* 1992, vol. 5 n. 4.

The stabilizing system spine II. Neutral zone instability hypotesis commentary
Panjabi M.M. *Journal of spinal disorders* 1992, vol. 5 n. 4

Principles of the integrated model of function and its application to the lumbopelvic-hip region
The pelvic girdle 3ª ed., Dianne Lee, chapter 5

Stability of the lumbar spine - A study in mechanical engineering
A. Bergmark: *ACTA Orthopedica Scandinavica* suppl. n. 230, vol. 60, 1989

Anatomia Umana
Kahle, Leonhardt, Platzer: 2a Ed., Casa Editrice Ambrosiana, Milano

The relation between the transversus abdominis muscles, sacroiliac joint mechanics, and low back pain
Richardson, Carolyn A.; Snijders, Chris J.; Hides, Julie A.; Damen, Leonie; Pas Martijn S.; Storm, Joop B.: *Spine*. February 15, 2002

Inefficient muscular stabilization of the lumbar spine associated with low back pain: a motor control evaluation of transversus abdominis
Hodges P., Richardson C.: *Spine*, november 15, 1996

Multifidus Muscle Recovery Is Not Automatic After Resolution of Acute, First-Episode Low Back Pain. Exercise and Functional Testing
Hides, Julie A. Ph. D; Richardson, Carolyn A. Ph. D; Jull, Gwendolen A. MPhty: *Spine*, December 1, 1996.

Co-activation of the abdominal and pelvic floor muscles during voluntary exercises
Sapsford R.R., Hodges P.W., Richardson C.A., Cooper D.H., Markwell S.J., Jull G.A.: *Neurourology and Urodynamics,* 2001

Activation of the human diaphragm during a repetitive postural task
Paul W. Hodges and S. C. Gandevia: *The Physiological Society,* 2000

Functional stability re-training: principles and strategies for managing mechanical Dysfunction
M. J. Comerford, S. L. Mottram: *Manual Therapy*, 2001

Rehabilitation of pelvic floor muscles utilizing trunk stabilization
Ruth Sapsford: *Manual Therapy* 9, (2004)

Trattamento fisioterapico conservativo dell'instabilità
Silvano Ferrari, Carla Vanti: IX Congresso Internazionale SIR-ER "Il rachide lombare", Archivio CECV

Evaluation of specific stabilizing exercise in the treatment of chronic low back pain with radiologic diagnosis of spondylolysis or spondylolisthesis.
O'Sullivan PB, Twomey LT, Allison GT. Spine. 1997

Muscle control-pain control. What exercises would you prescribe?
C.A. Richardson, J.A. Jull: *Manual Therapy*, 1995

Management of lower extremity malalignement during running with neuromuscolar retraining of the proximal stabilizers
Lugo-Larcheveque N., Pescatello L.S., Dugdale T.W., Veltri D.M., Roberts W.O.: *Curr Sports med Rep*, 2006 May

Approccio multidisciplinare nella riabilitazione del traumatizzato cranio encefalico nella fase degli esiti
Silvia Raneri, tesi di laurea

Posturologia: il modello neurofisiologico, il modello biomeccanico, il modello psicosomatico
Fabio Scoppa

Meridiani Miofasciali
Thomas W. Myers, Tecniche nuove Ed.

Verso una scienza del movimento umano - Introduzione alla psicocinetica
Jean Le Boulch, Armando Editore

Guida alla didattica metacognitiva per le difficoltà di apprendimento
A.F. Ashman, R.N.F. Conway: Ed. Centro Studi Erickson

Visualizzazione creativa
Ronald Shone: Astrolabio, 1984

Ritorno alla vita
J.H. Pilates, W.J. Miller: Ed. Carocci Faber

Pilates-based therapeutic exercise: effect on subjects with nonspecific chronic low back pain and functional disability: a randomized controlled trial
Rydeard R., Leger A., Smith D.: *The journal of orthopaedic and sports physical terapy*, 2006 jul

Effect of Pilates exercise on shoulder range of motion, pain, mood, and upper-extremity function in women living with brest cancer: a pilot study
Keays K.S., Harris S.R., Lucyshyn J.M., Macintyre D.L.: *Phys. Ther.*, 2008 Jan 24

Two different techniques in the rehabilitation treatment of low back pain a randomized controlled trial
Donzelli S., Di Domenica E., Cova A., Galletti R., Giunta N.: *Eura Medicophys*. 2006 sep.

Efeitos de uma abordagem fisioterapeutica baseada no método Pilates, para pacientes com diagnostico de lombalgia, durante a gestaçao
C. Aparecida Neves Ribeiro Machado: *Fisioterapia Brasil*, volume 7, n. 5 set/Out 2006

Rehabilitation after total hip and knee arthroplasty: a new regimen using Pilates training
Levine B., Kaplanek B., Scafura L.: *Rush University Medical Center,* Chicago, Illinois, USA. Bullettin of the NYU hospital of joint deseases

The effect of Pilates training on flexibility and body composition: an observational study
Segal N.A., Hein J., Basford J.R.: *Arch phys Med rehabil*. 2004 dec.

Chiropratic and Pilates therapy for the treatment of adult scoliosis
Blum C.L.: *J Manipulative Physio Ther.,* 2002 may

Pilates for people with Parkinson's disease
Lindy and Kriste Waldmann: pilates coreterly, newsletter summer 2007

Adding to the athlete's Rehab Arsenal
Ada M. Wells – Rehab management – febr. 2002

Pushing for Pilates
Brent D. Anderson: *Rehab management*, june/july 2001

Osteopilates
Karena Thek Lineback, New Page Books 2003

Pilates. Corpo in movimento
Alycea Ungaro: Ed. Fabbri 2002